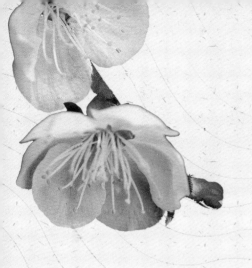

腧穴明理与实践心得

主编

李志道
李平

人民卫生出版社

图书在版编目（CIP）数据

腧穴明理与实践心得 / 李志道，李平主编 . —北京：
人民卫生出版社，2018

ISBN 978-7-117-25991-0

Ⅰ. ①腧… Ⅱ. ①李…②李… Ⅲ. ①俞穴（五腧）−
研究 Ⅳ. ①R224.2

中国版本图书馆 CIP 数据核字（2018）第 016639 号

人卫智网	www.ipmph.com	医学教育、学术、考试、健康，
		购书智慧智能综合服务平台
人卫官网	www.pmph.com	人卫官方资讯发布平台

版权所有，侵权必究！

腧穴明理与实践心得

主　　编：李志道　李　平

出版发行：人民卫生出版社（中继线 010-59780011）

地　　址：北京市朝阳区潘家园南里 19 号

邮　　编：100021

E － mail：pmph @ pmph.com

购书热线：010-59787592　010-59787584　010-65264830

印　　刷：北京铭成印刷有限公司

经　　销：新华书店

开　　本：710×1000　1/16　　印张：22　　插页：4

字　　数：419 千字

版　　次：2018 年 4 月第 1 版　2019 年 8 月第 1 版第 2 次印刷

标准书号：ISBN 978-7-117-25991-0/R · 25992

定　　价：65.00 元

打击盗版举报电话：**010-59787491**　**E-mail：WQ @ pmph.com**
（凡属印装质量问题请与本社市场营销中心联系退换）

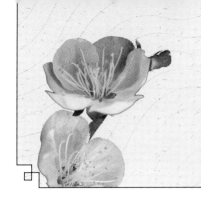

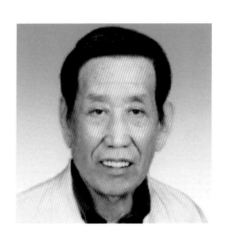

　　李志道，男，1941年出生，河北省大城县人，大学本科。天津中医药大学教授（退休），硕士生导师。曾任中国针灸学会腧穴分会副会长，中国针灸学会理事，天津市针灸学会常务理事。

　　李志道教授从事针灸临床及教学工作50余年，治学态度严谨，临床经验丰富，中医基础理论深厚，并不断吸取现代医学知识，形成了独特的学术思想体系。主编著作11部，作为主审、副主编，参编著作20余部，《针灸处方学》（任主编）、《经络腧穴学》（任副主编）为全国中医院校本科教材，主编《常见病耳穴治疗图解》获北方十省市优秀图书二等奖，《针灸处方学》获优秀教材奖。主持校级、市级科研各一项，参与多项。发表学术论文100余篇，长于针灸古文献及经络实质研究，部分研究阐他人之未发，论文《丘墟透照海临床应用》获天津市科协优秀论文奖。两次被评为学院教学楷模。

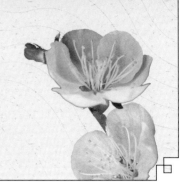

李平简介

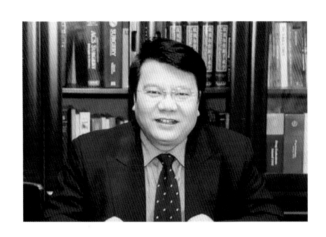

　　李平,1962年生,教授,主任医师,博士生导师,现任天津针灸学会副会长、天津中医学会副会长、天津国耀明医医院院长、天津国耀明医医生集团董事长兼总经理、天津国药医联(天津)医疗科技有限公司总经理。曾任天津中医药大学第一附属医院副院长、天津市中西医结合医院(南开医院)院长等职。先后荣获卫生部"有突出贡献的中青年专家"、"享受政府特殊津贴专家"、天津市劳动模范等称号。

　　致力于中医针灸临床和研究工作30余年,在针刺手法、腧穴及多种中枢神经系统疾病的治疗等方面造诣较深、颇有心得。曾获得省部级以上科研成果及科技奖励20余项,发表论文50余篇,出版著作6部,指导硕士研究生100余名、博士研究生40余名。

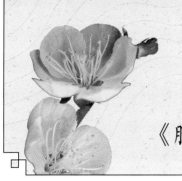

《腧穴明理与实践心得》编委会

主　编　李志道　李　平

副主编（按姓氏笔画为序）

王定寅　吕福全　李　岩　李兰媛　李孟汉　吴　名
陈　波　陈泽林　孟凡征

编　委（按姓氏笔画为序）

于海龙　于雅楠　于鑫江　王婷婷　尹伯阳　史丽英
付宏伟　邢立莹　朱建军　朱鹏州　任树天　刘佩东
刘静波　安　琪　孙亚楠　李　博　李西忠　李明月
李柠岑　李葆光　杨秋汇　杨俊涛　何　亮　余伟佳
张　旸　张化成　郑嘉太　赵金生　胥　莹　秦炜婧
郭　健　梁　静　黎　波

协　编　王俊平　李　婷　张晶晶

模　特　李孟汉

摄　影　李　强

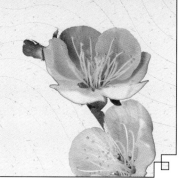

石序

　　腧穴乃针灸基石。针灸疗法简言谓之,诸法刺激腧穴,以激发产生经络生物效应,达治病防病为效。故认知腧穴精与疏决定疗效优和劣。纵览历代古籍腧穴主治有载,或症或方,皆集百家之验,繁荣针灸,疗济众生,演绎至今,裨益后学。

　　《腧穴明理与实践心得》一书恰生桥梁与纽带之用。著者借心得体会之语,深入浅出,析腧穴主治,辨治疗机理,列病立方,释惑于然,达"理晓于释,法由心生,方自手出"之功。以此来看,将晓理之法融于实践之中,可谓鱼渔双授,实乃现世刊籍不可多得之品。

　　针灸之学,渊源久矣,继承为重,创新当前,博参众师,学贯中西,或可大进;针灸之理,精研医典,深悟有得,积水成渊,才言传薪;针灸之术,立于法,执于方,行于思,成于效,广于传。既上所述,此书皆为典范,医者不可不读。

　　李志道教授师源针灸世家,熟谙经典,博古通今,从事教研临床五十载;李平院长乃吾得意门生,业擅针砭,勤于临证,学验颇丰。两君合著,各扬所长,阐明穴理承先,指导临床启后,遥相辉映,相得益彰,非为经验结晶,亦更学术外延。欣闻付梓,借此数言,乐然为序。

石学敏

国医大师、中国工程院院士

2017 年 12 月 12 日

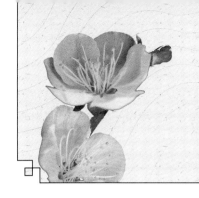

前言

"读书期于明理，明理归于致用。"本书意在明腧穴与治疗之理，阐实践与心悟之得，故名《腧穴明理与实践心得》。"格物致知"要求我们认识事物要遵循"理论，实践，再理论，再实践"的自然规律，以期达到"止于至善"的目的。针灸学是一门理论性和实践性并重的学科，在编写此书的过程中我们遵循"格物致知"的原则，精研医典，阐经络之理，明腧穴之义，采撷众长，继承创新，融会贯通，发岐黄之古义，融新知于其中，力求明理所化，知其然，更知其所以然，以期更好地指导临床实践。

本书分总论、各论两部分。总论重点介绍腧穴作用规律，扩展了"经络所过，主治所在""腧穴所在，主治所在"的认识，提出经络横行说。介绍了常用腧穴的特定功能及特定穴的应用。系统总结古今选穴规律，丰富了现代选穴方法与取穴原则。创新现代针刺法，系统阐述古今刺灸法的应用。各论分上下两篇，上篇为腧穴明理篇，下篇为治疗实践篇。2006 年版国家标准《腧穴名称与定位》虽有 362 个经穴，但本书未全面介绍，只介绍我们临床常用的穴位。我们将部分位置相近、功能相似的腧穴按部位或按经脉的形式介绍，对部分组穴予以命名，并介绍其位置、取穴法、主治、刺法及明理与心得。突破阿是穴"以痛为腧"的概念，将具有特定敏化状态（痛敏化、热敏化、光敏化、电敏化等）的穴位全部归属于阿是穴的范畴，将阿是穴独立篇章，补充其他专著的不足，还阿是穴原有的分类地位。治疗实践篇本着从临床实用出发的原则，采用中西医病症名并列，不拘泥于中医病症或西医病名，阐明病因病机，阐发组方配穴原则，突出我们临床常用的治疗方法，力求做到简而精，所选腧穴尽量做到前后呼应，不仅言其法，更明其理。

本书传统中医理论与现代医学理念互融，个人经验与各家观点相参，旨在中西互通，继承创新，采撷众长，兼收并蓄。本书总论主要体现了主编的学术思想，各论腧穴明理篇与治疗实践篇相彰，阐发穴理，指导实践。

中国工程院院士石学敏教授为本书作序，使本书增色不少，特此感谢！本书在编写过程中得到了天津中医药大学针灸推拿学院、第一附属医院及天津市南开医院的大力支持，特此感谢！

在本书的编写过程中，我们本着"如切如磋，如琢如磨"的态度，反复推敲，尽心尽力,但限于水平,无论是学术观点还是文字水平可能存在不少疏漏和错误,诚望广大读者斧正,批评和修正错误的过程就是提高的过程,这是我们由衷的心愿。

编者
2015 年 2 月

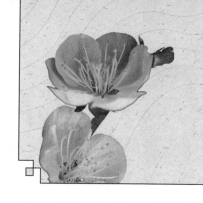

目录

总　　论

各　论

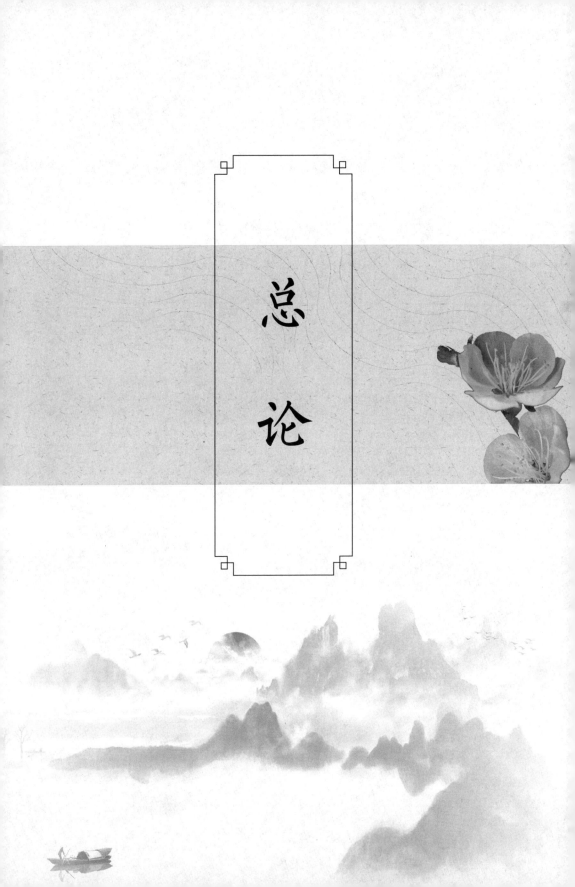

总

论

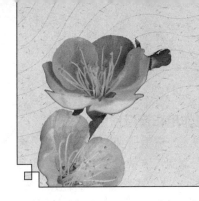

第一章 腧穴总论

一、腧穴远治作用的规律是"经络所过，主治所在"

人体任何脏腑、器官、部位都有一条或多条经络分布。当这一部位发生病变时，凡是与这一部位有联系的经脉上的腧穴，基本都有治疗这一病变部位的作用，这个规律即为"经络所过，主治所在"，应用此规律应注意以下问题。

（一）"经络所过，主治所在"是指整个经络系统

新中国成立以后，有学者提出"经脉所过，主治所及"之名句，既有文采，又有非常重要的临床指导意义，得到学术界的肯定，广为引用，功不可没。经络系统由十二经脉、奇经八脉、十二经别、十二经筋、十二皮部、十五络脉、浮络、孙络组成，无论是从分布部位看，还是从生理功能角度看，十二经脉均属于经络系统中的主体，但是十二经别、十二经筋、奇经八脉、十五络脉在其分布部位上，有很多地方突破了十二经脉的分布部位，因此我们认为将"经脉所过，主治所及"改为"经络所过，主治所在"更为妥当。应用"经络所过，主治所在"的规律，应包括整个经络系统，绝不能仅仅局限于十二经脉分布的范围内。比如，胆经的肩井穴为治疗乳痈的常用效穴，但是胆经的经脉并不分布于乳房，而其经筋"系于膺乳"，为肩井治疗乳痈提供了依据；又如，足三里治疗胃肠积热、痰湿内停的失眠效果甚佳，失眠的病位在心，足三里属于足阳明胃经，其经脉不与心直接相连，而其经别"上通于心"，这样足阳明经别就为足三里治疗"胃不和，卧不安"的失眠提供了依据。要想正确而且熟练地运用"经络所过，主治所在"这一规律，必须熟悉经络系统的全部内容，而更重要的是，必须熟悉每一脏腑、器官、部位都有哪些经络分布。张介宾在《类经图翼》中设"经络发明"一节，首先以脏腑、器官为纲，将经络的分布做了总结归纳。现行教材《经络学》也设专篇论述，可供参考。

（二）"经络所过，主治所在"主要用于本经作用和接经作用

当某一脏腑或器官发生病变时，根据"经络所过，主治所在"的规律，可以选用与这一脏腑或器官直接有联系的经脉上的腧穴治疗，这就是本经作用。如肺经起于中焦（胃），下络大肠，又系肺系（咽喉、气管），当上述脏腑器官发生病变，出现咳嗽、气喘、感冒时，可选用肺经的尺泽、孔最、鱼际治疗；当出现咽喉肿痛时，可选用肺经的鱼际、少商治疗；当出现呕吐、泄泻时选尺泽治疗。十二经脉是互相衔接的，形成了一个周而复始，如环无端的循环体系，根据十二经流注的规律，当某一脏腑或器官发生病变时，除了选用上述与该脏腑器官直接发生联系的经脉上的腧穴治疗外，还可以选用与该脏腑器官间接相通经脉上的腧穴治疗，这就是接经作用，也称接经选穴法。如手太阴肺经与手阳明大肠经在食指端相接，治疗肺脏病变咳嗽、气喘、发热恶寒、咽喉肿痛时，就可以选用大肠经的合谷、曲池治疗，因为肺与大肠相表里，所以这种接经主治作用又叫作表里经互治，也叫表里经选穴法；又如，肩的外侧、后侧为手三阳经的分布区，足三阳经是不分布于肩部的，但临床中经常用条口透承山、阳陵泉治疗肩凝、肩痛，且疗效甚佳，就是基于"经络所过，主治所在"的接经作用——条口属足阳明胃经，与手阳明大肠经在迎香穴处相接；承山属足太阳膀胱经，与手太阳小肠经在睛明穴处相接；阳陵泉属足少阳胆经，与手少阳三焦经在瞳子髎穴处相接。从中可以看出，同名经都是相接的（阴经同名经亦如此）。这种治疗作用称之为同名经互治，又称作同名经选穴法。心属手少阴经，脾属足太阴经，二者既不是表里经，又不是同名经，但是根据十二经脉的循行分布，可知此二经是相通的，因为脾的经脉"其支者，复从胃别，上膈，注心中"，临床以心经的神门和脾经的三阴交治疗病位在心的失眠，就是运用这一规律。

接经法的应用，一般限于某一经的上一经或下一经。如手少阴心经的上一经是足太阴脾经，下一经是手太阳小肠经，当心系有病时，可以选足太阴脾经和手太阳小肠经腧穴治疗。需要注意的是，接经选穴不能漫无边际。

（三）"经络所过，主治所在"适用于距病位较远的腧穴

研习古人文献和今人经验，分析古今处方，发现腧穴的主治作用从"经络所过，主治所在"角度选穴，具有如下三点规律。

1. **头面五官、咽喉部疾病，多用手足部的腧穴治疗**　如"头项寻列缺""面口合谷收""头面之疾针至阴"，涌泉主治"顶心头痛眼不开"等。

2. **躯干部和内脏部疾病，多用前臂和小腿部的腧穴治疗**　例如"心胸内关谋""胁肋支沟取""肚腹三里留""腰背委中求""小腹三阴交"等。

3. **肢体的病症，应在病位的远心端或近心端选穴**　如"两足肩井搜"，以肩

并治疗癔性瘫痪有时效如桴鼓。治疗坐骨神经痛,常以大肠俞、气海俞、环跳配以悬钟、昆仑。

必须说明,以上三点规律只能言其大概,并不是绝对的。

(四) 选穴时应与穴性相结合

中医治病既要考虑病位,又要考虑病性。从腧穴的功能(穴性)看,大部分腧穴是双向调节作用,即同一个腧穴既可以补,又可以泻。另有一部分腧穴,则有偏于补,或是偏于泻的作用。据此,在选穴时就有两种情况。

1. 具双向调节作用的腧穴,只须确定病位,不须考虑病性 例如胃脘痛,病位在胃,病性可有胃寒、胃热、胃阴虚、胃阳虚等多种情况。足三里为胃经腧穴,其经脉"属胃",古今经验都证明,此穴既可补,又可泻,具双向调节作用。所以各种类型的胃痛都可用足三里治疗。

2. 单向调节作用较明显的腧穴,既须考虑病位,又须考虑病性 仍以胃脘痛为例:与胃相关联的经脉共6条,其中肝经"挟胃",若用肝经的太冲治胃脘痛,只适用于肝郁气滞所致者,不能通治所有的胃痛。

(五) 临床应用举隅

巅顶:分布的经络有督脉、足太阳膀胱经、足厥阴肝经、手少阳经别、足少阳经筋。常用腧穴为至阴、足临泣、太冲透涌泉。涌泉属肾经,其经脉不至巅顶,但是肾经经别可随膀胱经至巅顶,且涌泉有滋肾水以养肝阴潜肝阳的作用,故本穴为治疗巅顶部疾病的常用穴。至阴、足临泣为经脉所过,用之多效。

侧头:分布的经络有足少阳胆经、手阳明经筋、督脉别络。手少阳三焦经的分布,从《灵枢经》原文中看不出与侧头有联系。但从《灵枢经》原文"直上者出耳上角,以屈下颊至顿"分析,手少阳三焦经是分布于侧头的;足少阳胆经在侧头部的颔厌、悬厘两穴,为手少阳经的交会穴,也证明手少阳三焦经是分布于侧头部的。常用腧穴为外关、足临泣、合谷、列缺、风池。外关、足临泣、风池分属手足少阳经,外关、足临泣又为八脉交会穴中的一对,为经脉所过。手阳明经筋布于侧头,故用合谷。列缺属手太阴肺经,本不上头,但其经别合于手阳明,手阳明经筋布于侧头,故亦为治疗侧头痛的常用穴,另外,本穴为络穴,络脉通手阳明经,为手太阴与手阳明的又一通路。

前额:分布经络有足阳明经、足太阳经、足厥阴经、足少阳经筋、督脉。常用腧穴为合谷、解溪、外关、金门、太冲。合谷属手阳明,与足阳明为同名经,同名经相通。余为经脉所过。

后头:分布经络有督脉、足太阳经脉、足少阳经脉、跷脉、阳维脉。常用腧穴为后溪、申脉、列缺、金门、大椎。后溪属手太阳小肠经,与足太阳膀胱经为同名经,经脉相通，又大椎为诸阳经交会穴，小肠经交会于大椎。列缺属肺经，通过手阳明大肠经亦交会于大椎，所以后溪、列缺为治后头痛的常用穴。申脉属于膀胱经，为阳跷脉交会穴，金门亦属膀胱经，为阳维脉交会穴，故二穴为治疗后头部疾病的常用穴。

眼：分布经络有督脉，足阳明经脉、经别、经筋，足太阳经脉、经筋，足少阳经脉，手少阴经脉，阴阳跷脉等。常用腧穴为内庭、金门、足临泣、外关、清冷渊、合谷、二间、后溪。合谷、二间属手阳明大肠经，大肠经不与眼直接发生联系，但是大肠经与胃经在迎香穴处相接，通过经脉的相接作用而为治疗各种眼病的常用穴。

耳：分布经络有足太阳经脉，足阳明经脉、经筋，足少阳经脉、经别，手少阴经脉，手太阳经脉，手阳明络脉，手厥阴经别。常用腧穴为外关、足临泣、合谷、偏历、太冲、金门、内庭、后溪。手阳明大肠经不与耳直接发生联系，但其络脉"入耳合于宗脉"，提示我们学习经络学不应仅局限于十二经脉，应系统学习经络系统的全部内容。《灵枢·经脉》明确说明偏历治耳聋。太冲属足厥肝经，肝经不与耳发生直接联系，通过足少阳胆经与耳发生联系，故太冲亦为治耳疾常用穴。

鼻：分布经络有手阳明经脉，足阳明经脉、经筋，手太阳经脉，足太阳经筋，督脉。常用腧穴为合谷、上星、内庭、通天、后溪、风池。风池属足少阳胆经，又为阳维脉交会穴，阳维脉与督脉在风府、哑门处相交会，故虽然胆经不与鼻直接发生关系，但风池仍为治鼻疾之要穴。上星、通天、风池三穴均位于头部，而不在四肢部，但仍属腧穴的远治作用。

牙齿：分布经络有手阳明经脉、经筋，足阳明经脉，手少阳经筋，足太阳经脉。常用腧穴为合谷、二间、内庭、陷谷、太溪。《灵枢·寒热病》载："手阳明、足太阳，有入颃遍齿者。"从中可知，足太阳与牙齿发生了直接联系。肾与膀胱相表里，故肾经原穴太溪治疗牙痛。又有胃经穴治上齿痛，大肠经穴治下齿痛，且应左病取右、右病取左之说，依笔者临床体会，大肠经和胃经的上述任何一侧的腧穴，对于上下齿、同侧、对侧齿痛均可获效，不必拘泥于上述之说。

咽喉：分布经络有任脉、冲脉、手太阳经脉、手阳明经别、手少阴经别、手厥阴经脉、手太阴经脉、足太阴经脉、足阳明经脉、足少阴经脉、足厥阴经脉。常用腧穴为少商、鱼际、商阳、合谷、列缺、照海、三阴交、商丘、天突。手阳明经脉不与咽喉发生直接联系，但其经别与咽喉发生联系，因此商阳、合谷为治疗急性咽喉肿痛的常用穴。而三阴交为治疗慢性咽喉肿痛的常用穴。

阴器：分布经络有足厥阴经脉、络脉、经筋，足阳明经筋，足太阴经筋，任脉，督脉，冲脉。常用腧穴为行间、太冲、三阴交、归来、大赫、足三里、中极、关元。

心与心包：分布经络有手少阴经脉、络脉，手厥阴经脉、络脉，手太阳经脉，足少阴经脉，足太阴经脉，足三阳经别，手少阳经脉，督脉。常用腧穴为神门、通里、内关、郄门、太溪、三阴交、足三里、丘墟透照海、水沟。丘墟属胆经，照海属肾经，胆经经别和肾经经脉均与心发生联系，故本穴治心主血脉、心主神方面的病症效果颇佳。

肺：分布经络有手太阴经脉、手阳明经脉、手少阴经脉、足少阴经脉、足厥阴经脉。常用腧穴为尺泽、孔最、列缺、鱼际、合谷、曲池、太溪、太冲。

肝：分布经络有足厥阴经脉，足少阳经脉、经别，足少阴经脉。常用腧穴为行间、太冲、阳陵泉、丘墟、外关、支沟、内关。外关、支沟属手少阳经，手少阳不与肝直接发生联系，但手少阳与足少阳经脉相接，故支沟配阳陵泉，外关配丘墟为常用疏肝利胆之对穴。内关属手厥阴心包经，手厥阴与足厥阴经脉相接，故心包经的内关穴为治疗肝郁不舒的常用穴。

胆：分布经络有足少阳经脉、足厥阴经脉。常用腧穴同上述治肝之穴。肝胆相表，其位置相邻，故治肝之穴即是治胆之穴。

脾、胃：分布经络有足太阴经脉、足阳明经脉、手太阳经脉、足厥阴经脉、手太阴经脉。常用腧穴为足三里、上巨虚、下巨虚、梁丘、阴陵泉、三阴交、太冲、内关、尺泽、孔最。心包经不与脾胃发生直接联系，但手厥阴与足厥阴经脉相接，故内关为治疗脾胃的常用穴。

大小肠：分布经络有手阳明经脉、手太阴经脉、足太阴络脉、手太阳经脉、手少阴经脉。常用腧穴为合谷、曲池、阴陵泉、少泽、前谷、尺泽、足三里、上巨虚、下巨虚。足三里、上巨虚、下巨虚属胃经，胃经不与大小肠发生直接联系，但足阳明与手阳明为同名经脉，足阳明经与足太阴经又相表里，故足三里、上巨虚、下巨虚为治疗大小肠病症的常用穴，上巨虚、下巨虚二穴分别为大小肠的下合穴，其机制亦与此有关。

三焦：分布经络有手少阳经脉、手厥阴经脉、手太阴经脉。常用腧穴为外关、支沟、大陵、内关、尺泽。

膀胱：分布经脉有足少阴经脉、足太阳经脉。常用腧穴为太溪、照海、委中。

肾：分布经脉有足少阴经脉、经别，足太阳经脉、冲脉、胞络。常用腧穴为太溪、照海、涌泉。

二、腧穴局部作用的规律是"腧穴所在，主治所在"

将"经脉所过，主治所及"改为"经络所过，主治所在"之后，又按这种造句法续写了"腧穴所在，主治所在"，总结了腧穴的局部作用。笔者于1995年发表在《针灸临床杂志》的文章中首次提出这一说法。腧穴作用的一大特性，是任何腧穴都能够治疗腧穴所在部位的局部病症和邻近病症。此外，胸腹腰背部的腧穴还有治疗相应部位脏腑病的作用，头部腧穴还治疗神志五官病症。总之，其规律为："腧穴所在，主治所在。"

（一）躯干部的腧穴以治疗该穴投影区内部的脏腑病为主，与腧穴的经属基本无关

十四经脉中有十三条经脉的腧穴分布躯干部，只有手少阴心经的腧穴不分

布于躯干部。经穴共 362 个，位于躯干部的经穴共 121 个。逐个阅读《针灸甲乙经》在躯干部腧穴的主治症可发现，这些腧穴的主症与这些腧穴的经属无关，基本上是由这些腧穴的位置而决定的，即这些腧穴的内部是什么脏腑，就治疗什么脏腑的疾病。例如足少阴肾经位于上腹部的腧穴基本上是以治疗胃的疾患为主，位于胸部的腧穴以治疗心肺疾患为主，而不治疗肾的疾患。在《针灸甲乙经》卷三中，叙述腧穴的位置时，将每一条经的腧穴分成两种情况：四肢部的腧穴按经叙述，在头面、躯干部的腧穴按部叙述，即"头身分部，四肢分经"的铺陈顺序。而不是将每一条经的腧穴集中起来依次叙述。这种铺陈顺序可能就是基于躯干部的腧穴，只治疗相应的脏腑病，而与这些腧穴的经属无关。本书在设计总体体例时，本着从临床实际出发的理念，无意中却正合《针灸甲乙经》之体例。

（二）背俞穴、募穴是"腧穴所在，主治所在"的突出体现

背俞穴为脏腑之气输注之处。募穴位于胸腹部，是脏腑之气募集之处。六脏六腑都有各自的俞、募穴，它们的功能与作用被古今医家所重视。细考各背俞穴、募穴的位置，基本上与相关脏腑的位置相一致。如胃募中脘与胃的位置相一致，心俞与心的位置相一致等。俞募穴与经属是无关的。如任脉上共有膀胱募中极、小肠募关元、三焦募石门、胃募中脘、心募巨阙、心包募膻中 6 个募穴，它们的主治症与任脉的功能无关。背俞穴均属膀胱经，其作用更是与膀胱经无关。至于胆募日月、肝募期门、膀胱俞等俞募穴均在本经上，其立意也未从经脉的功能考虑，而是因为这些腧穴恰在相应的脏腑分野处。俞募穴的作用，受到历代医家的重视，其疗效已毋庸置疑，俞募穴一是治疗相应的脏腑病。二是治疗脏腑病变所导致的组织、器官及全身病，如肝俞治肝病，因肝开窍于目，故又治目疾，又如中脘治胃痛，又治由脾胃不足导致的气血不足诸证。三是治疗局部病，如大肠俞治腰痛。从俞募穴的位置与作用可以看出，古人早已认识到"腧穴所在，主治所在"这一规律，还应注意的是，躯干部腧穴的作用虽然是"腧穴所在，主治所在"，但是其治疗范围绝不仅仅局限于局部的脏腑，对全身都有着重要作用。

（三）头面部腧穴具有治疗头、神志、五官疾病的作用

《素问·脉要精微论》曰："头者精明之府，头倾视深，精神将夺矣。"头的里边为脑，脑为髓海。李时珍说："脑为元神之府。"汪昂说："人之记性，皆在脑中。"说明人之脑为精神意识所在。王清任说："灵机记性在脑者，因饮食生气血，长肌肉，精汁之清者，化而为髓，由脊髓上行入脑，名曰脑髓。两耳通脑，所听之声归脑；两目系如线长于脑，所见之物归脑；鼻通于脑，所闻香臭归于脑；小儿周岁脑渐生，舌能言一二字。"他的这一认识，已把忆、听、嗅、言等感官功能归于脑。由于脑具有上述的生理功能，所以在其病理状态下则有失眠、健忘、痴呆、癫狂痫、

昏迷等症及视、听、嗅、言的病变。在《内经》中就有由于脑而导致神志、五官病证的记载，《素问·生气通天论》："大怒则形气绝而血菀于上，使人薄厥。"《素问·气厥论》："胆移热于脑，则辛频鼻渊。鼻渊者，浊涕下不止也。"《素问·奇病论》："大寒，内至骨髓，髓者以脑为主，脑逆故令头痛，齿亦痛。"《素问·至真要大论》："头项囟顶脑户中痛，目似脱。"研究学习《针灸大成》《针灸甲乙经》等古籍可见，头部腧穴几乎都有治疗神志、五官疾病的作用。现将以上两书的主治症归类如下。

暴病、喑不能言：哑门、风府、上星、完骨、风池、天牖、天柱。

鼻疾：哑门、风府、上星、风池、颔厌、承灵、天牖、通天、百会、眉冲。

目疾：脑户、后顶、神庭、颔厌、眉冲、百会、前顶、目窗、天牖、承光、天柱、头临泣。

齿疾：浮白、目窗、正营、角孙。

耳疾：百会、天牖。

脑风：脑空。

中风：哑门、百会。

健忘：百会。

抽搐：哑门、脑户、强间、翳风、五处、前顶。

癫狂：哑门、风府、脑户、强间、后顶、囟会、上星、天冲、神庭、本神、脑空。

以上头部腧穴的主治证，不仅有临床价值，也从临床角度证实了古人对脑功能的认识。

（四）阿是穴是"腧穴所在，主治所在"的典型代表

在《灵枢·经筋》篇中，治疗经筋病都是"以痛为腧"，《灵枢·官针》篇中论述了多种刺法，但其刺激点中，有很多不是在经穴或奇穴上，而是在病变部位。晋代陈延之在《小品方》中指出，"便逐病所在便灸之"为针灸治病的"良法"之一。唐代孙思邈《千金方》载："有阿是之法，言人有病痛，即令掐其上，若果当其处，不问孔穴，即得便快或痛处，即云阿是，灸刺皆验，故云阿是穴也。"必须指出的是，《千金方》所说的阿是穴指的是一种找穴方法，并不是专指目前所说的阿是穴的概念，文中"不问孔穴"即明确指出，这个反应点可能是经穴，也可能是奇穴，也可能以上二者都不是，其中心思想是找出反应点，这种思想对临床治疗经筋、经络病变有广泛的指导意义。如肩髃治疗肩痛，并不是所有的肩痛都可以用肩髃穴治疗，而是只有当肩髃穴处及其周围疼痛时方可选用。

笔者曾对古今文献进行粗略统计，在局部或反应点上施治，可以治疗中风、痿证、痹证、多种疼痛、各种内脏病、痈疽、毛囊炎、睑腺炎、痔疮、扭伤、落枕、网球肘、腱鞘炎、神经性皮炎、银屑病等30余种病证。其实，实际应用要比这些还要多很多，从中可以看出在身体某一部位施治，都可以治疗这一部位的各种病证，有的还治疗远端或内脏病，不难看出"腧穴所在，主治所在"有着十分重要的临

床价值。

（五）经络的横行说是"腧穴所在，主治所在"的基础

经络的横行说是指在肌体内存在着一类从体表以矢状线或冠状线向中心垂直轴分布的一类经络。这类经络将体表与体内组织或体内脏腑横向的联系起来，起着运行气血、协调阴阳、传变病邪、反映病候的作用，在治疗上则为"腧穴所在，主治所在"提供了理论依据。《素问·皮部论》说："邪客于皮则腠理开，开则邪入客于络脉，络脉满则注于经脉，经脉满则入舍于府脏也。"这样，皮—络—经—腑脏成为疾病的传变形式，《素问·缪刺论》有一段文字与之相仿。《灵枢·百病始生》说："是故虚邪之中人也，始于皮肤。皮肤缓则腠理开，开则邪从毛发入，入则抵深，深则毛发立，毛发立则淅然，故皮肤痛。留而不去，则传舍于络脉。在络之时，痛于肌肉，其痛之时息，大经乃代。留而不去，传舍于经。在经之时，洒淅喜惊……留而不去，传舍于肠胃，在肠胃之时，贲响腹胀，多寒则肠鸣飧泄，食不化；多热则溏出麋。留而不去，传舍于肠胃之外、募原之间，留著于脉。稽留而不去，息而成积。"这段文字也反映了邪气从皮—络—脉—脏腑的传变层次。分析以上《内经》内容可以看出，病邪绝不是从某一经的纵行线向里传变的，而是从整个躯体中的皮肤经横行经络往里传变的，因此在机体中确实存在着横向分布的经络。

经络的横行说在病理、诊疗中的体现，验之临床，并且对于疾病的病理及诊断有着非常重要的意义。笔者经常遇到这样的情况：素有脾胃阳虚者，遇到风寒之邪则胃脘痛；素有痹证的患者，遇到风寒之邪则头痛加剧。这种病理现象，我们不可能用平时所说的纵行的经络学说来解释，只能用外邪呈矢状线或冠状线由皮肤向中心轴垂直传递来解释。在诊断方面，有胃病的人，常可在第九至第十一胸椎两侧触到结节状或索条状的物质，实际上就是由于横向分布经络的反映、传导病邪的结果。腰为肾之府，肾虚之人，常可见腰痛，肾虚为什么会出现腰痛呢？就是因为在人体中存在着横行的经络，肾虚时横向分布的经络失养而成腰痛。这样的例子很多，无论是从历代文献中，还是从生理功能、病理反应及诊断方面都能够证明人体中确实存在着横向分布的经络。躯干部的腧穴治疗内脏病，头部腧穴治疗神志和五官病，也是通过横向分布的经络而实现的。这些横向分布的经络有多少，是大的经脉，还是小的络脉，古人无明确记载，我们尚难以肯定，也无法命名。

三、重视穴名对主治作用的启发

《素问·阴阳应象大论》："论理人形，列别藏府，端络经脉，会通六合，各从其经；气穴所发，各有处名。"孙思邈说："凡诸孔穴，名无徒设，皆有深义。"可见研究腧穴的命名是十分有价值的。

（一）腧穴的命名原则

腧穴的命名，是根据阴阳五行、脏腑气血、经脉流注、腧穴功能、解剖位置、取穴方法、骨度分寸、天文地理、八卦算术、乐器音律、土木建筑、活动场所、物象形态、文字字形等，用比喻、假借、会意、影射、象形、写实等方法来命名的，现简述如下。

1. **阴阳五行类**　如阴交、阴市、阴郄、阴陵泉、至阳、会阳、阳关、阳谷、阳陵泉、少商、伏白（复溜别名）、公孙。

2. **脏腑气血类**　如心俞、肝俞、脾俞、肺俞、肾俞、小肠俞、胆俞、胃俞、大肠俞、膀胱俞、三焦俞、神堂、魄户、意舍、魂门、关元、气穴、气冲、气户、气海、血海。

3. **经脉流注类**　经脉循行如大迎、眉冲。经脉交会如三阴交、百会、三阳络、交信。经脉之名如带脉、太冲。流注时间如申脉。

4. **腧穴功能类**　如睛明、光明、水分、风池、风府、瘛脉、神门、哑门、四白。

5. **解剖位置类**　如曲骨、缺盆、乳中、臑俞、肘髎、胸乡、玉枕、膺窗、髀关。

6. **取穴方法类**　如居髎、箕门、侠白。

7. **骨度分寸类**　如扶突、足三里。

8. **天文地理类**　如日月、太乙、天枢、太白、地机、天池、天泉、天井、中极、紫宫、华盖、风池、风市、风府、秉风、翳风、云门、丰隆、列缺、承山、昆仑、外陵、大陵、阳溪、后溪、侠溪、解溪、率谷、合谷、阳谷、陷谷、漏谷、水沟、支沟、四渎、中渎、风池、曲池、天池、阳池、少泽、曲泽、尺泽、廉泉、阴陵泉、阳陵泉、水泉、照海、血海、气海、小海、少海、商丘、梁门、金门、石门。

9. **八卦算数类**　如列缺、厉兑、兑端、劳宫、人中（水沟别名）、二间、三间、四渎、五处。

10. **乐器音律类**　如丝竹空、少商、商阳、吕细（太溪别名）。

11. **土木建筑类**　如巨阙、紫宫、库房、胃仓、气舍、意舍、玉堂、神堂、志室、步廊、神庭、中庭、内庭、天窗、目窗、膺窗、风门、京门、幽门、气户、脑户、强间、二间、三间。

12. **活动场所类**　如风市、大都、胸乡、灵道、阳关、外关。

13. **物象形态类**　如攒竹、伏兔、犊鼻、天鼎。

14. **文字字形类**　如天枢、地仓、步廊、行间、内庭、悬颅、筑宾。

（二）释义及应用举例

腧穴的命名原则已如上述。对于腧穴主治作用有启发者主要为腧穴功能类、脏腑类、气血类、经脉流注类等，现举例如下。

三阴交："三"指三条经脉，"交"指交会，"阴"指阴经。穴属足太阴脾经，又为足厥阴肝经、足少阴肾经交会穴，故名三阴交。脾统血、生血；肝藏血；肾藏精。该穴为肝、脾、肾三经交会穴，精血同源，因此就决定了三阴交为精血之穴。但凡精亏血少所导致的病证皆可以本穴治之,如眩晕、耳鸣、耳聋、目疾、心悸、失眠、健忘、胁肋隐痛等。由于肝经过阴器,足太阴之筋聚于阴器,足少阴之筋并太阴之筋而上结于阴器;足三阴经交会于任脉的中极、关元,任主胞胎(可理解为主男女生育),故男女生殖病证皆可以本穴为治疗主穴之一,如月经不调、痛经、带下、遗精、阳痿、不孕、不育等。又由于肾主水、脾主运化、肝主疏泄,故凡水肿、小便不利亦皆以本穴为治疗主穴之一。从以上不难看出,只要紧紧抓住三阴交这个穴名特点,就可以灵活深入地运用和理解三阴交的主治症。

关元:"关"为枢纽机关,"元"为元气。穴处为元气出入之关隘,故名关元。凡元气不足之候均可用之,如遗精、阳痿、不育、月经不调、痛经、带下、不孕、中风脱证、急性吐泻导致的四肢逆冷、精神疲惫、眼窝凹陷,元气不足导致的慢性泄泻,肾不纳气的虚喘、腰膝酸软、精神疲惫等。

气海:"气"为元气,"海"为聚会。该穴为元气生发、聚会、转输之处,故名气海。本穴的功能有两方面:一方面是补元气,凡元气虚者皆可用之,主治与关元同,且常配伍使用。《会元针灸学》:"气海者,化冲气之海,由气海贯两旁通气穴,交于胃气,上至胸膈,入肺管而出于喉间,为气街,与卫气相交而行于经,且导胃气入胞中,络阴血,至胞相交于肾。其上至阴交,下至丹田、关元,由气海而分天地,水火由是相交,导气以上,导血以下,故名气海。"故本穴为"气街""导气以上,导血以下",其作用的另一方面是行气。本穴既能补气又能行气的功能,正是与关元穴的不同之处,临床之中,凡见胸腹胀满,纳呆不欲饮食者皆宜配气海以治之。

不少腧穴除了正名之外,还有别名,别名的数量不等,如关元穴就有 28 个别名,研究一些别名,往往也有益于理解腧穴的功能主治。如气海、关元、石门三穴的别名皆为丹田,丹为药之精品,田为耕耘之所,元气为人身重要的物质,喻此穴与元气密切相关,意守丹田可锤炼元气。现气功意守的下丹田正位于此三穴处。

风池:风为风邪,喻有散风之意,池为凹陷。穴处凹陷似池,为风邪易侵之地,又为散风之所,故名风池。风可分为内风和外风。内风为病,可见中风、眩晕、抽搐;外风为病,可见肩背颈项强痛,感冒、恶寒发热。这些都是风池穴最主要的主治症。

(三) 主治作用归类

从穴名角度认识腧穴的主治作用,内容很多,因篇幅所限不能一一详述。现根据穴名对主治作用的启发,以脏腑、器官、病证为纲,以穴名为目归类如下。

1. **心、神志**　心俞、厥阴俞、青灵、灵道、神门、神堂、神封、神藏、神道、神庭、灵墟、灵台、承灵、本神、正营、脑空。

2. **肺**　肺俞、魄户、华盖。

3. **脾**　三阴交、脾俞、意舍、周荣。

4. **肝**　三阴交、肝俞、魂门。

5. **肾** 三阴交、肾俞、志室、命门、气穴、京门。

6. **胃** 不容、承满、梁门、滑肉门、上脘、中脘、下脘、建里、胃俞、胃仓。

7. **大小肠** 太乙、大巨、大横、大肠俞、小肠俞、商曲、腹结。

8. **胆** 胆俞、阳纲、日月。

9. **膀胱** 膀胱俞、胞肓。

10. **腑病** 府舍。

11. **腹** 腹结、腹哀。

12. **膈** 膈俞、膈关。

13. **鼻** 迎香、通天。

14. **目** 承泣、四白、养老、睛明、承光、阳白、瞳子髎、头临泣、目窗、光明、足临泣。

15. **耳** 听宫、听会、耳门、养老、天牖、翳风、耳和髎、丝竹空。

16. **乳房** 膺窗、乳根。

17. **元气** 神阙、气海、石门、关元、气海俞、关元俞。

18. **血** 血海。

19. **水** 水道、四满、水分。

20. **疝** 归来、急脉。

21. **带下** 白环俞、带脉、维道、太冲。

22. **白浊** 白环俞。

23. **遗精** 大赫。

24. **汗出不止** 复溜。

25. **风** 风市、风府、风池、阴市、太冲。

26. **喑哑** 哑门。

同一个穴名的含义，不同学者有不同的理解。本文所列穴名含义，也仅代表笔者的认识。另外，凡是对脏腑有作用的腧穴，对这个脏腑功能失调所引起的多种疾病，同样有治疗作用。

四、加强腧穴功能的研究

腧穴功能是指某个腧穴针对机体病机所产生的调整作用，如补虚、泻实、调理肠胃等。历代是用腧穴的主治症来表述它的功能。20 世纪 60 年代时，国内学者根据腧穴的主治作用，提出了"穴性"的概念，这实际就是腧穴的功能，这是针灸学研究的一个重要进展。实践证明研究腧穴的功能有助于深入理解、灵活运用和扩充腧穴的主治症，腧穴的功能比腧穴的主治症更精炼、更具有指导作用，它既可以帮助理解腧穴的各个主治症，又可以根据腧穴的功能突破文献记载的主治症，从而扩大其应用范围。现举两例以说明。

合谷:《腧穴学》载,合谷主治"头痛,眩晕,目赤肿痛,鼻衄,鼻渊,齿痛,耳聋,面肿,疔疮,咽喉肿痛,失音,牙关紧闭,口眼㖞斜,痄腮,指挛,臂痛,半身不遂,发热恶寒,无汗,多汗,咳嗽,闭经,滞产,胃痛,腹痛,便秘,痢疾,小儿惊风,瘾疹,疥疮,疟疾。"共 31 个病证,实际应用要比这些还要多,逐个死记硬背这些主治症是非常困难的,也找不出其间的规律。用"开闭、泻热、镇惊、止痛"八个字来概括合谷穴的功能,这样就能提纲挈领,灵活运用,扩充其主治作用。开闭,就是指本穴对气机闭塞不通的病证有行气活血的治疗作用,如《腧穴学》中的牙关紧闭、经闭、滞产、胃痛、便秘等。除此之外,还治疗气机闭塞不通的中风、尿闭、胸胁胀满疼痛、乳房胀痛、乳汁不行等。泻热,就是指本穴对各种热证有清热的作用,如《腧穴学》中的眩晕、目赤肿痛、鼻渊、鼻血、疔疮、咽喉肿痛、失音、痄腮、发热恶寒、无汗、多汗、疟疾等。除此之外,还治疗口干口苦、口疮、痈疽、阳黄、高热等。镇惊,是指本穴对邪热内扰神明或气机逆乱所导致的神志病有开窍醒神止搐的作用,如《腧穴学》中的小儿惊风。除此之外,还治疗癫狂痫、抽搐、癔病、惊厥等。止痛,是指本穴对多种疼痛有良好的镇痛作用,如《腧穴学》中的头痛、齿痛、臂痛、胃痛等。除此之外,还可治疗胸痛、腰痛、腿痛等。当然,开闭、泻热、镇惊、止痛的作用是互相关联的,不少病证,可同时归在几个作用下,如中风病,既可归在开闭作用下,又可归在镇惊作用下。

太冲:《腧穴学》载,太冲主治"头痛,眩晕,疝气,月经不调,癃闭,遗尿,小儿惊风,癫狂,痫证,胁痛,腹胀,黄疸,呕逆,咽痛嗌干,目赤肿痛,膝股内侧痛,足跗肿,下肢痿痹"共 18 个病证。这些主治证除膝股内侧痛、足跗肿、下肢痿痹,属"经络所过,主治所在"外,其余诸证可由多种病因病机所致。什么样的病因病机所致之症为太冲穴的适应证呢? 这还要联系到太冲穴的功能。因太冲具有疏肝解郁,清肝降逆,滋阴养血之功,所以以上病证只有由上述病机导致者才属太冲穴的主治范围,肝郁不舒、肝气上逆、肝血不足所导致的病证绝不是仅仅上述诸证,其他如耳鸣耳聋、气逆作咳、咳血、急慢性肝炎、胃脘疼痛、泄泻、急躁易怒、情志抑郁、更年期综合征、乳痈、乳胀等皆可为本穴的适应证。

腧穴的双向调节功能与单向调节功能。很多腧穴的功能与机体的状态有关,针刺同一腧穴,对实证可起到泻的作用,对虚证可起到补的作用,这就是腧穴的双向调节作用。如针刺足三里,对于胃酸过多者,可使胃酸减少;胃酸少者,可使胃酸增多;胃蠕动减弱者,可使胃蠕动增强;胃痉挛者,可使痉挛缓解。对于中气不足者,可起到补中益气的作用。对于胃热、泄泻、痢疾,可起到清热泻火、行气化滞的作用。正因为腧穴具有这种作用,所以在腧穴主治规律中才提出了针对病位施治的原则。腧穴的单向调节功能是指腧穴对某一个脏腑、某一个病证或某一个病机有特殊的、专一的作用,也称作腧穴特异性作用。如针刺内关可使房室传导阻滞和心律不齐消失,交信次之,非经穴几乎无效。又如针刺哑门穴可引起白细胞总数及中性白细胞比例增高,针刺脑户穴可使白细胞总数及中性白细胞比例下降。针刺关元、气海或足三里等具有强壮作用的穴位,与清热凉血的委中穴在提高淋巴细胞转化率与活性化方面比有显著差异,而针刺非穴位(股四头肌处)则未见对人体免疫功能的明显影响,二者比较的差别有统计学意义。足太阳膀胱经的委中与膏肓二穴,对人体免疫功能的作用也显著不同。研究腧穴的功能应该临床观察与实验研究相结合,通过古今医学家几千年的探索,虽未提出腧穴功能这一名词,但对诸多腧穴的功能已积累了很多宝贵的经验。如对全身起强壮作用的腧穴有足三里、气海、关元、肾俞;对热证有清热、泻火、解毒作用的腧穴有合谷、曲池、足三里、大椎、委中等;有补气升提作用的腧穴有百会、气海、足三里等;治疗热病有五十九俞(亦称五十九刺);开窍醒神的有水沟、合谷、太冲、十二井、十宣;治疗肺痈的有膏肓灸法;治疗癫狂的有十三鬼穴等。古人对腧穴功能的认识,是基于临床经验的总结,是十分宝贵的,但难免存在局限性。实验是比观察更为主动的研究行为,是更高一级的研究方法。实际上,实验针灸领域里所取得的众多研究成果,已经为腧穴功能的阐述提供了大量新的资料。如针刺足三里穴可增强或调理胃肠道消化吸收,促进胆囊收缩,增加呼吸,调整心血管功能,抗休克,镇痛,提高机体防卫功能,增强应急能力,加快疲劳消除等,而对泌尿系统调节功能不显著。又如关元穴,经实验研究证实,具有抗多种休克,调节膀胱压力,保护肝脏免受损害,提高骨髓造血功能,阻抑肿瘤细胞生长,提高免疫防御功能等作用。这些研究不仅证实了古人的临床经验,而且在某些方面补充了古人对腧穴功能的认识。但是我们也应该看到,目前的实验研究仍处在低级阶段,基本上是对已取得的临床效果的验证,距离指导临床,提高临床疗效还有一定的距离。可以相信,在实验基础上,经过不断努力,人们将会逐步实现对腧穴功能的系统阐述,腧穴功能的研究前途光明,任重而道远。

第二节 特定穴的应用

特定穴是指十四经中具有某种特殊作用的腧穴。由于其内容系统、形式固定、作用不同,故有特定的含义和名称,在临床中应用广泛。

一、单穴临床应用

特定穴分为五输穴、原穴、络穴、下合穴、郄穴、背俞穴、募穴、八脉交会穴、八会穴、交会穴十大类。

(一)五输穴

十二经脉分布在肘、膝关节以下的 5 个特定腧穴,即"井、荥、输、经、合"穴,称"五（输）穴"，简称"五输"。古人把经气在经脉中的运行比作自然界之水流，认为其具有由小到大、由浅入深的特点。五输穴从四肢末端向肘膝方向依次排列："井"，意为谷井，喻山谷之泉，是水之源头，井穴分布在指或趾末端，为经气初出；"荥"，意为小水，喻刚出的泉水微流，荥穴分布于掌指或跖趾关节之前，为经气开始流动；"输"，有输注之意，喻水流由小到大，由浅渐深，输穴分布于掌指或跖趾关节之后，为经气渐盛；"经"，意为水流宽大通畅，经穴多位于腕、踝关节以上之前臂、胫部，其经气盛大流行；"合"，有汇合之意，喻江河之水汇合入海，合穴位于肘膝关节附近，其经气充盛且入合于脏腑。《灵枢·九针十二原》指出："所出为井，所溜为荥，所注为输，所行为经，所入为合。"是对五（输）穴经气流注特点的概括。五（输）穴与五行相配，又有"五行输"之称，共60穴。

阴经五输穴表

经脉	五输穴				
	井（木）	荥（火）	输（土）	经（金）	合（水）
手太阴肺经	少商	鱼际	太渊	经渠	尺泽
手厥阴心包经	中冲	劳宫	大陵	间使	曲泽
手少阴心经	少冲	少府	神门	灵道	少海
足太阴脾经	隐白	大都	太白	商丘	阴陵泉
足厥阴肝经	大敦	行间	太冲	中封	曲泉
足少阴肾经	涌泉	然谷	太溪	复溜	阴谷

阳经五输穴表

经脉	五输穴				
	井（金）	荥（水）	输（木）	经（火）	合（土）
手阳明大肠经	商阳	二间	三间	阳溪	曲池
手少阳三焦经	关冲	液门	中渚	支沟	天井
手太阳小肠经	少泽	前谷	后溪	阳谷	小海
足阳明胃经	厉兑	内庭	陷谷	解溪	足三里
足少阳胆经	足窍阴	侠溪	足临泣	阳辅	阳陵泉
足太阳膀胱经	至阴	足通谷	束骨	昆仑	委中

五输穴运用范围广泛，为历代医家所重视。

五输穴在临床上主要用于脏腑病和经络病的治疗。常用的方法有以下两种。

1. **按五输穴主病取穴应用** 关于五输穴的主治作用,早在《内经》中就有论述。如《灵枢·顺气一日分四时》:"病在脏者,取之井;病变于色者,取之荥;病时间时甚者,取之输;病变于音者,取之经;经满而血者,病在胃及以饮食不节得病者,取之于合。"《难经·六十八难》中也提出:"井主心下满,荥主身热,输主体重节痛,经主喘咳寒热,合主逆气而泄。"根据《内经》《难经》的论述,在临床应用时,无论阴经阳经,只要出现类似证候,均可选用相应的五输穴治疗,但要在分清病情、病因、病位的基础上才能正确地运用。

五输穴的主治范围较大,除了上述的普遍性(共性)外,还有其特殊性。实际上,十二条经各表现出不同的病候,而每条经中的五输穴,其主治也各有特点。

2. **子母补泻法** 五输穴在临床上的应用,还可根据五输穴与五行的配属关系,按照补母泻子的方法选取穴位,其原则是《难经·六十九难》之"虚则补其母,实则泻其子",在临床应用时,分为以下几法。

(1) **本经子母补泻法,选取病变经脉上的五输穴进行补泻**:如足厥阴肝经在五行中属木,肝之实证、热证,按"实则泻其子"的原则,可取本经荥穴行间泻之,因荥穴属火,是木之子;肝之虚证,则选曲泉,因曲泉为合穴,属水,为木之母,按"虚则补其母"的原则,故选本穴。

(2) **异经子母补泻,按十二经脉配合五行的关系,选取病变经脉的母经母穴或子经子穴进行治疗**:如手太阴肺经配五行属金,肺之实证,可选足少阴肾经的合穴阴谷。因为足少阴肾属水,其合穴阴谷也属水,水为金之子,故泻之;肺之虚证,可选足太阴脾经的太白穴,因足太阴脾属土,土能生金,太白为输土,故可以补肺。

3. **子午流注针法** 子午流注针法是按时间选穴的一种针法,所选腧穴就是五输穴。

(二)原穴

脏腑原气输注、经过和留止于十二经脉四肢部的腧穴,称为原穴,又称"十二原"。"原"含本原、原气之意,是人体生命活动的原动力,为十二经脉维持正常生理功能之根本。十二原穴多分布于腕踝关节附近。阴经之原穴与五输穴中的输穴同穴名、同部位,实为一穴,即所谓"阴经以输为原""阴经之输并于原"。阳经之原穴位于五输穴中的输穴之后,即另置一原。共12个。

十二经原穴表

经脉	原穴	经脉	原穴
手太阴肺经	太渊	手阳明大肠经	合谷
手厥阴心包经	大陵	手少阳三焦经	阳池

续表

经脉	原穴	经脉	原穴
手少阴心经	神门	手太阳小肠经	腕骨
足太阴脾经	太白	足阳明胃经	冲阳
足厥阴肝经	太冲	足少阳胆经	丘墟
足少阴肾经	太溪	足太阳膀胱经	京骨

原穴具有激发原气,抗御病邪的功能,原穴的主治性能既有补虚的作用,也有祛邪的作用。

在临床上,原穴常用于脏腑病的治疗,即脏腑有病,可以选相应经脉的原穴治疗。《灵枢·九针十二原》:"五脏有疾,当取之十二原。"如咳嗽、气喘,可选肺经原穴太渊;肠鸣、泄泻,可选脾经原穴太白;肝胆疾患可选肝经原穴太冲、胆经原穴丘墟。

此外,原穴还可用于脏腑病的诊断,即可以通过原穴诊察十二经原气的盛衰。如《灵枢·九针十二原》说:"五脏有疾也,应出十二原。十二原各有所出,明知其原,睹其应,而知五脏之害矣。"说明通过诊察十二原,可以了解脉气盛衰,推断脏腑疾病。在具体应用时常在原穴上找反应点,以此作为诊断内脏疾病的依据。如心肌炎,大陵出现压痛;肾小球肾炎、肾盂肾炎,太溪出现压痛。也可以用经络仪测定原穴的电位差,以此确定脏腑经络的虚实,并可取其原穴治之。

(三) 络穴

络穴是指络脉从经脉别出的部位各有一个腧穴,称为络穴。十二经脉各有一络穴,皆位于肘膝以下,加上任脉之络穴鸠尾,督脉之络穴长强,脾之大络大包穴,共有 15 穴,故称"十五络穴"。

十五络穴表

经脉	络穴	经脉	络穴
手太阴肺经	列缺	手阳明大肠经	偏历
手厥阴心包经	内关	手少阳三焦经	外关
手少阴心经	通里	手太阳小肠经	支正
足太阴脾经	公孙	足阳明胃经	丰隆
足厥阴肝经	蠡沟	足少阳胆经	光明
足少阴肾经	大钟	足太阳膀胱经	飞扬
任脉	鸠尾	督脉	长强
脾之大络	大包		

络穴的主要作用是联系和调节表里两经,所以络穴主要应用于表里两经、两脏腑病证的治疗。如足阳明的络穴丰隆,既可治喉痹、癫狂(登高而歌,弃衣而走)、腹胀腹痛等足阳明经病,又能治面浮肿、四肢肿、身重、呕吐等足太阴经病。又如手太阴的络穴列缺,既可治咳嗽、胸痛、喉痛等手太阴肺经病,又能治面瘫、鼻塞、头痛等手阳明大肠经病。

此外,由于任脉的络脉散布于腹部,故胸腹疾患可用鸠尾;督脉的络脉散布于头部并走足太阳经,故头部和腰背部痛可取长强;脾之大络散布于胸胁,网罗周身气血,可用于全身病痛和全身关节松弛的治疗。

《内经》中每一条络脉都有各自的证候,可以按证候选取相应络穴治疗。

(四)背俞穴

背俞穴是指脏腑经络之气输注于背腰部并以脏腑的名字命名的特定穴,称为背俞穴。背俞穴位于背腰部足太阳膀胱经的第 1 侧线上,大体依脏腑位置而上下排列,共 12 穴。

六脏、六腑背俞穴表

脏腑	背俞穴	脏腑	背俞穴
肺	肺俞	大肠	大肠俞
心包	厥阴俞	三焦	三焦俞
心	心俞	小肠	小肠俞
脾	脾俞	胃	胃俞
肝	肝俞	胆	胆俞
肾	肾俞	膀胱	膀胱俞

背俞穴是内脏与体表联系的部位,具有反应内脏疾病和治疗相应内脏病变的作用,故可治疗脏腑病,同时也可用于脏腑病的辅助诊断。当脏腑组织器官发生病变时往往在相应的背俞穴上出现某些异常的变化,如皮肤变色、凹陷、突起、按压有结节、条索、压痛等,正如《灵枢·背腧》说:"欲得而验之,按其处,应在中而痛解。"针灸背俞穴可治疗相应的内脏病。如痤疮患者,在背部俞穴附近常出现皮肤颜色的改变,可用于治疗痤疮;肺俞可治肺的疾病;心俞可治心的疾病;肝俞可治肝的疾病。因为背俞穴可调节内脏,所以通过这一作用,还可以治疗与内脏有关的部位、器官之疾病,如肝开窍于目,取肝俞可治疗目疾;肾开窍于耳,取肾俞可治疗耳鸣、耳聋;脾主四肢,取脾俞可治四肢乏力。

（五）募穴

募穴是指脏腑经络之气汇聚于胸腹部的特定穴。每一脏腑都有一个募穴，共 12 个。

六脏、六腑募穴表

脏腑	募穴	脏腑	募穴
肺	中府	大肠	天枢
心包	膻中	三焦	石门
心	巨阙	小肠	关元
脾	章门	胃	中脘
肝	期门	胆	日月
肾	京门	膀胱	中极

募穴多位于脏腑附近，具有调节脏腑功能的作用，在临床应用时与背俞穴相似，既可用于脏腑病的辅助诊断，又可用于脏腑病的治疗。如胃痛在中脘处常有压痛；泄泻在天枢出现压痛；尿失禁、癃闭在中极有压痛，可取募穴进行治疗。

背俞穴和募穴均为脏腑经脉之气所输注、结聚的部位，皆可治疗相应的脏腑病，但古人认为两者的主治作用又各有特点。《十四经发挥》认为："阴阳经络，气相交贯，脏腑腹背，气相通应。"说明经气可以由阳行阴，由阴行阳，阴阳互通，腹背前后相应，从而达到阴阳相对平衡，维持正常的生理功能。当机体发生病变时，五脏或阴经的病邪，常可由阴出阳，而六腑和阳经的病邪，常可由阳出阴，正如《难经·六十七难》曰："阴病行阳，阳病行阴。"《素问·阴阳应象大论》对阴病和阳病的治疗做了明确的概括："善用针者，从阴引阳，从阳引阴。"明代张世贤《图注八十一难经辨真》在《内经》《难经》的基础上，对俞募的治疗特点进行了具体说明："阴病行阳，当从阳引阴，其治在俞；阳病行阴，当从阴引阳，其治在募。"故背俞穴多用于治疗阴性的病证，包括五脏病、慢性病、虚证、寒证，针刺时多采用补法，并加灸法。募穴多用于治疗阳性的病证，包括六腑病、急性病、实证、热证，针刺时多采用泻法，但这仅是古人的一种观点，现在看来没有细分的必要，当某一脏腑出现病变时，无论虚实、寒热，均可采用相应的俞募穴治疗。

（六）八会穴

八会穴是指脏、腑、气、血、筋、脉、骨、髓等精气会聚之处。具体是：

脏会 - 章门　腑会 - 中脘　气会 - 膻中　血会 - 膈俞　筋会 - 阳陵泉　脉会 -

太渊　骨会 - 大杼（大椎）　髓会 - 绝骨（悬钟）

八会穴在临床应用时，凡脏、腑、气、血、筋、脉、骨、髓的病变，都可选其相聚会的腧穴进行治疗。八会穴有一定的临床价值，滑寿《难经本义》对八会穴的意义做了详细的介绍，后人对主治症又不断发挥扩大。综合各文献，大致如下：脏会章门，章门为脾之募穴，五脏皆察气于脾，故称脏会，凡诸脏病，如肝脾肿大，胁痛黄疸，皆可取用；腑会中脘，中脘为胃之募穴，六腑皆禀气于胃，故称腑会，凡诸腑病，如脘腹胀痛、便秘、泄泻、肠胃病等，皆可取用；气会膻中，膻中为宗气所居之处，内为肺脏，肺主气，又名上气海，故称气会，凡诸气病，如胸痛、气短、呼吸喘促、噎膈、呃逆等，皆可取用；血会膈俞，膈俞在七椎之下两旁，位于心俞与肝俞之间，心主血，肝藏血，本穴居中，故称血会，凡诸血病，如贫血、瘀血、吐血、便血等，皆可取用；筋会阳陵泉，阳陵泉为胆之合，位于膝下，足少阳之筋结于膝外廉，膝为筋之府，故称筋会，凡诸筋病，如筋骨拘挛疼痛、关节屈伸不利、瘫痪等，皆可取用；脉会太渊，太渊位于寸口，为肺之原穴，肺朝百脉，寸口为脉之大会，故称脉会，凡诸脉病，如脉痹、脉疾、无脉症、脉管炎等，皆可取用；骨会大杼，大杼位于脊背，属膀胱经，膀胱与肾合，肾主骨，骨为脊养，髓自脑下，注入大椎，下灌尾骶，渗诸骨节，骨气之会，故称骨会，凡诸骨病，如肩脚背脊骨节疼痛等，皆可取用；髓会绝骨，绝骨又名悬钟，位于下肢外侧，诸髓皆属于骨，髓可养骨，入能健步，以髓会绝骨，故称髓会，凡诸髓病，如贫血、肢体软弱无力、骨髓病等，皆可取用。

（七）八脉交会穴

八脉交会穴是指奇经八脉与十二正经脉气相交通的 8 个穴位，又称八脉交会八穴。

八脉交会穴表

穴位名称	所属经脉	交会经脉	合于部位
公孙	脾经	冲脉	胃、心、胸
内关	心包经	阴维脉	
足临泣	胆经	带脉	目外眦、耳后、颊颈肩
外关	三焦经	阳维脉	
列缺	肺经	任脉	肺系、膈、喉咙
照海	肾经	阴跷脉	
申脉	胆经	阳跷脉	目内眦、颈（项）、耳、肩
后溪	小肠经	督脉	

由于八脉交会穴属于十二经脉,又通于奇经八脉,所以它具有调节十二经脉和奇经八脉的双层作用,其既可治疗十二正经病证,又可治疗奇经病证,故《医学入门》说:"周身三百六十穴,统于手足六十六穴,六十六穴又统于八穴。"可见八脉交会穴至为重要。在临床具体应用时,可以单独使用,如督脉或小肠病证可选后溪,冲脉或足太阴病可选公孙等,也可配合应用,如上表所述,8个腧穴分成4组,每一组都有固定的交会的部位,按部位以对穴形式选穴。灵龟八法运用八脉交会八穴。

（八）下合穴

下合穴是指六腑之气汇注于下肢的 6 个穴位,也称六合穴。

下合穴表

穴位名称	经脉	下合之腑
上巨虚	胃经	大肠
下巨虚	胃经	小肠
足三里	胃经	胃
委阳	膀胱经	三焦
委中	膀胱经	膀胱
阳陵泉	胆经	胆

下合穴主要用于治疗六腑病,如《素问·咳论》:"治脏者,治其俞,治府者,治其合。"如胃痛选足三里;痢疾、泄泻、肠痈选上巨虚;胁痛选阳陵泉。

（九）郄穴

郄穴是指经脉之气深聚部位的腧穴。十二经脉各有一个郄穴,奇经八脉中的阴维、阳维、阴跷、阳跷也各有一个郄穴,总称"十六郄穴"。

十六郄穴表

经脉	郄穴	经脉	郄穴
手太阴肺经	孔最	手阳明大肠经	温溜
手厥阴心包经	郄门	手少阳三焦经	会宗
手少阴心经	阴郄	手太阳小肠经	养老
足太阴脾经	地机	足阳明胃经	梁丘

经脉	郄穴	经脉	郄穴
足厥阴肝经	中都	足少阳胆经	外丘
足少阴肾经	水泉	足太阳膀胱经	金门
阴维脉	筑宾	阳维脉	阳交
阴跷脉	交信	阳跷脉	跗阳

郄穴具有汇聚气血，调理气血的作用，在临床应用时既用于辅助诊断，也用于治疗。许多疾病可以在郄穴上有反应点，如胃痉挛可以在梁丘有压痛，故取其治疗胃脘痛。一般认为郄穴主要用于治疗脏腑和经络的急性病证及顽固性疾患。如胃痛取梁丘，胸痛取郄门，背痛取养老，咳血取孔最，呕血取郄门，便血、崩漏取地机等，但阴经和阳经的郄穴在应用时各有侧重，阳经郄穴多治疗急性疼痛证，阴经郄穴多治疗出血症。现在看来，郄穴的应用不必细分，无论是脏腑的急性病还是慢性病都可选其郄穴治疗。

（十）交会穴

交会穴是指两经或数经相交汇合的腧穴，其中腧穴所属的经脉为本经，相交会的经脉为交会经。如三阴交为足太阴脾经穴位，是足三阴经的交会穴，故足太阴脾经为本经，足少阴肾、足厥阴肝为交会经。

交会穴具有调理本经和交会经所属脏腑及组织器官的作用，在临床治疗时，既可治疗本经病，也可治疗交会经的病。如百会属督脉，为足厥阴、足少阳、手少阳、足太阳之会，故凡这些经脉引起的头痛、头晕均可用百会穴治疗；风池为足少阳与阳维脉之交会穴，故既可治疗阳维脉病所致的外风，也可治疗胆经病变所致的内风。

二、配穴应用

（一）原络配穴

原络配穴是指原穴与络穴配合应用的一种配穴方法。常用的方法有两种：一是表里原络相配，一是同经原络相配。

1. **表里原络配穴**　表里原络配穴是指相表里两经的原穴、络穴配合应用。因原穴为原气经过和留止之处，络穴为表里两经的联络点，故原络配穴可加强原络穴的作用，为治疗脏腑病的主要配穴之一。

表里原络配穴根据表里经在经络上由络脉相互联系，在脏腑上有络属关系，

故两经相配可起协同作用。在应用时无论是表经还是里经,均以原穴为主,络穴为客,所以又称之为主客配穴,配穴原则为:

(1) 根据脏腑经络的先病与后病:先病者为主,取其原穴;后病者为客,取其络穴。如肝火旺影响到胆,而致肝胆火旺,出现头痛、目赤、耳鸣等症状,此为肝先病,选其原穴太冲为主,胆后病,配以络穴光明为客;又如心火下移于小肠,为心先病,选取心经原穴神门为主,小肠后病,配以络穴支正为客。

(2) 根据病变脏腑:病变脏腑选原穴为主,相表里的脏腑选络穴为客。如肝血不足引起的视物不清,病在肝为主,故选取肝经原穴太冲为主,配合胆经络穴光明为客;又如脾气不足引起的肠鸣泄泻、食欲不振,可选脾经原穴太白为主,配合胃经络穴丰隆为客。

表里原络配穴表

原络配穴		原络配穴		原络配穴	
原穴	络穴	原穴	络穴	原穴	络穴
太渊	偏历	神门	支正	大陵	外关
合谷	列缺	腕骨	通里	阳池	内关
冲阳	公孙	京骨	大钟	丘墟	蠡沟
太白	丰隆	太溪	飞扬	太冲	光明

2. 同经原络配穴　同经原络配穴是指同一经的原穴与络穴配合应用。主要根据"初病在经,久病在络"及"久病多虚"之理,分析沉疴痼疾,每每正气耗损,其血、气、痰、湿等邪气积聚多由经入络。故凡因外感、内伤而致的多种慢性疾病,在取原穴的同时,常配合本经的络穴以协同治疗。如久咳不愈取手太阴经原穴太渊,配合络穴列缺;心悸、胸痛取手厥阴经原穴大陵,配合络穴内关。

同经原络配穴表

原络配穴		原络配穴		原络配穴	
原穴	络穴	原穴	络穴	原穴	络穴
太渊	列缺	神门	通里	大陵	内关
合谷	偏历	腕骨	支正	阳池	外关
冲阳	丰隆	京骨	飞扬	丘墟	光明
太白	公孙	太溪	大钟	太冲	蠡沟

（二）俞募配穴

俞募配穴是指同一脏腑的背俞穴和募穴配合应用的一种配穴方法。背俞穴和募穴都是脏腑之气输注或汇聚之处，与脏腑关系极为密切，既可反映脏腑的病证，又可调节脏腑功能以治疗脏腑病。如《难经·六十七难》说："阴病行阳，阳病行阴，故令募在阴，俞在阳。"《素问·阴阳应象大论》："善用针者，从阴引阳，从阳引阴。"可见俞募穴可以调节脏腑之阴阳。

病变是复杂的，往往脏病及腑，腑病及脏，虚实并见，寒热错杂，故可俞募同用。

俞募配穴在临床应用时主要有以下两方面。

1. **脏腑病症**　因俞募穴位居胸腹背腰，接近脏腑，故多用于脏腑病。如肝的病变选肝俞、期门；胆的病变选胆俞、日月；心的病变选心俞、巨阙；小肠的病变选小肠俞、关元。

2. **脏腑所主组织器官病症**　肝主筋，开窍于目；心主脉，开窍于舌；脾主肉，开窍于口（唇四白）；肺主皮毛，开窍于鼻；肾主骨，开窍于耳及二阴。如痉挛瘛疭，目赤羞明，选肝俞、期门及胆俞、日月；肌肉痿软取脾俞、章门；口舌生疮，小便黄赤取心俞、巨阙或小肠俞、关元等。

俞募配穴表

脏腑	俞募配穴		脏腑	俞募配穴	
	背俞穴	募穴		背俞穴	募穴
肺	肺俞	中府	膀胱	膀胱俞	中极
大肠	大肠俞	天枢	肾	肾俞	京门
胃	胃俞	中脘	心包	心包俞	膻中
脾	脾俞	章门	三焦	三焦俞	石门
心	心俞	巨阙	胆	胆俞	日月
小肠	小肠俞	关元	肝	肝俞	期门

（三）原原配穴

原原配穴是指五脏与六腑的原穴阴阳上下相配的一种方法。适用于内脏有病，而症状主要反映于体表器官的病变。

从部位来讲，内为阴，外为阳，阴经经穴主治偏重内脏疾患，阳经经穴主治偏重体表疾患。在内脏有病，症状主要反映在体表器官的情况下，取阴经原穴的同时,需再配以阳经原穴以增强疗效。如少阴配少阳,太阴配太阳,厥阴配阳明。同时应注意上下相配,如阴虚肝旺所致的头晕、目眩或郁怒伤肝而致的手足拘挛,其病位主要责之于肝,症状大都反映在头目或四肢,故取足厥阴原穴太冲,配手阳明大肠合谷,两穴(四关穴)相合,阴阳上下,同气相求,以达治疗病症的目的。

脏腑原原配穴表

少阴配少阳	少阴经	少阳经	太阴配太阳	太阴经	太阳经	厥阴配阳明	厥阴经	阳明经
	神门	丘墟		太渊	京骨		大陵	冲阳
	太溪	阳池		太白	腕骨		太冲	合谷

(四) 俞原配穴

俞原配穴是指同一脏腑的原穴与相应的背俞穴相配的一种方法。

原穴偏治内脏病,背俞穴亦偏治内脏病,以两者在主治上存在的共性,故可相互协同,增强疗效。如气虚喘咳,肺的背俞穴肺俞与肺经的原穴太渊相配;又如肾虚而致的遗精,取肾的背俞穴肾俞与肾经的原穴太溪相配。

俞原配穴表

脏腑	俞原配穴		脏腑	俞原配穴	
	背俞穴	原穴		背俞穴	原穴
肺	肺俞	太渊	膀胱	膀胱俞	京骨
大肠	大肠俞	合谷	肾	肾俞	太溪
胃	胃俞	冲阳	心包	心包俞	大陵
脾	脾俞	太白	三焦	三焦俞	阳池
心	心俞	神门	胆	胆俞	丘墟
小肠	小肠俞	腕骨	肝	肝俞	太冲

(五) 募合配穴

募合配穴指同腑的募穴与下合穴相配合。

募穴主治六腑病,下合穴亦主治六腑病,故两者配合起来,可以增强疗效。如胃脘痛取胃的募穴中脘与胃经的下合穴足三里相配;肠鸣下痢或便秘取大肠经的募穴天枢与大肠经的下合穴上巨虚相配等。

募合配穴表

脏腑	募合配穴		脏腑	募合配穴	
	募穴	下合穴		募穴	下合穴
大肠	天枢	上巨虚	膀胱	中极	委中
胃	中脘	足三里	三焦	石门	委阳
小肠	关元	下巨虚	胆	日月	阳陵泉

（六）八脉交会配穴

八脉交会配穴是指将八个交会穴配合应用的一种方法。配合的方法：内关配公孙，外关配足临泣，列缺配照海，后溪配申脉。通过这样相配，扩大了单穴的治疗范围，并提高了治疗效果。如治疗心胸、胃脘病证可选公孙配内关；治疗头项、背腰疼痛可选后溪配申脉等。

八脉交会穴配伍主治

所属经脉	穴名	所通经脉	主治范围
手太阴肺经	列缺	任脉	肺系、咽喉、胸膈病症
足少阴肾经	照海	阴跷脉	
手太阳小肠经	后溪	督脉	耳、目内眦、头项、肩胛、腰背病症
足太阳膀胱经	申脉	阳跷脉	
足太阴脾经	公孙	冲脉	心、胸、胃病症
手厥阴心包经	内关	阴维脉	
足少阳胆经	足临泣	带脉	耳、目外眦、侧头、颈肩、胸胁病症
手少阳三焦经	外关	阳维脉	

（七）原合配穴

原合配穴是指原穴与合穴（或下合穴）配合应用的一种方法。常用的方法有三种：同经原合配穴、表里经原合配穴和异经原合配穴。

1. **同经原合配穴**　指将同经的原穴和合穴配合应用。如合谷配合曲池可用于风热而致的头痛鼻衄、牙龈肿痛等症；太白配合阴陵泉可用于脾虚湿盛而致的食少便溏、下肢浮肿等症。

2. **表里经原合配穴**　指将表里经的原穴和合穴配合应用。常以阴经原穴配合阳经合穴（或下合穴）。如太白配足三里用于脾胃失和所致的恶心、呕吐、腹胀、腹泻等症；太冲配合阳陵泉用于肝胆火旺引起的头晕目眩、口苦耳鸣、目赤肿痛、胸胁疼痛等症。

3. 异经原合配穴　异经原合配穴的应用范围广泛。如太冲配足三里用于肝胃不和；合谷配足三里用于胃肠积滞。

（八）郄募配穴

郄募配穴是指郄穴和募穴配合应用的一种方法。主要用于脏腑急性病症，如中脘配合梁丘可用于急性胃脘疼痛。

（九）郄会配穴

郄会配穴是指郄穴与八会穴配合应用的一种方法。主要用于脏、腑、气、血、筋、脉、骨、髓的急性病症，如气逆咳血可用孔最配膻中，崩漏不止可用地机配膈俞。

第三节　选穴规律

选穴原则是指选取腧穴的基本法则，它是配穴处方的第一步。历代医家都非常重视对腧穴的选择，如《席弘赋》中云："凡欲行针须审穴。"《百症赋》中亦云："百症俞穴，再三用心。"均阐释了临证选穴的重要性。常用的选穴原则有：近部选穴、远部选穴、对症选穴、按穴名选穴、根据解剖学选穴等。

一、近部选穴

近部选穴是指在病症的局部和邻近部位选取穴位进行治疗。这是根据腧穴的近治作用而制订的一种基本选穴方法。如鼻病选素髎或迎香，眼病选睛明、瞳子髎、球后、攒竹，面瘫选颊车或地仓，脱肛选会阴或长强，胃痛选中脘、梁门等。也可根据"以痛为腧"的原则，在局部寻找压痛点，并在压痛点施术。近部选穴选取病痛局部的腧穴进行治疗，体现了"腧穴所在，主治所在"的规律，例如头痛选百会或太阳作为施术点。本法也常用于全身性疾病，俞募穴治疗全身性疾病即为其典范。

二、远部选穴

远部选穴是指在距离病变部位较远的部位选穴，《内经》中称之为"远道刺"。它是依据腧穴的远治作用而制定的一种选穴方法。远部选穴紧密结合经络的循行，体现了"经络所过，主治所在"的规律。如四肢肘膝关节以下腧穴，善于治疗头面、五官、躯干、内脏病证。对此，历代医家积累了丰富的经验。《灵枢·终始》篇说："病在上者下取之，病在下者高取之，病在头者取之足，病在腰者取之腘。"《素问·五常政大论》："病在上，取之下；病在下，取之上；病在中，傍取之。"在《针灸聚英·肘后歌》中："头面之疾寻至阴，腿脚之疾风府寻，心胸有疾少府泻，脐腹有疾曲泉针。"及"四总穴歌"等均属此类。在临床具体应用时，又分本经选穴、表里经选穴、同名经选穴等。

（一）本经选穴

本经选穴是指在病变所在的经脉上选取穴位。本法既适用于肢体病，又适用于内脏病。如头痛，诸阳经脉虽然均循行到头，但在头部的具体分布却不同，临床要根据疼痛的部位来确定归经，然后再选取穴位。手阳明经筋，足阳明经脉均至额颅，故前头痛为"阳明头痛"，本经选穴可取合谷、解溪；少阳经脉布于头之两侧，故偏头痛为"少阳头痛"，本经选穴可取中渚、侠溪；太阳经脉布于头枕部，故后头痛为"太阳头痛"，本经选穴可取后溪、申脉；足厥阴经脉与督脉会于巅，故头顶痛为"厥阴头痛"，本经选穴可取太冲；肾主骨生髓，通于脑，故脑内痛为"少阴头痛"，本经选穴可取涌泉、太溪。又如腰腿痛，足三阳经走行于下肢，临床可根据经络的分布和病变的部位选取穴位。足太阳经分布于腰部和下肢后侧，若症见腰骶部、腘、踹、足外踝后疼痛者，属足太阳经经气不调，治取秩边、承扶、殷门、委中、承山、飞扬、昆仑等穴；若症见腰背痛连及髋部，沿股外侧、小腿外侧、外踝部疼痛者，属太阳少阳经气不调，治取大肠俞、委中、环跳、风市、阳陵泉、悬钟、丘墟等穴；若腰痛连及腹股沟、大腿前外侧、胫骨前缘、足背疼痛者，为太阳阳明经气不调，治取大肠俞、委中、气冲、伏兔、足三里、解溪等穴。而肺病选太渊、鱼际；脾病选取太白、三阴交；胃病选取足三里，则源于治疗内脏病的范例。

（二）表里经选穴

表里经选穴是指某经或其所属的脏腑组织器官发生病变时，选取与其相表里的经脉上的腧穴进行治疗。它是根据表里经相通的规律而制定的选穴方法。表里经取穴，在《内经》中即有相关记载，如《灵枢·厥病》："厥心痛，腹胀胸满，心尤痛甚，胃心痛也，取之大都、太白。"表里经取穴法在临床应用时，多采用本经和表里经配合使用。如《素问·藏气法时论》："肝病者，两胁下痛引少腹，令人善怒，虚则目䀮䀮无所见，耳无所闻，善恐，如人将捕之。取其经，厥阴与少阳。"如鼻病选少商、合谷；胃病选足三里、公孙；腹胀选公孙、太白、足三里、上巨虚等。

（三）同名经选穴

同名经选穴是指某经或其所属的脏腑组织器官发生病变时，选取与其经络名称相同的经脉上的经穴进行治疗。它的根据是相同名称的经络相通。手足名称相同的阳经在头部相接;手足名称相同的阴经在胸部相接。同名经选穴与本经选穴经常结合应用,这个方法在《内经》中有明确的记载。《灵枢·热病》:"热病而汗出,及脉顺可汗者,取之鱼际、太渊、太白、大都,泻之则热去,补之则汗出,汗出太甚,取内踝上横脉止之。"《灵枢·厥病》:"厥头痛,贞贞头重而痛,泻头上五行,行五,先取手少阴,后取足少阴。"此法在临床应用广泛,如头项痛、背痛取昆仑、申脉、足通谷,又可选后溪;胃脘痛取足三里,又可选取合谷;胁痛选阳陵泉,又可选支沟;咳嗽、喘甚者选太渊,又可取太白等。

三、对症选穴

症状是疾病的病理反应,一种疾病可以出现多种症状,一个症状也可以在多种疾病中出现。对错综复杂的症状加以分析,在明确辨证后,针对症状选择有效的腧穴进行治疗,即为对症选穴。例如,发热者选大椎或曲池;痰多者选丰隆或中脘;贫血者选膈俞或足三里;低血压者选取素髎或内关;失眠可选神门、三阴交;流涎选水沟、颊车、合谷;舌强选哑门、廉泉、通里;疳积选四缝;崩漏选隐白;阴痒选蠡沟等。

对症选穴属治标的范畴,但个别症状的解除,可以为治本创造有利的条件。本法的产生,是根据脏腑经络学说和腧穴特异性而得来的,应用时应根据病情的标本缓急,适当采用对症选穴,这也是针灸处方中不可忽视的环节。

四、按穴名选穴

根据穴名的含义进行选穴即为按穴名选穴法。腧穴的命名原则《腧穴学》已有论述。根据腧穴主治作用可将腧穴分为功能类、脏腑类、气血类、经脉流注类等。如三阴交穴,"三"指三条经脉,"交"指交会。穴属足太阴脾经,又为足厥阴肝经、足少阴肾经交会穴,故名三阴交。由于脾统血、生血,肝藏血,肾藏精,该穴为肝、脾、肾三经交会穴,精血同源,因此就决定了三阴交为精血之穴。凡精亏血少所导致的病证皆可用本穴治之。又如承灵治疗神志病;目窗、光明治疗目疾;背俞穴治疗相关脏腑病;气海补气等皆属此类。

五、根据解剖学选穴

根据解剖学选穴是指在辨证论治的基础上,根据病情,结合解剖部位选穴。在具体应用时,可分为以下几类。

(一)按局部解剖选穴

按局部解剖选穴是指在病变脏器或器官的附近选取穴位,哪个脏器或器官有病,就在病变部位的附近选取穴位。如:头痛、头晕或脑的病证可选用百会、四神聪、风池、风府等穴位;眼病可选睛明、攒竹、瞳子髎、球后;耳病可选耳门、听宫、听会、翳风;哮喘与肺有关,可选膻中、天突、肺俞等距离肺脏较近的穴位。又如治疗下肢痿软无力,若小腿活动受限,病在大腿,可取诸如伏兔、箕门、风市等穴;若足下垂,病在小腿,可取足三里、丰隆、阳交、外丘等穴。

此方法看上去与局部选穴近似,但由于中医与西医在解剖、生理病理等方面均存在着不同,在此主要强调西医解剖部位,如心病指西医的心脏病,而不包括癫狂、失眠等;失眠与大脑皮层的生理功能失调有关,故治疗时可选取头部穴位四神聪、百会。

(二)按神经节段选穴

按神经节段选穴是根据脊神经的节段走行和分布选取穴位。如华佗夹脊穴,按照脊神经的不同节段,华佗夹脊穴可治疗不同的病症:颈$_1$~颈$_4$治疗头部病症;颈$_1$~胸$_1$治疗上肢病症;颈$_1$~颈$_7$治疗颈部病症;颈$_3$~胸$_9$治疗胸廓及胸腔内脏病症;胸$_5$~腰$_5$治疗腹腔内脏病症;胸$_{11}$~骶$_2$治疗腰骶病症等。

(三)按神经肌肉分布选穴

神经干有固定的分布,所以在针灸临床中,可在辨证的基础上,结合神经干刺激进行治疗,对某些病,尤其是神经系统的病症,有一定的疗效。如面神经麻痹可配合牵正、翳风等穴刺激面神经干;三叉神经痛可配合下关,根据不同的针刺方向分别刺激三叉神经第Ⅰ、Ⅱ、Ⅲ支,达到治疗三叉神经痛的目的;正中神经损伤、上肢瘫痪、前臂神经痛等可配合郄门、内关等刺激正中神经。

任何一块肌肉都有明确的起止点和功能,临证之时,可根据患者某个受限功能的不同,而针刺相关的肌肉。如膝关节疼可选大腿前九针和大腿后九针等。针刺肌肉时又有针刺肌腹、肌腱、肌肉起止点的不同,临证时不可不分。如治疗网球肘,在肱骨外上髁上用火针点刺即是针刺肌肉的起点。

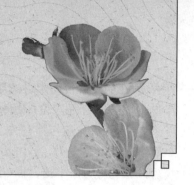

第二章 刺灸法总论

第一节 现代常用刺灸法

任何一种病症的针灸治疗都需要将正确的辨证、合理的处方与恰当的操作相结合。长期临床实践证明,在大多情况下,同是一个针灸处方,操作方法不同,疗效差异甚大,而操作方法的选择,见仁见智,各不相同。现把我们的肤浅体会介绍如下。

一、局部酸胀法

局部酸胀法是指针刺时患者自觉穴位周围有不同程度酸胀感的一种针刺方法。本法的基本操作是捻转,常用于肌肉丰厚的四肢或者腰腹部,其适应证非常广泛,各种脏腑病、局部疼痛症都可采用本法,但酸胀的程度因患者体质、疾病性质的不同而有所差异。一般说来,体壮病实者酸胀的程度宜强,老年人、小儿、体弱病久者酸胀感宜弱;治疗脏腑病如胃脘疼痛,新病痛甚者酸胀感宜强,久病痛缓者酸胀感宜弱。必须指出,酸胀感的轻重,应以患者的感觉为主,因为同一刺激量,不同的患者产生的感觉差异很大。治疗肌肉神经性疼痛如骨骼肌疼痛、筋膜炎等时,可与阻力针法、合谷刺相结合,多种方法配合可发挥协同作用产生更佳的疗效。

二、分经得气法

分经得气法是指针刺时使针感沿医者预期的经络分布路线传导的一种针刺方法。要想做到分经得气,必须掌握合适的针刺深度和角度。有一部分穴位,由于针刺的深度和角度不同,针刺时可出现两条或者两条以上不同经脉的传导现象。例如,选用环跳穴治疗坐骨神经痛时,可针对不同类型的坐骨神经痛刺出相应的经脉传导,以达到"气至而有效"(《灵枢·九针十二原》):若属少阳型或阳明型,针尖微微向外以刺中腓总神经,这样便可使针感沿下肢外侧和前面传导至足背;若属太阳型,针尖微微向内以刺中胫神经,这样便可使针感沿下肢后侧往下传导至足心;若属混合型,针尖应微向外刺后再微向内刺,使得下肢外侧、前侧、后侧均有针感。本法多用于治疗脊神经疾病、运动系统疾病，另外，身体强壮而患有内脏病的人也可以施用本法。

三、互动式针刺法

互动式针刺法是指针刺得气后，医者实施手法（医动）的同时，指导患者活动相关部位和（或）精神活动（患动），调动患者自身治疗疾病潜能的一种针刺治疗方法，其特点是医者引领患者守神。

施用互动式针刺法医者可以催气，使气至病所，而患者活动患处，实际上是患者"守神"，调动机体的自我调节能力，加速气至病所，从而提高疗效。另外，患者活动患处，还有助于经络的疏通，气血的通畅，从而提高疗效，正如《后汉书·华佗传》中所云："动摇则谷气得消，血脉流通，病不自生。"本法的适用范围很广，如针刺阳陵泉、条口透刺承山、后溪等治疗肩周炎、中风后引起的上肢运动障碍、腰痛等；内关透间使、郄门治疗心悸、心烦、失眠、焦虑不安等；针刺落枕穴、中渚、外关、手三里治疗颈椎病、落枕；针刺水沟、攒竹治疗腰痛；针刺风池治疗上眼睑下垂等。在治疗这些疾病的过程中，我们应用互动式针法取得了较好的疗效。

四、阻力针法

阻力针法是指在针刺得气后，拇指朝单方向捻转，使针体被肌纤维缠绕，接着做大幅度提插手法，快速出针的一种针刺方法。在操作过程中前两次提插时阻力很大，有时甚至是针体带动局部肌肉运动，经过2~3次这样的提插，肌纤维就被拉断，再做3~6次边捻转边提插的手法，至此行针手法完毕。可根据病情的需要，或留针，或不留针。此法主要适用于肌病，如腰痛、肩周炎、颈椎病、落枕、腓肠肌痉挛、扭伤等。本法经常与互动式针法、合谷刺、报刺法结合应用，操作程序：先做互动式针法，再依次做阻力针法、合谷刺、报刺。

五、浅刺法

《内经》中反复强调"视病之浮沉而为刺之深浅"的道理，即病浅宜浅，病深宜深，并结合人的体质强弱或深或浅。浅刺与深刺取经气而调营气阴气的作用完全不同，浅刺为取皮气而调卫气阳气，是故有"刺营无伤卫，刺卫无伤营"之明训。《金针梅花诗抄》说："可深而不深，有如隔靴搔痒；不可深而强深，必将祸不旋踵。"说明针刺的深浅与针刺疗效及安全性之间存在密切的联系。

头面、眼区、颈项、胸背等部位的腧穴处在重要脏腑、器官之上，针刺时要掌握好针刺的角度、方向和深度，多采用浅刺以防针刺意外的发生。因此，针刺者必须熟悉穴位的局部解剖，并根据其局部解剖结构，掌握好适宜的针刺深度。此外，循行于腕踝、指趾骨部的经脉较浅，针刺时也多采用浅刺法。

浅刺法的选择与患者体质、病位、病性、时令、手法等因素有关。根据患者的年龄、体型体质，凡形瘦、年老体衰及娇嫩之小儿，应浅刺；根据病情属性，病位浅的，如表证、阳证，新病宜浅刺；根据时令变化，春夏季气血运行于外，宜浅刺；根据得气与补泻的需要，施针时针下酸麻胀重感应强，出现快的，以及精神紧张，惧怕针刺的患者，宜浅刺；另外，补法宜浅，如李梴《医学入门》中说："补则从卫取气，宜轻浅而针。"

关于浅刺法对"浅"的定义，各专著、教科书的描述皆有出入，笔者认为临床可因人、因时、因地灵活应用。很多书籍中都将穴位的针刺深度以具体的数字量化，但在临床运用中，还是应该综合分析，灵活掌握。比如太溪穴，七版教科书规定针刺深度为直刺 0.5~0.8 寸，我们在临床使用时，针刺 0.2~0.3 寸即可有针感。

浅刺法遵循《内经》"凡刺之道，气调而止"的原则，即根据病情需要和机体对针刺的反应，通过补泻使脏腑经络气血趋于协调。浅刺法历史悠久，沿用至今，在针灸临床中仍广泛使用。

六、深刺法

当针刺深度超过常规针刺深度时，即为深刺法。深刺四肢部的腧穴可促进得气，尤其是分经得气。如《针灸学》载，承山穴"直刺 1~2 寸"，要达到沿膀胱经向下传导的效果，必须针刺 2 寸以上；殷门"直刺 1~2 寸"，要达到沿膀胱经向下传导的效果，必须针刺 2.5 寸以上。深刺躯干部腧穴时可穿透腹壁，刺激内脏，如躯干左侧的五枢、维道下面是乙状结肠，双侧的大横下面分别是升结肠和降结肠，深刺这些腧穴可治疗便秘；关元下面是小肠，深刺可治疗慢性泄泻；中脘、梁门、建里下面是胃，深刺可治疗各种原因引起的胃脘疼痛；秩边内下方是阴部神经，向内深刺可使针感直达会阴部，治疗前列腺炎与性功能减退。

深刺法一般都不留针，针刺时也不要做大幅度的捻转提插，达到一定针刺深度时立即出针。

七、透刺法

从某一个腧穴进针，针尖达到另一个腧穴，甚至透出，即为透刺法，也有的是从一个腧穴进针，向另一个腧穴斜刺，也为透刺法。透刺分同经透刺和异经透刺，同经透刺指同一经脉上不同穴位之间的透刺，异经透刺指不同经脉上的穴位之间的透刺。

担截法原为选穴、配穴的一种方法，始见于《马丹阳天星十二穴治杂病歌》，《针灸问对》对其的解释为"截者截穴，用一穴也，担者二穴。"将担截法理论应用到刺法操作，认为一针一穴谓之截，一针二穴谓之担。"担"意为挑，透刺法可一针担挑二穴或二经，故胆经五刺之透刺法当属"担"法的范畴。一针二穴或一针多穴可扩大针刺范围,通经接气,使相表里、相对应的经络得以协调,达到一穴多效、一针数功,扩大针刺主治范围、提高疗效的目的,可使脏腑与经络、经络与经络、腧穴与腧穴之气得以沟通,营卫气血得以疏导,加强多经间的联系,增加刺激量和刺激面。

现略举数例以说明透穴的应用。临床我们常应用胆经四透治疗偏头痛、失眠等病种,这种在侧头胆经第 1 侧线上进行透刺的针法既有同经透刺又有异经透刺,将上述腧穴以点连成线,作用范围大,具有穴经皆调的作用;合谷透后溪,结合互动式针法治疗腰痛,治疗中风肌张力过高所致的手指屈曲位;丝竹空透瞳子髎,除了治疗局部的面瘫、面痛、眼疾外,结合互动式针法,边行针边让患者做深呼吸还是治疗胁肋疼痛的有效腧穴,也是下病上取的有效透穴;内关透间使是加强心主血脉、心主神明功能的有效透穴;条口透承山,丰隆透承山,是治疗肩周炎兼活动受限的常用穴,用互动式针法往往可即时显效;阳陵泉透阴陵泉是治疗膝关节疼、腓肠肌痉挛的常用有效穴,但阳陵泉的进针点不是在规范的阳陵泉穴处,而是在阳陵泉与足三里的连线中点处;太冲透涌泉,合谷透劳宫,合称透四关,是滋水涵木、清热凉血的有效对穴,用于头痛、眩晕、抽搐;丘墟透照海,从丘墟穴进针,在照海穴的后方透出,即为丘墟透照海,它的作用等于或大于内关,"心胸内关谋"是指内关治疗胸膺胀满懊恼、各种乳疾及肺系疾病,丘墟透照海的治疗范围与之相同。

透穴的操作必须做到双得气,即进针穴和透出穴都得气,如条口透承山,先针刺条口,使之得气,待到承山皮下时,仍应得气。透刺针法产生效应的部位不仅仅在刺入穴位和针尖所指穴位,还在此两穴之间穿越的区域。透刺针法的穴性,不仅是"透穴"(先刺入的穴位)或"达穴"(应该到达的穴位)的单个穴性,更是两穴乃至"间穴"(透穴与达穴中间穿越的穴位)共同穴性的加强,这些作用往往是单穴所不及的。

八、斜刺法

针体与腧穴表面呈 45°~80° 进针即为斜刺法。此处的斜刺法是指一般认为应直刺的腧穴而改为斜刺的针刺方法,其目的有二:一是扩大刺激范围,如大腿前九针、大腿后九针、风市穴齐刺法的三针等,这些腧穴都呈 45° 斜刺,长期临床实践证明,这种斜刺法确实优于直刺法;二是顺应脏腑生理功能特性,如针刺腹部腧穴时呈 80° 角向下斜刺,是因为大肠小肠皆属于胃,胃以通降为顺,向下斜刺正是顺应了胃的这一生理特性,从而提高针刺效果。

九、分步针刺法

把一个完整的处方分成几组,根据患者的具体情况,将每一组穴分步操作,即为分步针刺法。此法多与互动式针法、间歇行针法、阳性出针法结合应用。

针刺先后顺序又可称为针序，犹如中药有先煎后下之分，针灸亦有先刺后刺之别，凡选用两穴以上，就有一个先针后针的先后次序问题。《杂病穴法歌》说："两足难移先悬钟，条口后针能步履。"《针灸聚英·杂病歌·汗》又说："多汗合谷补之先，次泻复溜汗即干，少汗先泻合谷穴，次补复溜病即痊"等。可以看出，按一定的先后次序针刺腧穴与治疗效果有着密切的关系，对针刺治疗学有重要意义。

我们在临床治疗落枕或颈型颈椎病时，落枕、中渚、外关、手三里四穴为一组，其中落枕、中渚两穴合用，治疗患者颈项部的旋转功能受限或疼痛，外关治疗颈项部后伸前屈活动功能受限或疼痛，手三里治疗项部牵掣肩胛骨疼痛，用这四个穴做互动式针法，患者大多能疼痛缓解或是疼痛范围缩小，乃至症状完全消失，然后再针刺颈夹脊、风池、天髎、悬钟等穴。如用条口透承山治疗肩周炎，合谷透后溪或腰痛点治疗腰痛，也可以取得同样的效果。当这些症状缓解后，我们再进行下一步的整体治疗。有一些内脏病也可用此法，如内关透间使配郄门，治疗气短、胸闷、胸痛，针刺后边捻转，边让患者做深呼吸，然后再针刺其他腧穴，可以提高疗效。我们在长期临床实践中发现，分步针刺法中第一针的功效常有影响全局的作用，先针的穴位常可影响后针的效果，而选穴的精简熟练亦是通过对针序的了解而渐次深入的，熟练掌握分步针刺法的精髓可大大提高针刺的临床疗效。

十、对应针刺法

古称巨刺法和缪刺法。腧穴都有治疗与其相对应部位病痛的功能，这种功能即是腧穴的对应治疗作用。一般分为左右对应作用、上下对应作用、前后对应作用3种。在古代文献中记载了很多腧穴对应治疗作用的实例，在《内经》中又有巨刺法、缪刺法、偶刺法等针刺选穴方法，这些方法都是以左治右，以右治左，或是以前治后，以后治前，今人将此种方法称为对应选穴法。对应选穴法为什么能起到相应的治疗作用？因为腧穴本身就具备了对应的治疗作用。

《素问·缪刺论》："夫邪客大络者，左注右，右注左，上下左右，与经相干，而布于四末，其气无常处，不入于经俞，命曰缪刺。"《灵枢·官针》："巨刺者，左取右，右取左。"以上虽然说的是刺灸方法，但也证明腧穴具备了左右对应治疗作用。

（一）标准左右对应针刺法

即以人体正中矢状线为对称轴，左侧有病，在右侧对应的部位上施术；右侧有病，在左侧对应的部位上施术。《针灸甲乙经》记载了手五里穴治疗嗜卧、四肢不欲动摇等症，皆用以左治右，以右治左之法。

（二）上下左右交叉针刺法

本法为左右对应与上下对应作用的集合，是指上肢的左侧穴位有治右侧下肢相应部位病痛的作用，或者下肢左侧穴位有治右侧上肢相应部位病痛的作用（或以右治左）。《针灸聚英·杂病十一穴歌》："肘膝疼时针曲池，进针一寸是相宜，左病针右右针左，依此三分泻气奇。"这里既包括了左右对应作用，又包括了上下左右交叉作用。《针灸聚英·肘后歌》："鹤膝肿劳难移步，尺泽能舒筋骨疼；更有一穴曲池妙，根寻源流可调停，其患若要便安愈，加以风府可用针。"是指肘部的尺泽、曲池既有治疗同侧膝关节病的作用，又有治疗对侧膝关节病的作用。

（三）上下对应针刺法

是指肢体上（下）部腧穴有治疗下（上）部疾病的作用。《灵枢·终始》篇："病在上者，下取之，病在下者，高取之，病在头者，取之足，病在腰者，取之腘。"即属此意，《灵枢·官针》篇中的远道刺亦属此类。其对应部位具体如下。

1. 四肢上下对应　手足相应，腕踝相应，临床之中经常用丘墟治疗腕关节痛，大陵治疗足跟痛，肘膝相应。《肘后歌》："鹤膝肿劳难移步，尺泽能舒筋骨痛，更有一穴曲池妙，根寻源流可调停。"即为上病下取之法。肩髋相应，《类经图翼》中载，居髎治"肩引胸臂挛急不得举"，还可理解为整个上肢与整个下肢是相对应的，即前臂与小腿相应，上臂与大腿相应。上文左右对应治疗作用中，四肢部的对应治疗亦可以按此理解。如在右侧手三里处疼痛，可用如下几种方法治疗：①左侧手三里，为标准的左右对应；②右侧足三里，为上下对应；③左侧足三里，为上下左右交叉对应。

2. 躯体 - 四肢上下对应　《腧穴学》指出，四肢肘膝以下至腕踝部的腧穴以治疗脏腑病为主，腕踝以下的腧穴以治疗头面五官疾患为主。这种主治规律与躯体、四肢上下对应是相吻合的。人体四肢以远端为上，以近端为下，恰与头面躯干相对应，亦属生物全息现象。具体对应为：手足与头相应，腕踝与颈相应，前臂小腿与躯干相应，肘膝与腰相应。《八总穴歌》："肚腹三里留，腰背委中求，头项（一说是头颈）寻列缺，面口合谷收，胁肋支沟取，心胸内关谋，两臂曲池妙，两足肩井搜。"除"两臂曲池妙"外，均属此范围。

3. 前后对应针刺法　《灵枢·官针》篇说："偶刺者，以手直心若背，直病所，一刺前，一刺后，以治心痹。"即为前后对应选穴法的典范，后世发展为针对躯体前（后）侧患位，可选其后（前）侧相应部位的腧穴治疗，用之多效。如治疗急慢性腰痛，在腹部相对应的位置选穴，常有显著疗效；治疗乳痈选背部的天宗、膏肓、神堂配合常规的曲池、肩井、光明等穴，疗效明显优于单用曲池等穴。

十二经脉是左右对称的，在体腔属脏络腑，属腑络脏，由此可将十二经脉左右分布的两条看作起于体腔内同一处的两个分支,这就为腧穴的左右对应作用提供了理论基础。全息生物学的观点为上下肢互相对应提供了依据。《灵枢·经筋》篇中曾载,足少阳经筋在项部"从左之右,右目不开,上过右角,并跷脉而行,左络于右,故伤左角,右足不用,命曰维筋相交。"这种"维筋相交"现象,就是上下左右交叉现象最早记载。李连生教授在其《巨刺法与非巨刺法治疗脑梗塞的临床疗效对比观察及机理研究》中,对198例经CT检查、临床确诊的脑梗死患者进行了临床观察,主穴取内关、三阴交,辅穴取头临泣透正营、风池、极泉、小海、合谷透三间、环跳、殷门、委中、阴陵泉、太溪,结果显示巨刺法优于非巨刺法。应用人体脑电技术观察针刺内关、足三里对健康成年人脑电的影响,结果发现,每次只针刺一侧穴位,脑部电位地形图出现双侧对称的电位变化,这说明单侧针刺不仅可影响腧穴所在一侧,还可影响其对应的一侧,这为对应针刺法提供了部分实验依据。

十一、按压行气法

本法古称努法,又称弩法。具体操作方法是:针刺得气后,将针柄顺着或者逆着经气的循行方向按压,保持针柄与皮肤平行。目前我们主要将本法应用在腹部,针刺时针体与皮肤约成80°角向下进针,针刺后,顺势按压皮肤,用患者的内衣覆盖即可。四肢穴我们很少用,因为太耗费人力。不少学者目前已达成共识,针刺腹部腧穴时,针体应以微向下斜刺为佳,因为腹部为六腑所居,腑气以通降为顺,而针尖的方向往往是针感传导的方向,故当穴位选定之后,使用本法有增加疗效的作用。

十二、火针法

火针疗法是用特制的针体经加热、烧红后,快速刺入人体的腧穴或部位,达到祛除疾病的一种针刺方法。《灵枢·九针十二原》记载了9种针具:"九曰大针,长四寸……大针者,尖如梃……"有学者研究认为,"大针"即为"火针"之形误,又将火针称为"燔针""焠刺"。目前我们对火针疗法的名称、针具、刺法、适应证、禁忌证有了较为系统的认识。

根据针头直径的大小可分为粗、中、细三种。

粗火针:直径大于1.1mm的火针。用于针刺病灶部分,如窦道、痈疽、各种结节、皮肤肿瘤等。

中粗火针:直径为0.8mm的火针。适用范围广泛,四肢、躯干部皆可使用。

细火针:直径为0.5mm的火针。用于面部及肌肉较薄的部分。老人、儿童、体质虚弱及畏针者皆可用细火针,可免结痂,疼痛较轻。

除上述尖头火针外,尚有平头火针,主要用治胬肉皮赘,有灼烙浅表组织之功;三棱火针,具有火针、三棱针的双重特点,其端尖利如锋,主要用于外痔,高凸的疣、瘤等,有切割烙灼之功。

以上针具皆为单柄单针,还有多头火针,其多头并进,针刺面积较大,多用于皮肤斑点,黏膜溃疡等,临床以三头火针应用为多见。

火针具有较强的行气活血、温通经络的作用,在临床中使用具有祛寒除湿、清热解毒、消癥散结、去腐排脓、生肌敛疮、益肾壮阳、温中和胃、升阳举陷、宣肺定喘、止痛、止痒、除麻、定抽、息风等功效。

十三、热敏灸法

热敏灸是悬灸热敏态穴位,激发穴位透热、扩热、传热,局部不(微)热远部热,表面不(微)热深部热,非热觉等热敏灸感和经气传导,并施以个体化的饱和消敏灸量,从而提高艾灸疗效的一种新疗法。江西省中医院陈日新教授经过20余年临床实践和总结,率先提出了腧穴敏化的概念,认为人体敏化态的腧穴对外界相关刺激呈现"小刺激大反应",根据"疾病反应点是针灸最佳治疗点"的针灸选穴规律,热敏化腧穴灸疗对提高风湿性关节炎、骨性膝关节炎、肌筋膜疼痛综合征、颈椎病、感冒、面瘫、三叉神经痛、胃动力障碍、肠激惹综合征、男性性功能障碍、月经不调、痛经、盆腔炎、支气管哮喘、中风、过敏性鼻炎等疾病有显著的疗效。

针刺疗法的精髓与灵魂是《灵枢·九针十二原》篇所训:"刺之要,气至而有效",即激发感传,气至病所。古代医家已把激发感传,促进气至病所作为提高针灸疗效的一种积极手段。《三国志》在描述东汉名医华佗行针治病时说"下针言,当引某许,若至语人,病者言,已到,应便拔针,病亦行差。"这就是对感传与针刺疗效关系的生动描述。《针灸大成》云:"有病道远者必先使气直到病所",强调行针治病时务必使气直到病所。陈日新教授以腧穴热敏化现象为切入点,以腧穴热敏化规律为新灸法创立依据,以临床灸疗疗效为检验标准,发现艾灸能像针刺一样激发经脉感传提高临床疗效,说明灸之要,仍然是气至而有效。

十四、留针法

在针刺过程中,患者产生酸麻重胀等感觉谓之针感。针感可用强弱、保持时间长短等概念描述。仅就保持时间而言,对疗效起着重要影响:保持时间过短,对某些病证起不到应有的治疗作用;保持时间过长,则对某些病证有不良反应。而不同的留针与出针法,又是影响针感保持时间的重要因素。因此,恰当处理留针与出针是十分重要的。

根据不同体质、不同病情,可分为动留法与静留法两大类。

(一)动留法

动留法是指在留针过程中间断地行针。由于病情不同,留针时间也不同,一般分为两种类型。

1. 短时间动留法　本法的目的在于延长针感的保持时间,一般留针20分钟。凡患者身体健康,正气不虚,病情不急者都可采用。适应证比较广泛,如肩凝症、中风后遗症、妊娠恶阻、痛经、各种耳鼻喉疾患等皆可用之。操作方法:一般留针20分钟,在留针至10分钟时行针一次,使针感略弱于初针之时的针感。

2. 长时间动留法　本法的目的在于使针感保留时间比短时间动留法的针感保留时间更长。适用于某些疾病的发作阶段,或是一些急性病患者痛苦难忍,或是某些疾病如不及时治疗很快就要转重者。如支气管哮喘、破伤风、急性胃脘痛、急性痢疾、急性阑尾炎、急性胆囊炎、急性坐骨神经痛等症。操作方法:留针几小时至几十小时不等,每隔10~30分钟行针一次,并在病证发作时及时行针。如急性菌痢,在留针过程中逢有便意时,及时施行捻转手法,便意即可消失。

(二) 静留法

静留法是指针刺得气后留针一定时间,中间不行针。由于体质、病情不同,留针时间也不同,一般可分为两种类型。

1. 短时间静留法　本法的目的在于缩短针感保留时间。适用于各种慢性病而体质脆弱不能忍受强刺激者。如神经官能症、胃溃疡、围绝经期综合征等。操作方法:留针20分钟至1小时,中间不行针。

2. 长时间静留法　本法的目的在于延长针刺作用的时间。适应证广泛,主要在便于留针的部位施行。比如除了常规针刺治疗外,小儿慢性腹泻可在百会穴处长时间静留针;慢性鼻窦炎可在上星、印堂穴及压痛点上长时间静留针;头痛可在太阳穴及压痛点上长时间静留针;小疖肿可在局部长时间静留针等,皆为有效之法。现在的皮内针即为此法而设。操作方法:用强刺激手法,每穴捻转提插2分钟,留针几小时至几十小时,出针时仍按上法操作。

十五、出针法

一般针灸书籍都只记载出针时按压针孔以防出血,检查针数以防遗漏等内容,以上内容实属必要,但笔者觉得还不够,因为出针是影响疗效的最后一个环节,处理得当,往往能显著地提高疗效。我们常采用阴性出针法和阳性出针法。

1. 阴性出针法　本法的目的在于出针后无针感遗留,适用于身体虚弱的患者或针感遗留可导致身体不适的一些慢性病。如神经官能症、围绝经期综合征、胃溃疡等。操作方法:出针时手法要轻,尽量不使患者产生针感。短时间静留法所治疗病症多采用阴性出针法。

2. 阳性出针法　本法的目的在于出针后有针感遗留,适用于各种实证、急证。长时间动留针法所治疗病症多用阳性出针法。操作方法:留针至规定时间后,出针时仍施行捻转提插等手法,使患者针感如初针之时立即出针。

为了提高疗效,正确处理留针与出针是两个不可忽视的环节,不同的留针法与出针法应有机地结合。如长、短时间动留针法,长时间静留针法多与阳性出针法相结合,短时间静留针法多与阴性出针法相结合。但是体质有强有弱,病情千差万别,临床应用又不可拘于某种固定形式而一成不变,应随病因灵活化裁,方可事半而功倍。

十六、遗留针感法

首先介绍两个概念。

一是遗留针感:出针之后,患者仍然有酸麻重胀的感觉称为遗留针感。针感遗留的时间,从几小时到十几小时或更长。

二是遗留针感法:通过医者施术使者产生遗留针感的方法叫做遗留针感法。遗留针感法的合理应用,是提高疗效的重要方法之一。

要想做到遗留针感,必须掌握几个环节。一是要选能出现强针感的腧穴,这些腧穴基本都位于神经干上。二是要用强刺激,使患者产生很强的针感。三是要用阳性出针法,本法适用于疼痛剧烈而身体强壮者,如坐骨神经痛、肩周炎、头痛、发热、痛经等。针感遗留的时间很难预测,在治疗过程中不断和患者沟通,调整刺激量,达到患者既能忍受,又能提高疗效的遗留针感。

遗留针感法是为了延长针刺的作用时间,提高临床的远期效果,但必须指出,遗留针感的时间不是越长越好,应该掌握合适的度。有些患者应用本法不但不能提高疗效,而且还能给患者带来痛苦;有的患者,没有用遗留针感法也会产生针感遗留现象。要消除针感遗留,可用长时间静留针法。

十七、驾驭针感法

针感亦称得气或气至。针感由施术者和患者的感觉构成。对于患者来说,没有针感意味着疗效不佳,即"刺之要,气至而有效";对于施术者来说,用什么样的术式(手法),让患者产生什么样的针感,是决定疗效的关键。在治疗过程中,医生起主导作用,给予患者恰当的针感是术者必须准确把握的。

针感的性质及适应证大体说来,主要有如下三种。

疼痛。疼痛也是针感,据我们所见到的绝大部分文献都没有把疼痛列入针感,甚至回避疼痛这一首先出现的感觉。针刺一部分腧穴时,患者只有疼痛的感觉,如十宣、十二井之类。现在许多研究都证明,疼痛也可出现明显的循经感传。临床实践更证明,针刺只有疼痛感觉的穴位,确有明显的临床疗效,常用的手法是点刺、捻转。如十宣、十二井常用于神志病、指端麻木等;至阴治头痛、痛经;隐白治崩漏;大敦治疝气;少泽治乳痈、乳汁;少商、商阳治咽喉肿痛等都是通过疼痛感实现的。中风手指不能伸，有时针刺井穴能收到立竿见影之功。

局部酸胀。这是最易产生的针感，主要通过捻转手法实现。局部酸胀感主要用于治疗内脏病、肌肉病、筋膜炎等。如中脘、内关、足三里治疗胃脘痛；内关、郄门治疗心悸、心痛；神门、三阴交治疗失眠；天宗、秉风、阿是穴治疗肩周炎；大肠俞、气海俞、阿是穴治疗腰痛等。

以麻为主的复合针感。不少腧穴在针刺时，就会出现麻、胀、痛等复合针感，这种感觉沿经络或神经方向传导称之为分经得气，感觉主要以电击样的"麻"为主。如用颈臂穴（在颈部，缺盆穴上 0.8 寸，锁骨下动脉外侧约 0.3cm）治疗神经根型颈椎病，"微调"针刺角度和深度，可分别刺中尺神经、桡神经和正中神经，使针感直达病所；针刺风池穴治疗偏头痛，针感应沿胆经在头部的分布直达头临泣穴处，只有这样疗效才好；坐骨神经痛可分为胫神经痛、腓总神经痛和混合型坐骨神经痛，针刺环跳、殷门穴时，通过"微调"手法，实现分经得气，可以提高疗效；针刺四白穴治疗三叉神经痛，针感应达上齿和上唇，否则疗效不佳。

驾驭针感法除需认识不同的针感性质外，还需掌握针感的强弱，针感的强弱又是影响疗效的又一重要因素。这里的强弱，是指患者的自身感觉。

强针感：强针感是患者酸麻重胀的感觉强烈。针感的部位，可以是局部的，循经的，也可以是分经的，如用分经得气法针刺环跳穴，患者的相应部位都有强烈的针感。用大幅度、高频率、长时间的捻转或提插手法，局部酸胀以捻转手法为主，分经得气法以提插手法为主。适用于体壮、剧痛、顽疾、耐受力强的患者。如剧烈的头痛、三叉神经痛、坐骨神经痛、急性胃炎等。其他如肩周炎、腰背筋膜炎、落枕、急性腰扭伤等。

弱针感：弱针感是患者酸麻重胀的感觉很轻。如用分经得气法针刺环跳穴，患者的相应部位都可以有很弱的针感。用小幅度、低频率、短时间的捻转或提插的手法。适用于体弱、耐受力差的患者。有些患者的病情并不严重，如抑郁症、失眠、围绝经期综合征等，但若针感过强，反而易产生不适。

第二节　古代刺法及临床应用

《灵枢·官针》是一篇关于中医古典针法的经典文献，对指导针灸临床，提高针灸疗效具有重要的指导意义。

其中的九刺法（针对九类不同性质的病变采取的相应的刺法）、十二刺法（针对十二经病变的多种刺法）、五刺法（以五脏应合皮、脉、筋、肉、骨五体的五种刺法），皆有具体名称，共 26 种。

这些丰富多彩的刺法，为后世的刺法研究奠定了一定的基础，对指导现代针灸临床，提高针灸疗效具有重要的指导意义。

一、古代刺法

（一）九刺

名称	针刺方法	适应证
输刺	五输穴中荥穴、输穴、背俞穴	经脉脏腑疾患
远道刺	病在上取之下，刺府输	六腑疾患
经刺	有结聚的病经	经脉病
络刺	刺皮下小络之血脉	有瘀血之证
分刺	刺肌肉的间隙	肌痹
大泻刺	切开局部脓疡	痈肿脓疡
毛刺	浅刺皮肤	虚缓证候
巨刺	左病刺右，右病刺左	痹证
燔刺	痛处取穴	痹证

（二）十二刺

名称	针刺方法	适应证
偶刺	前后相对配穴，直对病所	心痹
报刺	针刺阿是穴	痹证
恢刺	阿是穴周围刺	筋痹
齐刺	正中一针，左右各刺一针	寒痹（小而深）
扬刺	正中一针，傍刺四针，五针同用	寒痹（广而浅）
直针刺	针沿皮刺入	寒痹（表浅）
输刺	取穴少，进出针要快，刺入深	气盛而热之证
短刺	近骨之处，上下轻提插	骨痹（深部病痛）
浮刺	斜针刺入，不刺伤肌肉	肌肉拘挛的寒痹
阴刺	左右两侧阴部的穴位同用	寒厥
傍针刺	正刺一针，傍刺一针	久痹
赞刺	患处多针刺，使其出血	痈肿

（三）五刺法

名称	针刺方法	内应五脏	适应证
半刺	浅刺皮肤，快速出针，勿伤肌肉	肺（主皮毛）	风寒束表之发热咳嗽、喘息
豹文刺	多针中脉使之出血	心（主血脉）	红肿热痛之证
关刺	关节附近肌腱要深刺，勿伤脉出血	肝（主筋）	四肢筋痹
合谷刺	针刺至一定深度后，鸡爪刺	脾（主肌肉）	肌肉疼痛（肌痹）
输刺	直入直出，深刺至骨	肾（主骨）	骨节间痛（骨痹）

　　浅刺类：毛刺、扬刺、直针刺、浮刺、半刺。

　　深刺类：输刺（十二刺）、短刺、输刺（五刺）。

　　多向刺：恢刺、合谷刺。

　　放血排脓类：络刺、赞刺、豹文刺、大泻刺。

　　部位刺法：分刺、关刺、经刺。

　　其他刺法：齐刺、傍针刺、缪刺、巨刺、报刺、阴刺、偶刺、焠刺。

二、临床应用

（一）浅刺类

　　1. 毛刺法　　毛刺法，十二刺法之一。《灵枢·官针》："毛刺者，刺浮痹皮肤也"，又可称为"皮部刺法"。由于皮部循行于体表，呈带状分布，故皮部刺法的特点是多针浅刺，似毫毛一样轻、浅、多、密。毛刺法治疗邪客皮毛、肌肤痒痛、麻木不仁诸症。梅花针、七星针、滚筒针就是后世根据毛刺法，改进仿制而成。

　　《素问·皮部论》"是故百病之始生也，必先于皮毛"，《灵枢·禁服》"审查卫气，为百病母"，说明皮毛、卫气治疗疾病的重要作用。疾病可由外之皮部传至经络脏腑，而内部的脏腑经络病变亦能反映到皮部。十二皮部与气血营卫关系密切，用毛刺法不仅可起到疏通经气的功效，而且还有调节脏腑功能的作用。

　　［毛刺法的临床应用］

　　面神经麻痹、中风后麻木、顽癣、神经衰弱等

　　选穴：阿是穴（病变部位）。

　　操作方法：毛刺有位无穴，直接刺在皮部上，由面代点，多针浅刺。按密度分为稀疏针法（上下左右间隙各一寸）和密集针法（上下左右间隙5分）。针刺深度为浅刺2~3分，以针尖刚刺入表皮、针体悬垂于体表而不脱落为度。

2. 扬刺法 扬刺法,十二刺法之一。《灵枢·官针》云:"扬刺者,正内一,傍内四而浮之,以治寒气之博大者也。"又云:"入一傍四处,治寒热深专者。"张景岳说:"扬,散也。"清代名医张志聪也对本法做了解释,如"扬刺者,从中而发扬于四傍也。"它是在病变正中刺一针,而后在病变周围下四针,此为五针同用,针刺则不宜过深,行浅浮针法,因其针刺的部位较为分散,故称为扬刺,类似目前临床上的围刺法。近代梅花针叩刺法,即为扬刺法的演变。本法适宜治疗寒气浅而面积较大的痹证。扬刺法针刺的部位较为分散、清浅,有祛寒止痛,行气活血,散瘀消肿之功。

[扬刺法的临床应用]

(1) 肱骨外上髁炎

取穴:阿是穴(痛点)。

操作方法:患臂找出最痛点,先用1寸毫针垂直进针,再用4根1寸毫针围绕痛点上下左右四个方向进针,针尖均指向先入针方向。

(2) 腱鞘囊肿

取穴:阿是穴(痛点)。

操作方法:选1寸毫针,将腕关节向掌侧屈曲,在肿块最明显处直刺进针,再在肿块上下左右各斜刺1针,针尖朝向肿块中央直刺针,并摇大针孔,挤出少量胶状黏液。

3. 浮刺法 浮刺法,十二刺之一。又称皮刺、平刺、横刺。《灵枢·官针第七》曰:"九针之宜,各有所为,长、短、大、小,各有所施也……浮刺者,傍入而浮之,以治肌急而寒者也。"因此,浮刺法主要用于浅层肌肉的疼痛病症,适于皮肉浅薄处穴位,如头面部、胸部正中线穴。于病痛处斜针浅刺,治疗风寒束表、肌肉拘急、酸困、麻木等病。

浮刺和毛刺、扬刺、直针刺同属浅刺法,但是毛刺为少针而浅刺,扬刺是多针而浅刺,与本法均有所不同。浮刺是斜进针而向肌层横卧透刺,疾病病位表浅时,于病痛处斜针浅刺久留,治疗风寒束表,肌肉拘急、酸困、麻木等病的方法。直针刺为提起皮肤横进行针,而浮刺则不用提皮肤,可直接将针斜行刺入。

[浮刺法的临床应用]

(1) 落枕、扭挫伤、筋膜炎、腱鞘炎、臀上皮神经炎

选穴:阿是穴(病痛局部)。

操作方法:在病痛局部的中心先横经浅刺一针,然后在前一针的上下部位再横经浅刺3~4针,针与经脉呈十字交叉状,刺入后以患者无任何感觉为佳,以阻滞局部浅表的气血的运行,达到治疗病的目的,并嘱咐患者在留针过程中活动肢体,病痛就随之减轻或消失。

（2）神经性头痛、扭挫伤、痛经等

取穴：阿是穴（病痛局部）。

操作方法：操作时要入针浮浅，斜刺浅层肌肉，针身与经脉走向呈十字交叉状，进行较长时间的留置，利用其持续刺激。

此法还可治疗偏头痛、胃痛、胆绞痛、神经衰弱、三叉神经痛、面肌痉挛、支气管哮喘、高血压等。

4. 直针刺法　直针刺法，十二刺之一。"直针刺者，引皮乃刺之，以治寒气之浅者也。"将针直对病所，沿皮下浅刺或透刺以治疗寒邪痹证稽留于肌表的针刺方法。明代杨继洲说："百病所起，皆起于荣卫，然后淫于皮肉筋脉，是以刺法中但举荣卫。"此为临床中应用直针刺法的指导思想。杨氏认为无论何种邪气所致的疾病，都有从浅入深的发病过程，所以在刺法中应当注意疾病的初始，故在临床上，直针刺法不仅用于寒邪所致病变，也适用于其他病邪所致疾病，不仅适用于浅表病，也适用深部疾病。直针刺与扬刺同属于皮下浅刺，其区别点在于直针刺是单针刺，扬刺是多针刺。

［直针刺法的临床应用］

（1）肩胛提肌劳损

选穴：阿是穴（痛点）上下。

操作方法：用押手将患处皮肤提起，然后将针在痛点的正下方或正上方或沿肌纤维走向离痛点 3 寸左右处进针，沿皮刺入约 1.5 寸，以刺入后痛点有经气感应（如跳动感）或疼痛减轻为度。

肩胛提肌劳损，病位在经络者，病邪表浅，在卫分，"病在表，浅而疾之"，所以采用直针刺进行浅刺，能够直达病所可疏通经气，通则不痛，达到驱邪通络的作用。

（2）棘间韧带损伤、棘上韧带损伤

选穴：阿是穴（压痛点）上下。

操作方法：在痛点正下方 3 寸处用直针刺法，留针 30 分钟，留针期间行针 2 次。

除了棘上韧带、棘间韧带炎外，还有颈椎韧带炎、脊柱韧带炎、膝盖韧带炎等，一般都会出现局部的固定性疼痛和压痛。治疗从上或从下进行皆可，或上下同时进针。直针刺可通行气血，去壅决滞，以达到解除痛证之目的。

5. 半刺法　半刺法，五刺之一。"半刺者，浅内而疾发针，无针伤肉，如拔毛状：以取皮气，此肺之应也。"半指浅而言，浅内而疾发针，以得皮毛之气，应于肺。临床应用时，取半寸毫针，采用飞针法将针迅速刺入皮下，针身进入五分之一左右，然后快速拔针，在病变周围或某个穴位上反复施针。由于针不全入，像拔毛样地浅刺皮肤，不伤肌肉，故称半刺。半刺疗法是通过刺激穴位，疏调经络气血，调整阴阳平衡。

《灵枢·刺节真邪》："虚邪之中人也……搏于皮肤之间……留而不去,则痹。卫气不行,则为不仁。"风寒湿邪侵于皮肤,则发为皮痹。多发于秋季,临床症见局部皮肤疼痛,麻木不仁等,如皮神经炎、带状疱疹等症。因为肺主皮毛,刺皮可消散肺邪,所以和肺脏相应,临床上常用各种皮肤针、梅花针叩打,皮内埋针,宣泄表邪,治疗风寒束表、发热咳喘及某些皮肤病症。又因肺与大肠相表里,故取半刺法还可获益气止泻作用。

[半刺法的临床应用]

皮神经炎、带状疱疹

选穴:阿是穴(病变局部)。

操作方法:取毫针快速直刺进针,针尖刚入皮下即止,深 0.1~0.2 寸,用小幅度捻转手法予以轻刺激,留针 30 分钟以后出针。

(二) 深刺类

1. **输刺法**　在《灵枢·官针》有"九刺""十二刺""五刺"之中,均有"输刺"一法。三种输刺法,各有不同,《灵枢·官针》三种输刺的鉴别。

刺法归类	刺法	适应证	针对范围
九刺	病经的荥、输穴和相关背俞穴	五脏疾病	配穴方法
十二刺	直入直出,针入深而缓退之	热病	疾病性质
五刺	直入直出,深内之至骨	骨痹	组织病变

(1) **九刺中"输刺"**:《灵枢·官针》曰:"一曰输刺,输刺者,刺诸经荥输脏输也。"指十二经肘膝关节以下五输穴中之荥穴、输穴,五脏六腑之背俞(《类经》注:"脏输,背间之脏腑输也")。输刺是指刺诸阴经肘膝以下的本经腧穴(主要是荥穴和输穴)以及背部足太阳膀胱经的五脏俞穴,属于一种配穴法,它不仅限于治疗脏腑病,或经脉病,还可以治疗某些全身疾病。我们可以应用九刺法中的输刺,取阴经的荥穴治本脏之实热证;取阴经的输、原穴治本脏之虚证;取阳经输、荥穴时,可"以输代荥"能增强疗效;荥输配脏腑背俞可提高疗效。

(2) **十二刺中的"输刺"**:《灵枢·官针》曰:"七曰输刺,输刺者,直入直出,稀(疾)发针而深(浅)之,以治气盛而热者也。"这是一种深刺泻热法,指垂直刺入较深处候气,得气后慢慢将针退出,乃从阴(深)引阳(浅),输泻热邪的一种手法,以治气盛而热的病证,可泻在里、在表之热邪,类似提插补泻法中的泻法。(有人认为原文中"稀"应作"疾","深"应作"浅",这是一种不留针的快速刺法。)

(3) **五刺中"输刺"**:《灵枢·官针》曰:"五曰输刺,输刺者,直入直出,深内之至骨，以取骨痹，此肾之应也。"这种输刺特点是直进针，直出针，深刺至骨骼(深之意)，用来治疗骨痹，因肾主骨，故与肾相应。

[输刺法的临床应用]

(1) **第 3 腰椎横突综合征**

取穴：取第 3 腰椎横突尖部与骶棘肌外缘相交点，单侧发病取单侧，双侧发病取双侧。

操作方法：垂直刺入，徐徐进针到接触第 3 腰椎横突尖为止，施捻转泻法，留针。

第 3 腰椎为 5 个腰椎的活动中心，且横突最长，是腰椎前屈后伸、左右旋转时的活动枢纽，因此两侧横突所受牵拉力最大。在其上所附着的韧带、肌肉、筋膜、腱膜承受的拉力也是最大，较易受到损伤，出现附着的肌肉、筋膜、腱膜的撕脱伤，造成出血和浆液性渗出，导致肌紧张、肌痉挛，刺激或压迫神经后支的外侧支及肌肉筋膜间的神经束，引起臀皮上神经疼痛。

输刺法(五刺)为"深内之至骨"，选第 3 腰椎横突尖部与骶棘肌外缘相交点，深刺至横突尖，直达病所，改善局部血液循环，增强代谢产物排出，缓解局部的肌紧张和痉挛。

(2) **颈椎病**(椎动脉型)

主穴：颈百劳、大杼、天柱，配穴：百会、大椎、后溪。

风寒外袭加外关、合谷；肝阳上亢加太溪、太冲；肝肾亏虚加肾俞、肝俞、太溪；痰浊上犯加丰隆。

操作方法：患者俯卧位，主穴采用输刺法，进针后针尖微向内深刺至颈椎骨，得气为度，天柱穴直刺 0.5~0.8 寸。配穴采用平补平泻，得气即可。

输刺法直接刺激颈部病变部位，可以调节局部交感神经的兴奋性，缓解颈椎肌群和血管的痉挛，改善局部血液循环。

2. **短刺**　短刺，十二刺之一。《灵枢·官针》曰："短刺者，刺骨痹，稍摇而深之，致针骨所，以上下摩骨也。"短是接近的意思，因刺深近骨，故名短刺。短刺是临床用来治疗骨痹的刺法。操作方法：缓慢进针，并摇动针身使其深入至骨，然后在近骨之处将针上下轻轻提插，状似摩擦其骨，用于治疗骨痹等深部病痛。

[短刺的临床应用]

(1) **桡骨茎突炎**

取穴：压痛点。

操作方法：桡骨茎突远端约 1cm 处进针，针向桡骨茎突面，到达骨面后轻轻捻转。

(2) **髂腰韧带损伤**

取穴：阿是穴。

操作方法：平髂嵴上缘线找到 L_4 棘突，向下找到 L_5 棘突，旁开 2cm 左右即为 L_5 横突，在 L_5 横突点垂直皮肤快速刺入，探到 L_5 横突后，使针尖贴 L_5 横突尖骨缘，改变针刺方向，沿 L_5 横突尖上缘、外缘、下缘稍有间隔地连续提插刺数次后出针，再用针灸针在髂嵴后上部点刺入，使针尖贴髂嵴后上部骨缘，改变针刺方向，沿髂嵴后上部内缘、前缘稍有间隔地连续提插刺 5~10 次后出针。

髂腰韧带损伤可归于"伤筋"范畴，主要表现为两侧或一侧的深部疼痛，患者不能指出具体的痛点，腰部屈伸侧屈及旋转活动受限。应用短刺法，上下剔透，松解粘连，从而起到舒筋活血化瘀、行气通络止痛的作用。

（三）多向刺

1. **恢刺**　恢刺，十二刺之一。《灵枢·官针》："恢刺者，直刺傍之，举之前后，恢筋急，以治筋痹也。"恢刺是指将针刺在病痛肌腱的两旁，并用提插的手法，前后上下地摇动针体，以促使挛缩的肌腱舒缓下来，用于治疗肌腱挛缩性的痛证。由于"恢"有"扩大"或"宽畅"的含义，采用多向透刺能扩大针刺的影响，所以称"恢刺"。主要用于治疗筋痹、肌腱拘紧、活动受限、疼痛等，也可以治疗腱鞘囊肿、肌腱损伤、关节炎等。

关刺和恢刺虽同属于刺肌腱的方法，但前者是从正面刺入，单向直刺，后者是从侧旁刺入，多向透刺。治疗筋痹时这两种刺法可以同时合用。

[恢刺的临床应用]

（1）颈肌筋膜疼痛综合征

取穴：压痛点一般位于肌肉的骨骼面附着点处，如枕外隆突、颞骨乳突、颈椎棘突、横突尖、肩胛骨上角、肩胛骨脊柱缘等处。

操作方法：进针至诸压痛点区筋肉的骨骼附着面，行针得气后施以轻微的提插震颤手法。

颈肌筋膜疼痛综合征是源于颈肩部肌肉、筋膜、韧带、肌腱等结缔组织的疼痛综合征。故宗《内经》治疗属寒急的经筋病之"以痛为腧"施以恢刺法，在本病痛所附近进针直刺、深刺，并且向四周摇撼，上下提捣，以扩大泄除邪气，疏通经气恢复舒缓筋肉的拘急以治筋痹。

（2）中风痉挛性偏瘫

取穴：百会、风池、患侧曲池、大陵、三阴交、承山、曲泉、伏兔、内关、八邪、八风等。

操作方法：毫针快速进针，透皮后向拮抗肌起止点斜刺，并提插捻转得气后将针提至皮下，配合关节屈伸活动，然后再次将针直刺入并留针。

中风后偏瘫痉挛状态，病位主要在经筋和阴阳跷脉，病机主要为阴阳失调，阴阳经筋失养。针刺痉挛侧穴位，即从肌腱的旁侧刺入，直向肌腱，具有分离粘连,畅通局部组织的气血,恢复痉挛肢体功能的作用。

2. 合谷刺　合谷刺,五刺之一。《灵枢·官针》篇"合谷刺者,左右鸡足,针于分肉之间,以取肌痹。"因古人将肌束重叠会合处称为"谷",故称之为合谷刺。又因为三针成鸡爪形,所以又叫鸡足刺。即如杨上善所说:"刺身,左右分肉之间,有如鸡足迹。"据此,合谷刺是指先在肌痹患处施行成 90° 直刺,得气后将针提至皮下,再分别向左右施行成 45° 的斜刺,均刺入较深的分肉层。三针成一直二斜的鸡爪形,为一种多向刺法。实际应用之时,不必拘于上述针刺角度与深度,主要取其在一个点上进针之后,施行多向刺的精神。根据不同穴位,第一针既可采用直刺,也可采用斜刺或平刺。向左右刺的两针也如此。

合谷刺的核心思想,在直刺的基础上,再纵向斜刺或横向斜刺,以加大刺激范围。我们通常将合谷刺分为同经合谷刺、异经合谷刺和阿是穴合谷刺三种。因此,除了经穴之外,阿是穴也起了重要作用。阿是穴合谷刺,是指在阿是穴上直刺,再向周围的疼痛处斜刺,此法临床应用机会颇多。

[合谷刺法的临床应用]

(1) 胃脘痛、腹胀痛、食欲不振

选穴:中脘。

操作方法:先在中脘穴直刺,得气后将针提至皮下,再向左右斜刺,也可以向上下斜刺。若用留针法,斜刺之后再行直刺后留针。凡腹部的穴位都可以施用上法。

(2) 乳痈、乳少、冠心病

选穴:膻中。

操作方法:在膻中穴沿任脉正中线平刺,得气后将针提至皮下,再分别向两乳方向平刺,刺入深约 1.5 寸,使乳房有酸胀感。乳痈患者,斜向患侧的一针,可加强刺激,并在此留针。

(3) 面神经麻痹、面肌痉挛

选穴:地仓。

操作方法:用 2 寸毫针由地仓穴进针,向颧髎穴方向平刺,得气后将针提至皮下,再分别向巨髎穴、颊车穴方向平刺,也使之得气。或由地仓穴进针,先向颊车穴方向平刺,再分别向颧髎穴、大迎穴方向平刺。一般都在地仓向颊车方向留针。面部其他穴位也可以做类似的合谷刺。面神经痉挛患者,在针刺之时,由于受到刺激,常常诱发痉挛,趁此痉挛之时,做大幅度捻转手法,直至痉挛停止时再停止捻转,做较长时间留针(约一小时)。出针时手法宜轻,尽量不引起痉挛发作。这种动静结合的方法,往往能提高疗效。

(4) 腓肠肌痉挛、小腿肚胀痛

选穴:承山。

操作方法：先在承山穴直刺，使酸麻感传至足跟，然后将针提至皮下，再分别向左右斜刺，以局部酸胀为度。在直刺得气之后，也可以向上下斜刺，使针感向上下传导。

（5）舌强不语

选穴：廉泉。

操作方法：先在廉泉穴直刺，得气后将针提至皮下，再向上下斜刺，或向左右斜刺，或向上下左右四方向斜刺。上述刺法以使舌根部有酸胀感为度。

（6）头痛、眩晕、昏厥

选穴：百会。

操作方法：先在百会穴进针，沿督脉正中线向前平刺，使针感传至额头，再将针提至皮下，分别向左右平刺，以局部有酸胀感为度。

（7）发热、疟疾

选穴：大椎。

操作方法：先在大椎穴直刺，得气后将针提至皮下，再分别向左右斜刺，也使之得气。

（8）瘰疬、乳痈、乳少

选穴：肩井。

肩井穴为上述诸证的效穴。尤其是对下肢瘰疬性瘫痪证，常收立竿见影之功。八总穴歌言："肚腹三里留，腰背委中求，头项寻列缺，面口合谷收，胁肋支沟取，心胸内关谋，两臂曲池妙，两足肩井搜。""两足肩井搜"即指肩井穴善治瘰疬。由于该穴深处正当肺尖，刺之过深能导致气胸，只用直刺法针感不强，但是没有足够的刺激量又不能达预期的治疗效果，为解决这个矛盾，可以应用合谷刺法。

操作方法：先在肩井穴刺 0.8 寸，得气后将针提至皮下，再分别向前、向后斜刺约 1 寸，也使之得气。在此基础上，瘰疬在向后斜刺的一针加强刺激，乳痈乳少在向前斜刺的一针加强刺激。

上文所述病症的治疗，仅举出宜用合谷刺法的穴位，临床应用，还须配伍他穴。

（四）放血排脓法

1. 络刺法　络刺法，九刺之一。"络刺者，刺小络之血脉也。"通过浅刺体表小络脉使其出血的方法，刺络拔罐法属于络刺法和拔火罐相结合的一种常见的操作方法，由于刺在络脉上，所以称"络刺"。目前所用的浅刺放血法治疗血热病都属于本法范围。其功效是清热泻火，祛瘀除痹，开窍通闭，拔毒消肿。

刺血的工具有粗毫针、三棱针、皮肤针等。针刺前在点刺穴位的上下用手指向点刺处推按，使血液积聚于点刺部位，常规消毒后，左手拇、食指固定点刺部位,右手持针直刺 2~3mm,快进快出,点刺后采用反复交替挤压和舒张针孔的方法,使出血数滴,或挤出液体少许,右手捏干棉球将血液或液体及时擦去。为了提高疗效,应保证出血量,出针后可立即加用拔罐。络刺法,可疏通经络、调和阴阳、活血祛瘀、逐瘀生新,使毒热之邪随血而去,使经络脏腑功能趋于平衡,从而达到治疗疾病的目的。

[络刺法的临床应用]

(1) 中风先兆

选穴:手十二井穴。

操作方法:手十二井穴三棱针放血,因为末梢部位血管分布比较丰富。

(2) 伤寒热病

选穴:尺泽、关冲。

操作方法:尺泽部位静脉放血,关冲部位三棱针刺血。

(3) 口舌病

选穴:金津、玉液、承浆、廉泉穴等。

操作方法:金津、玉液用三棱针刺血,承浆、廉泉穴用毫针刺血。

(4) 急性腰背痛、胸胁痛、丹毒

选穴:阿是穴(病痛局部)。

操作方法:多用散刺法放血,如用三棱针点刺腰背疼痛局部、胸胁痛局部、丹毒肿痛局部,或用皮肤针用力重刺上述部位。

(5) 霍乱、干霍乱

选穴:委中、十宣、关冲、劳宫等穴。

操作方法:委中穴静脉刺血,十宣、关冲、劳宫等穴三棱针点刺放血。

(6) 中暑、吐泻症、腰背痛、胸闷、腓肠肌痉挛

选穴:尺泽、曲泽、委中穴。

操作方法:肘部头静脉尺泽穴、贵要静脉曲泽穴,腘窝内侧大隐静脉及外侧小隐静脉均为委中穴,三棱针点刺或割刺放血可治疗中暑、吐泻症、腰背病、胸闷、腓肠肌痉挛等。

2. **赞刺法**　赞刺,十二刺之一。"赞刺者,直入直出,数发针而浅之出血,是谓治痈肿也。"赞有赞助、帮助的意思。于患处三棱针对准痈肿或血肿处多次快速直入直出浅刺,使之出血以泻肿毒、排恶血的方法。常用于痈肿、流火等外证。

一般用三棱针,直入直出,只刺皮肤,不伤肌肉,放散局部瘀血。若针刺后不立即出血者,可用消毒过的拇食指轻捏针孔皮肤四周,使其出血,或者加拔火罐增大出血量。

毫针赞刺法可使邪毒火邪得以宣散,阳经之气得以疏通,火毒得泻。具有手法轻浅,刺血且不伤肌腠的优点。另外也可使用毫火针赞刺。

[赞刺法的临床应用]

（1）睑腺炎

选穴：阿是穴（病灶处）。

操作方法：毫针连续快速地在睑腺炎红肿之局部分散点刺数下，用力要均匀，深度似皮肤针叩刺进入的深度，一般应在表皮以内。

（2）急性淋巴管炎

选穴：阿是穴（病灶处）。

操作方法：一般用三棱针，也可用40mm毫针。以病灶处起沿红肿处之上至红线终点处，每隔约1cm进行点刺，直入直出，只刺皮肤，不伤肌肉，放散局部瘀血。

3. 豹文刺法 豹文刺，五刺之一。《灵枢·官针》篇有"凡刺有五，以应五藏……豹文刺者，左右前后针之，中脉为故，以取经络之血者，此心之应也。"很明确地说明了针刺的方法有五种，与五脏相应，豹文刺是五种刺法中的一种，又称"砭镰法""点刺放血法"，是用三棱针以所刺穴位为中心，左右前后针之，即在其周围多针散刺，以取经络之血者，刺时以中经络为佳，可适当加用摇摆针柄等手法，以促其得气，出针后见血为好，勿须用棉球按压止血，此种刺法因其穴位周围刺后出血点多如斑斓的豹皮，故称为豹文刺法。

豹文刺法古法可以治疗"脉痹"。风寒湿痹侵于血脉为脉痹。《素问·痹论》"以夏遇此为脉痹""在于脉则血凝不通"，主要表现为血滞不通，多发生于夏季。临床常见由于瘀血而致的疼痛病症，如脉管炎、静脉炎等病症。

[豹文刺法的临床应用]

（1）失眠

选穴：大椎穴。

大椎穴为诸阳经之会穴，具有通调阴阳、滋阴降火、养心安神之功效。

操作方法：大椎穴周围常规消毒，用三棱针在大椎穴迅速地前后左右均刺中血络，使之出血。

（2）臁疮、痈肿

选穴：阿是穴（病变边缘）。

操作方法：三棱针沿溃疡、痈肿边缘环刺1周，针距1~2mm，深度2~3mm，注意避开大血管和神经，让刺血点自行流血2~5分钟。

（3）带状疱疹

选穴：阿是穴（疱疹的四周）。

操作方法：围绕每块疱疹的四周，行豹文刺。

豹文刺法能祛瘀生新，清除体内局部蕴积热毒，有利于炎症和代谢产物的吸收消散，改善疮面周围血液循环障碍，促进疮面修复愈合。

因此,此法还用于其他部位手术后不封口,用三棱针点刺创口边缘,放出瘀滞的恶血,改善血液循环,促进肉芽生长。

(五) 部位刺法

1. 分刺 分刺法,九刺之一。"分刺法,刺分肉之间也。"针刺直达赤白肉际之间的一种刺法,分肉是指附着于骨骼部的肌肉,相当于深筋膜与肌膜之间,又是血管和神经必经之路。临床常用此法治疗肌筋膜炎、肌肉萎缩、痹证、陈旧性损伤等。

[分刺的临床应用]

(1) 第三腰椎横突综合征

取穴:取阿是穴,以第三腰椎横突尖端压痛最明显处为穴。

操作方法:毫针直刺,针尖直抵第三腰椎横突尖端得气后,将针上提1mm许,使针尖停留于分肉处。在其下方1寸处另刺一针。

第三腰椎横突综合征其病变正在分肉处,分刺法使针尖到达患处,改善局部的血液循环,有利于炎症的吸收,从而使粘连的组织松解,增厚的筋膜变薄,挛缩的肌腱舒展,进而达到解除疼痛的目的。

(2) 顽固性面瘫

取穴:以松弛的面肌为针刺点,按其起止点的方向而排列,一般多以患侧眼轮匝肌的眶部、口轮匝肌、颧肌、笑肌为重点。

操作方法:针尖与表皮呈30°角,方向朝着该肌所牵及的面部器官(如口或眼)刺下,深度以针刺及该面肌而不透为宜。

本病迁延日久,气血已亏,筋脉失养,致肌肉弛缓不用,故多属虚证,分刺法是针刺直达肌肉部的一种刺法,对于肌肉的痹证、痿证或陈伤,有促进神经兴奋,加强肌纤维收缩,改善局部微循环的作用。

2. 关刺 关刺,五刺法之一。《灵枢·官针》,原文:"关刺者,直刺左右尽筋上,以取筋痹,慎无出血,此肝之应也。或曰渊刺,一曰岂刺。"由于刺在关节附近,所以称"关刺"。关刺法是在患处两端关节的肌腱附着部直刺,并避免出血的刺法,其效直达病所,具有显著镇痛消炎作用。

[关刺法的临床应用]

(1) 肩周炎

取穴:患者采取侧卧位或端坐位,在患者患侧肩部或附近摸出疼痛部位,可选取疼痛部位所属经筋上的经穴,一般选取3~5穴。

操作方法:押手紧按所选穴位,刺手持针垂直或者沿经脉循行方向迅速刺入穴内,小幅度提插捻转至针下得气为止。

肩周炎属中医"痹证"的范畴,多具有肩关节僵硬和遇冷痛甚、遇热痛减等特点,被称为"冻结肩""肩凝症""露肩风"等。应用"关刺"可直达肩周炎的病变部位,具有显著的镇痛消炎作用。

(2) 跟腱炎

取穴:跟腱与内外踝之间紧贴跟腱侧,以内外踝一侧或内外踝左右两侧。

操作方法:针尖尽量抵触及筋,针刺后稍做提插捻转泻法。

跟腱炎属中医"筋痹"范畴,又在踝关节附近,故可用直刺左右经筋上的关刺法,可以起到舒筋通络调和气血的作用。

3. **经刺**　经刺法,九刺之一。"经刺者,刺大经之结络经分也。"经刺是指刺经脉所过有瘀血、硬结、压痛等结聚现象的地方的一种方法。由于它是直接刺在经脉上,所以称"经刺",用于治疗经脉病变。

如肘部疼痛取曲池、小海、天井;膝关节疼痛取犊鼻、阳陵泉;腹痛取天枢、水分、建里穴。实属取穴原则中之近治取法,亦可称为"以痛为腧",近代"经络触诊法"和触诊所获得的阳性反应区(点)为刺激部位的治疗方法,均可看成是本法的发展。

[经刺法的临床应用]

腰扭伤

取穴:条索状硬结处。

操作方法:嘱患者自然放松站立,双手平胸扶墙,在其骶骨两旁臀部肌肉深处,可触及一硬起之条索状肌束。医者用2寸毫针在该肌束中央刺入一针,针尖需深入肌束中,捻转提插使得气,并施以泻法(患者吸气时徐插,拇指向前捻针,呼气后疾提,拇指向后捻针)行针6次,再在肌束远近两端处各刺入一针,施同样手法。

因硬结为腰部伤筋后足太阳经循行线上的阳性反应点,根据《灵枢·官针》中"经刺者,刺大经之结络经分"的理论,在该点行针刺,以泻壅滞,通经脉。

(六) 其他刺法

1. **巨刺、缪刺法**　巨刺,九刺之一。"凡刺有九,以应九变……八曰巨刺,巨刺者左取右,右取左。"《素问·调经论》补充曰:"痛在于左,而右脉病者,巨刺之。"而《素问·缪刺论》则进一步解释曰:"邪客于经,左盛者右病,右盛者左病,亦有移易者,左痛未已,而右脉先病,如此者必巨刺之,必中其经,非络脉也。"

缪刺见于《素问·调经论》以及《素问·缪刺论》。《素问·调经论》曰:"身形有痛,九候莫病,则缪刺之。"《素问·缪刺论》则言:"络病者,其痛于经脉缪处,故命曰缪刺。"

缪刺、巨刺均为机体一侧有病,于对侧肢体选取经穴治疗的方法。二者在取穴上皆为左取右,右取左,不同点在于,巨刺刺经,需深刺、重刺,缪刺刺络,需浅刺、轻刺。中医学认为,人体左右两侧的经络在生理上是相互调节,脉气能左右交贯,相互为用的,在病理上是相互影响的,在治疗上是相互调整的。左右缪刺的概念在现代已经得到延展,扩大到前后、左右、上下、腹背,但无论何种方式,同经与否,都是源于缪刺、巨刺理论并经过实践验证的,都属于交叉取穴的方法,从概念统一的角度看,统称为"交叉刺法"。

[巨刺法的临床应用]

(1)三叉神经痛

取穴:健侧下关、鱼腰、四白、夹承浆。

操作方法:取施以捻转泻法,使患者局部有酸胀感,每10分钟做捻转手法1次,留针30分钟。

巨刺法治疗三叉神经痛是依据治病求本的原则,可以避开患侧气血阻滞不通,组织功能已被损伤,治疗效果不明显的弊端,最终达到调和阴阳,调整机体平衡的作用。

(2)中风偏瘫

取穴:健侧肩髃、臂臑、曲池、手五里、合谷、髀关、梁丘、足三里、丘墟、解溪、行间。

操作方法:臂臑、曲池、手五里、合谷、髀关、梁丘、足三里直刺1.2~1.5寸;肩髃向臂臑透刺1.5寸;合谷向三间透刺0.8~1寸;丘墟直刺0.5~0.8寸;解溪、行间直刺0.3~0.5寸,捻转得气。

中风偏瘫患者偏瘫侧肢体的经络处于气滞血瘀的状态,常有感觉障碍,多表现为对侧深浅感觉丧失或减退,亦有表现出感觉过敏或异常;而健侧生理功能旺盛,刺激健侧腧穴更能沟通左右,"从阳引阴""阳中求阴"。可较为迅速地促使气血流通,改善患侧功能以达到平衡阴阳的目的。

[缪刺针法的临床应用]

(1)膝骨性关节炎

取穴:对应于患病膝部对侧上肢取穴。

操作方法:患者取坐位或者仰卧位,对于单膝关节疼痛,如果疼痛在内侧阴陵泉或者足太阴脾经循行线上,可取对侧尺泽穴;如果疼痛在内侧曲泉穴或者足厥阴经循行线上,可取对侧曲泽穴;如果在外侧犊鼻穴或者足阳明经循行线上,可取对侧曲池穴。

双膝关节患病者,取双侧的对应穴位。

《灵枢·终始》云:"病在上者,下取之,病在下者,高取之。"膝关节炎取对侧上肢部穴位,来疏通经络、调气活血,达到通则不痛的目的。

(2)面肌痉挛

取穴:以眼睑部肌肉抽搐为主者取健侧四白、瞳子髎、攒竹、阳白透鱼腰;以口角肌肉抽搐为主者加健侧地仓、颊车、迎香;整个面颊肌肉抽搐为主者加健侧颧髎、巨髎、下关。

操作方法:在健侧面部针刺,穴位宜少不宜多,针刺手法宜轻不宜重。面部所有腧穴均用轻而浅刺法,不行针。

(3)缪刺法(刺络)的临床应用

明代徐春圃曾简练地概括缪刺为"缪刺刺络脉",可见,缪刺还是一种刺络的方法,选取怒张的血络,刺络脉放血,以达到活血化瘀、行气止痛的作用。

(4)急性软组织损伤

选穴:足临泣、病变对侧阳络。

操作方法:选取病变对侧怒张的阳络放血,并配合针刺足临泣。

足临泣为足少阳之输穴,"输主体重节痛",通过间接的刺激,达到疏通经络之气,调节平衡的效果。另外,根据"有痛而经不病者缪刺之,因视其皮部有血络者尽取之,此缪刺之数也"的原则,选取怒张的血络,刺络脉放血,以达到活血化瘀、行气止痛的作用。

急性软组织损伤引起的疼痛,如果在疼痛处施术,患者难以接受,特别是伴有肿胀、瘀血等的患者往往拒绝医生触摸。"左取右""右取左",避免了直接接触疼痛区,能在健侧仔细寻找对应点从容施术。

2. 远道刺 远道刺,九刺法之一。《灵枢·官针》曰:"远道刺者,病在上,取之下,刺府输也。"府输,原指手三阳下合于足阳经及足三阳的六个下合穴,一般认为治六腑疾病。《灵枢·邪气脏腑病形》篇明确指出"合治内府"。六腑之合均在足三阳下肢膝关节附近,腑均在躯干,居下肢之上,内腑有病,而取合穴施治,故曰"病在上,取之下"。这是一种六腑有病时的刺治方法。由于针刺穴位离病处较远,所以称"远道刺"。临床上治疗六腑病变基本上以此为选穴原则。金元以后的医家认为,凡刺四肢肘膝以下的穴位治疗头身部疾病的都叫远道刺。

[**远道刺的临床应用**]

(1)梅核气

取穴:照海、太溪两穴,双侧交替使用。

操作方法:照海、太溪,两穴用毫针直刺 0.5 寸,每隔 10 分钟捻针 1 次。

梅核气是因七情过度,致脏腑功能紊乱所致,相似现代医学的癔病或神经官能症。《针灸大成》"八脉交会八脉歌:'列缺任脉行肺系,阴跷照海隔喉咙。'"由此可知,照海穴治疗咽喉部的病变有独特的疗效作用。太溪穴为原穴,《灵枢·九针十二原》曰:"五脏有疾,当取之十二原。"说明针刺该穴有调整内脏功能的作用。

(2)网球肘

取穴:阳陵泉、足三里。

操作方法：提插、捻转以得气为度。

阳陵泉是足少阳之脉的合穴，为筋之会穴；足三里为足阳明胃经的合穴，胃的下合穴；足三里穴配合阳陵泉能达到通经活络，扶正祛邪的作用。

3. 齐刺、傍针刺法　齐刺、傍针刺，均为十二刺之一。《灵枢·官针》篇说："齐刺者，直入一傍入二，以治寒气小深者。或曰三刺，三刺者，治痹气小深者也。"据此可知，齐刺原意是指在寒气为患的病痛处正中直刺一针，再在这一针的两旁（或上下）各直刺一针的方法。《灵枢·官针》篇说："傍针刺者，直刺傍针各一，以治留痹久居者也。"据此可知，傍针刺原意是指在留痹的正中直刺一针，再在其旁边直刺一针的方法。从以上不难看出，齐刺与傍针刺很近似，都是以增加刺激量为目的，在患部施行多针刺的方法，不同的是针刺数量不同，临床应用之时，不必泥于一定在上述两种病痛处针刺，主要取其为了增加刺激量而施行多针刺的方法。因此，在其他病症处的局部施行多针刺，或是在远离患部的某一经上施行多针刺，都可以视为齐刺或是傍针刺。其针刺数也不必限于规定的三针或二针，再多一些也可以。按上法选穴，用放血疗法、灸法等，也应属齐刺、傍针刺的范围。

从《灵枢·官针》篇可知，齐刺、傍针刺本来专为治疗留痹等局部病而设。由于刺法的发展，其适应证不仅限于上述，既可治疗其他局部病证，又可以适应远端病证。齐刺、傍针刺的目的就是在于把功能主治相仿的一组穴位集中在一起，从而达到加强某一局部或是某一经刺激量的作用。

[齐刺、傍针刺法的临床应用]

（1）肩痛

齐刺选穴法：

肩三针：肩髃、肩髎各刺一针，再在两穴之间刺一针，合为"肩三针"。若只用肩髃、肩髎二穴，则为傍针刺法。

三条山：条口透承山（简称条山）为治疗肩痛的效穴，尤其是对于肩凝症的肩关节活动受限症，更有突出疗效。美中不足的是，单用此穴力量稍差，为弥补这个不足，常采用三条山法：先针条口透承山，再在条口穴的上五分和下五分处各向对侧透刺一针，三针平行，都在足阳明胃经上。如果只在条口穴上五分透刺一针，则为傍针刺法。肩三针与三条山可以配合使用。

（2）坐骨神经痛

根据疼痛的部位不同，可将坐骨神经痛分为少阳经型、阳明经型和太阳经型。疼痛部位以下肢外侧为主者，正在足少阳胆经循行路线上，称为少阳经型；疼痛部位以下肢前面为主者，正在足阳明胃经循行路线上，称为阳明经型；疼痛部位以下肢后面为主者，正在足太阳膀胱经循行路线上，称为太阳经型。

少阳经型齐刺选穴法：环跳、风市、阳陵泉、阳交、外丘、悬钟。

阳明经型齐刺选穴法：髀关、伏兔、足三里、上巨虚、下巨虚、解溪。

太阳经型齐刺选穴法：殷门、委中、承山、昆仑。每次选穴 3~4 个。

治疗坐骨神经痛循一条经取穴比循多条经取穴更为满意，可集中刺激量，增加刺激强度，提高治疗效果。

(3) 鼻衄、目疾、腰脊强痛

齐刺选穴法：神庭、上星、囟会、前顶、百会。

上五穴依次排列在头部的督脉上，对于上述诸证，疗效肯定。关于目疾等证《儒门事亲》曾指出："目肿目翳，在针则神庭、上星、囟会、前顶、百会五穴出血。血之翳者，可使立退，痛者可使立已，昧者可使立明，肿者可使立消。前五穴非徒治目疾，至于头痛腰脊强，外肾囊燥痒，出血立愈。凡刺此勿深，深则伤骨。"

(4) 癫痫

主穴：百会、水沟、风府、神庭、大椎、风池、鸠尾穴。

配穴：申脉、照海、神门、间使、涌泉、丰隆、合谷、太冲、肝俞、脾俞、肾俞。

每次取穴 4~8 个，其中主穴不少于 2 个。

《针灸甲乙经·卷十一·阳厥大惊发狂痫篇》对癫痫病的治疗中，在督脉的头项的 13 个穴中，就选取了 10 个穴位，可见皇甫谧对使用督脉的头部经穴治癫痫是非常重视的。

(5) 遗精、阳痿、遗尿等

元气不足引起的遗精、阳痿、遗尿、夜尿多、月经不调、腰膝酸软、精神疲惫、久泄久痢、中风脱证、中暑虚脱证、霍乱之后的阴阳衰竭证等。

傍针刺选穴法：气海、关元。

齐刺选穴法：气海、关元、神阙。

关元为元气闭藏出入之所，气海为元气生发之海，神阙为真气之所系，真气、元气异名同类，因而三个穴位都有大补元气的作用，合用之后，其作用更强，对于上述诸证常获显效。若属久痢久泄、中风脱证、中暑、霍乱后之阴阳衰竭证，加入神阙穴重灸，其疗效更好。

4. 报刺法　报刺法，十二刺之一。《灵枢·官针》篇："报刺者，刺痛无常处也上下行者，直内无拔针，以左手随病所按之，乃出针复刺之也。"这种针法是适用于上下游走的疾病。先在病痛处的某一点针刺，留针，然后再用循按的方法寻找新的痛点，起出第一针，再针刺新的痛点。

[报刺法的临床应用]

(1) 胃脘痛

选穴：足三里、内关、中脘。

操作方法：首先针刺足三里，用合谷刺。先直刺，得气后分别向犊鼻和上巨虚斜刺，最后在足三里处直刺留针 15 分钟，疼痛稍见好转后，再针刺内关。先直刺得气，再分别向大陵和间使斜刺，最后在内关穴处直刺留针 15 分钟后，针刺中脘先直刺得气后,分别向上脘、建里、左右梁门斜刺,再恢复中脘穴处直刺留针。以上诸穴,每隔10分钟行针一次,30分钟后出针,出针时仍做手法。

（2）腰痛

选穴:阿是穴、承山、委中。

操作方法:第一步在腰部最痛处直刺一针,进针2.5寸,活动后又出现新的痛点,在新的痛点处操作,共针三个痛点,腰痛有时可豁然痊愈,活动如常。为巩固疗效,又针刺承山、委中,并在局部刺络拔罐。

据临床实践体会,报刺的核心思想,是在指导医生根据病情的需要,应该有先后次序的针刺,对于不少疾病,医生根据自己的习惯,或先从上往下依次针刺,或先左后右,或先右后左,无论哪种针刺次序均无所谓。而有些病,就必须有一定的针刺次序,它是提高疗效的手段之一,如治疗阑尾炎,就应该先针刺下肢的阑尾穴、足三里、上巨虚,再针刺左侧的天枢、腹结,最后针刺右侧的天枢及压痛点。

5. **阴刺**　阴刺法,十二刺之一。最早出现在《灵枢·官针》"凡刺十二节,以应十二经……阴刺者,左右率刺之,以治寒厥,中寒厥,足踝后少阴也。"阴刺是指左右相对称的穴位,同时并刺的一种方法。如取足少阴经内踝后的太溪穴,治疗手足逆冷,脉搏微弱的"寒厥"等。用于治疗阴寒性质的病症。由于取阴经穴治阴寒病,所以称"阴刺"。

［阴刺法临床应用］

中风后遗症

取穴:上肢:八邪、外关、曲池、肩髃、合谷、内关、手三里。面部:下关、迎香、颊车。下肢:环跳、阳陵泉、昆仑、八风、秩边、足三里、悬钟、太冲。

操作方法:左右同名穴常规消毒,毫针针刺,得气后调双侧同名穴针感强度一致。

阴刺法双侧进行针刺,左右针刺针感强度一致,减少患者肢体废用的担心,双侧肢体感觉平衡,治疗次数减少,效果较好。

6. **偶刺**　偶刺,十二刺之一。《灵枢·官针》:"偶刺者,以手直心若背,直痛所,一刺前,一刺后,以治心痹。刺此者,傍针之也。"这种一前一后,阴阳对偶的针法,称为偶法,又称"阴阳刺",临床以胸腹部募穴和背腰部背俞穴相配同刺,即前后配穴法,前指胸腹,后指背腰,用于治疗胸腹病变。临床上所用的前后配穴法或俞募配穴法,就是这种刺法的发展,但是在针刺时必须斜刺,以免伤及内脏发生意外事故。

偶刺取穴为一前一后,阴阳对偶,加之施以不同手法,达调节阴阳,通畅经络,调和脏腑之目的。在胸腹腰背部有重要的体表标志,以供量取前后进针点,如命门和脐相对,至阳与鸠尾相对。

［偶刺法临床应用］

胸部软组织损伤

取穴：根据压痛点确定背部对应点。

操作方法：左手按压痛点，右手进针，注意针刺深度，同时可以配合拔罐等方法。

胸部软组织挫伤因局部解剖特点，常缠绵不愈，先查压痛点（多点压痛则找最敏感点），然后再根据压痛点确定背部对应点。

7. **燔针劫刺**（火针刺法） 燔针劫刺，九刺法之一。火针在《内经》中被称为燔针、焠刺，《灵枢·官针》云："凡刺有九，以应九变，九曰焠刺。"《灵枢·筋经》也云："治在燔针劫刺也。"而对于火针针具，《灵枢·九针十二原》云："九曰大针，长四寸……大针者，尖如梃，针锋微圆。"

在《内经》时代，火针主要用于痹证。"焠刺者，刺燔针则取痹也。"是运用火针治疗寒痹的一种刺法。"燔针劫刺"虽为治疗经筋病证的常规疗法，但也并非所有病证均适合，临床应用燔针治疗时应注意寒热辨证，一般多用偏于"寒急"的患者与"多阴而少阳"者，《灵枢》中亦明确指出："热则筋纵不收，无用燔针。"关于针刺深度，《针灸大成·火针》中说：刺针"切忌太深，恐伤经络，太浅不能去病，惟消息取中耳。"火针针刺的深度要根据病情、体质、年龄和针刺部位的肌肉厚薄、血管深浅而定，一般四肢、腰腹针刺稍深，可刺 2~5 分深，胸背部穴位针刺宜浅，可刺 1~2 分深，夹脊穴可刺 3~5 分深。

［火针法的临床应用］

（1）**肩周炎**（肩凝症）

选穴：阿是穴（痛处）。

操作方法：针刺时，用烧红的火针迅速刺入肩局部的穴位内 2~5 分深，即迅速出针。每 3 天 1 次，每次 2~3 个穴。

肩凝症又称漏肩风，多发生在 50 岁左右，故又有"五十肩"之称，以单侧或双侧肩关节酸重疼痛，运动受限为主症，近代称为肩关节周围炎。火针点刺患处可以温通经脉，活血化瘀。

（2）**酒渣鼻**

选穴：阿是穴（红肿处）。

操作方法：多头火针赞刺治疗，治疗几次后鼻部即可以出现正常颜色，疗效显著。鼻赘期酒渣鼻患者皮损典型，证型属于酒渣鼻的后期，是因血瘀热毒聚结所致，用三棱针刺血泄热散瘀排毒，可获良效。

酒渣鼻，多为肺经血热外蒸，又遇风寒外袭，血瘀凝结而成，治疗当以泻肺清热，活血化瘀。

（3）背肌筋膜炎

选穴：阿是穴。

操作方法：选取固定压痛点，如压痛广泛，则选取较明显的 3~5 个压痛点；如有条索状改变，则在条索上选取 3~5 点。毫针以排刺为主。

（4）带状疱疹

选穴：疱疹处。

在胁肋部的带状疱疹，中医称"缠腰火丹"，它的水疱和皮损多沿某一周围神经分布，排列成带状发生于身体一侧，不超过躯体中线。

操作方法：火针法是在水疱上直接点刺，然后快速加拔火罐，加大出血量。和常用的避开疱疹毫针围刺不同，直接刺疱出血，使毒邪去而正气复，能迅速止痛、消肿而痊愈，而且一般不遗留神经痛，临床可参考使用。

火针法能够以热引热，借火热之力强开外门，使壅结的火毒直接外泄，可治疗一些火毒热证，如乳痈、痄腮及缠腰火丹等；火针法还可以消癥散结，可治疗各种因气、血、痰、湿等病理产物积聚而形成的肿块、包块，尤其对痰核瘰疬、鸡眼、纤维瘤等有较好的效果；此法还具有通经活络，行气活血而止痛、止痒、止痉的功效，可用于面神经麻痹、坐骨神经痛、肩周炎等。火针疗法具有毫针疗法的没有的作用和效果，对临床各种疑难病症多有良效。

各 论

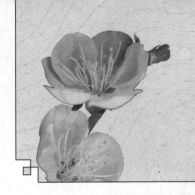

第一章 腧穴明理

一、胆经四透

【位置】

颔厌 胆经腧穴,在头部,从头维至曲鬓的弧形连线(其弧度与鬓发弧度相应)的上 1/4 与下 3/4 的交点处。手足少阳,足阳明经交会穴。

悬颅 胆经腧穴,在头部,从头维至曲鬓的弧形连线(其弧度与鬓发弧度相应)的中点处。

悬厘 胆经腧穴,在头部,从头维至曲鬓的弧形连线(其弧度与鬓发弧度相应)的上 3/4 与下 1/4 的交点处。手、足少阳,足阳明经交会穴。

曲鬓 胆经腧穴,在头部,耳前鬓角发际后缘与耳尖水平线的交点处。足少阳、足太阳经交会穴。

率谷 胆经腧穴,在头部,耳尖直上入发际 1.5 寸。足少阳经与足太阳经的交会穴(耳尖与颞顶角连线的中点。颞顶角:解剖学上未见其名,我们提出此名,是指耳尖直上,颞肌附着顶骨处形成的凸起)。

天冲 胆经腧穴,在头部,耳根后缘直上,入发际 2 寸。

浮白 胆经腧穴,在头部,耳后乳突的后上方,从天冲至完骨的弧形连线(其弧度与耳郭弧度相应)的上 1/3 与下 2/3 交点处。足少阳、足太阳经交会穴。

头窍阴 胆经腧穴,在头部,耳后乳突的后上方,从天冲至完骨的弧形连线(其弧度与耳郭弧度相应)上 2/3 与下 1/3 交点处。足少阳、足太阳经交会穴。(图1-1)

【取穴法】

关于率谷的位置,现文献皆云"当耳尖直上入发际 1.5 寸,角孙直上方",我们认为侧头取 1.5 寸很难把握,不便取穴,因此在取此穴时用"耳尖与颞顶角连线的中点"来定位,如此取穴操作简便。

【主治】

1. **头部病症** 偏头痛 眩晕

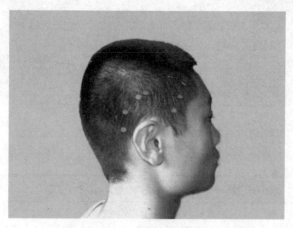

图 1-1 胆经四透

2. **耳疾** 耳鸣 耳聋
3. **神志病症** 失眠 心惊胆怯 郁闷不舒 烦躁易怒
4. **胸胁病症** 胸闷不舒 胁肋胀满疼痛或隐痛

西医学中的紧张性头痛、情绪性头痛、血管性头痛、神经性头痛、血管神经性头痛、丛集性头痛、高血压、梅尼埃病、神经官能症、神经性耳聋、抑郁症、更年期综合征、神经衰弱等病出现以上症状时可酌情选用此组穴位治疗。

【刺法】

平刺 0.8~1.2 寸。①从颔厌进针经悬颅、悬厘平刺至曲鬓方向。②从曲鬓进针平刺至率谷方向。③从率谷进针平刺透过天冲。④从浮白进针平刺至头窍阴方向。进针后用捻转手法,使局部产生酸胀感。

【明理与心得】

根据我们临床体会,将上述腧穴以点连成线,作用范围扩大,具有穴经皆调的作用。

胆经"起于目锐眦,上抵头角,下耳后"虽然只是寥寥数语,但是以穴定经,可知胆经在侧头部分布甚广,几乎占据了整个侧头部,胆经四透正处其位。《针灸甲乙经》"偏头痛,引外眦而急,颔厌主之""头痛,悬颅主之""头痛,天冲主之""头痛如锥刺之,窍阴主之"。《百症赋》"悬颅、颔厌之中,偏头痛止"。《玉龙歌》"偏正头风痛难医,丝竹金针亦可施,沿皮向后透率谷,一针两穴世间稀",据临床体会胆经四透为治疗各种原因导致偏头痛的主穴。

《针灸甲乙经》有明确记载"目眩无所见,颔厌主之",《备急千金要方》也曾记载"风眩,两目眩痛,率谷主之"。胆经四透不仅治疗头痛,还可为眩晕的辅穴,尤以肝胆不调者为宜。

胆经"从耳后入耳中,出走耳前",耳鸣耳聋之症可为辅穴。

"足少阳之正,上贯心",《素问·灵兰秘典论》曰"心者,君主之官也,神明出焉""胆者,中正之官,决断出焉"。决断是思维与判断,尤能抵御惊恐之扰,辅心之神明,"头者,精明之府",足少阳经之别"贯心",胆经四透正位于头部,是治疗诸神志病的常用组穴,若属肝胆气机不畅,心惊胆怯者,尤为适用。

胆经"络肝,属胆,循胁里""下腋,循胸,过季胁"。古有下病上取之法。《针灸甲乙经》"胁痛咳逆,不得息,窍阴主之。"依照古训,我们通过临床实践证明本组透穴确有治疗胸胁病症的作用,尤以少阳枢机不利者为宜。

胆经四透局部分布有颞浅动静脉、耳后动脉、耳颞神经、枕大神经、枕小神经、耳大神经、三叉神经分支、面神经分支等,对应大脑皮层在颞叶与额叶、中央沟、枕叶的联合区,分布广泛的神经、血管及大脑皮层功能区,为胆经四透治疗疾病提供了解剖生理学基础。

二、百会　四神聪

【位置】

百会　督脉腧穴,在头部,前发际正中直上5寸。

四神聪　经外奇穴,在头部,百会前后左右各旁开1寸,共4穴。(图1-2)

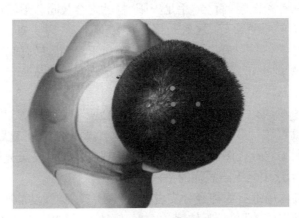

图1-2　百会　四神聪

【取穴法】

取百会在头顶部,两耳尖直上连线的中点。确定百会穴后,在其前后左右各旁开1寸处定四神聪。

【主治】

1. **神志病症**　失眠　中风　昏迷　记忆力减退　健忘　癫狂
2. **头面病症**　头痛　眩晕　耳鸣　鼻塞　鼻衄
3. **腹部病症**　脱肛　阴挺　胃下垂　久泻久痢

西医学中的神经官能症、抑郁症、卒中、阿尔茨海默病、颈椎病、鼻炎、急慢性肠炎、梅尼埃病等病出现以上症状时可酌情选用此组穴位治疗。

【刺法】

针对不同的病症选取不同的针刺方向,平刺0.8~1.2寸。①治疗神志病症,百会、四神聪向后平刺。②治疗头面病症,百会、四神聪向前平刺。③治疗中气下陷病症,先针百会,针尖向前,勿偏左右,捻转提插,使针感向前额方向窜行,四神聪向百会透刺。

【明理与心得】

四神聪在百会四周,四穴一名,善治神志病症故得名,与百会部位相邻,功能相近,临床配合使用可起到协同作用。

《难经·二十八难》"督脉者,入属于脑",百会为督脉腧穴,位于人体至高正中之头顶处。"脑为元神之府""头者,精明之府",百会可为治疗神志病症的主穴之一。《玉龙歌》"中风不语最难医,发际顶门穴要知,更向百会明补泻,即时苏醒免灾危。"《史记》载扁鹊治虢太子尸厥,针取外三阳五会而苏,即此穴也,百会可为急救要穴。"灵机记性不在心而在脑""脑为髓海",百会、四神聪可为治疗记忆力减退、痴呆等症的常用穴。

《铜人腧穴针灸图经》百会"手足三阳、督脉之会",同名阳经在头面部交接。《胜玉歌》"头痛眩晕百会好。"《针灸甲乙经》"顶上痛,风头重,目如脱,不可左右顾,百会主之。"《灵枢·海论》"脑为髓海,髓海不足则脑转耳鸣",百会、四神聪是治疗头痛眩晕的主穴,耳鸣的常用配穴。手足阳明经在鼻旁交接,可为鼻病的辅穴。

督脉"起于少腹以下骨中央(胞中),下出会阴"。《肘后歌》"阴核发来如升大,百会妙穴真可骇","阴核"指"阴部突出物",包括脱肛、子宫脱垂、睾丸疝气等疾病。《铜人腧穴针灸图经》"百会治小儿脱肛久不瘥",《灵光赋》"百会治痫疾",百会可为治疗中气下陷病症的主穴。

百会、四神聪局部有额神经分支、枕大神经分支、颞浅动静脉及枕动静脉分支等,对应大脑皮层的顶叶、躯体感觉中枢、躯体运动中枢,为百会、四神聪治疗广泛病症提供了解剖生理学基础。

三、风池

【位置】

风池　胆经腧穴,在颈后区,枕骨之下,胸锁乳突肌与斜方肌上端之间的凹陷中。足少阳、阳维脉交会穴。(图1-3)

【取穴法】

沿胸锁乳突肌隆起与斜方肌隆起形成的纵沟处向上推,当颅骨下缘即为

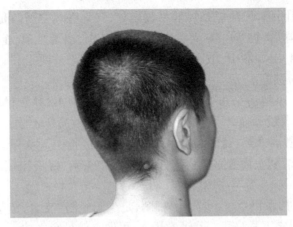

图 1-3 风池

此穴。

【主治】

1. 头面五官病症 偏正头痛 口眼㖞斜 目赤肿痛 视物不清 眼睑下垂 鼻塞 鼻渊眩晕 耳鸣 耳聋 咽喉肿痛不利 吞咽障碍

2. 神志病症 失眠 郁闷不舒 中风 记忆力减退 健忘 癫痫

3. 其他病症 发热 恶寒 半身不遂 周身或关节疼痛

西医学中的结膜炎、睑腺炎、近视、视神经萎缩、面瘫、过敏性鼻炎、急慢性咽炎、高血压、卒中、风湿、类风湿、肌无力、颈椎病、神经衰弱等病出现以上症状时可酌情选用此组穴位治疗。

【刺法】

根据我们多年临床及实验室验证,针刺正常成人的风池穴深度在 1.2 寸以内,无论何种针刺方向均在安全范围之内。通过调整针尖方向可治疗不同的病症:①治疗鼻病,部分正常人按压本穴即有酸胀感,针尖应刺向鼻尖,使局部有酸胀感,部分患者即可有鼻部轻松感。②治疗咽喉病症,针尖应向喉结,使局部有酸胀感,部分患者即有咽喉部清利感。③治疗眼疾、偏头痛,风池的进针点应稍靠外,针尖向眼睛,使针感沿侧头胆经直达头临泣或阳白,非此针感疗效不著,此针感传导区分布有枕小神经、枕大神经和面神经的额支及颞支,部分患者即感眼前明亮。④治疗耳病和乳突部病症,风池的进针点应再靠外些,使针感直达耳后乳突部,即胆经的天冲、浮白、头窍阴等穴的分布区,非此针感疗效不著,此针感传导区分布有耳大神经。⑤治疗颈椎病、落枕等头项强痛,风池可平刺透风府,使后项及肩部有酸胀感。

【明理与心得】

风可分为内风和外风,无论内风或外风均可导致头面诸疾。风为百病之长,积水曰池,意指凹陷,风池意指风邪易侵之处,又为散风之所。足少阳之脉"起于目锐眦""下耳后,循颈""其支者:从耳后入耳中,出走耳前,至目锐眦后",足少阳经别"夹咽,出颐颔中,散于面,系目系,合少阳于外眦也。"以穴定经,足少阳在头面部分布甚广。

《玉龙歌》"风池清头目",《针灸甲乙经》"颈痛项不得顾,目泣出,多眵(目蔑),鼻鼽衄,目内眦赤痛,气厥耳目不明,咽喉偻引项筋挛不收,风池主之",《针灸大成》"其主洒淅寒热,目眩苦,偏正头痛",《针经指南》"头晕目眩,要觅于风池"。风池穴为清利头面五官病症的首选穴,其中头晕、目眩、偏正头痛效果更为显著。

足少阳经别"系目系,合少阳于外眦",足少阳经筋"支者,结于目外眦,为外维",风池治疗眼睑下垂是我们临证常用穴,可取立竿见影之功。

《针灸甲乙经》风池"足少阳、阳维之会",《难经》"阳维为病苦寒热",《奇经八脉考》进一步解释为"阳维之脉,与手足三阳相维,而足太阳、少阳则始终相联附着,寒热之证,唯二脉有之,故阳维为病亦苦寒热。"风池穴可为治疗由风邪引起发热恶寒、周身或关节痛等病症的要穴。

"胆足少阳之脉,络肝,属胆",《素问·至真要大论》"诸风掉眩,皆属于肝",风池乃少阳胆经腧穴,肝胆相应,风池可为由于内风上扰而致眩晕、中风半身不遂等病症的主穴。

"足少阳之正,上贯心",心主神明。《十四经发挥》阳维"其与督脉会,则在风府及哑门",督脉入络脑,脑为元神之府,风池为足少阳经与阳维脉的交会穴。可为治疗失眠、抑郁不舒等神志病症的重要配穴。

风池穴区分布有枕动脉、枕静脉、枕小神经、枕大神经和耳大神经,穴区对应大脑皮层的枕叶区域,这为风池穴治疗广泛病症提供了必要的解剖生理学基础。

四、风府 哑门

【位置】

风府 督脉腧穴,在颈后区,枕外隆凸直下,两侧斜方肌之间凹陷中。督脉、阳维脉交会穴。

哑门 督脉腧穴,在颈后区,第2颈椎棘突上际凹陷中,后正中线上。督脉、阳维脉交会穴。(图1-4)

【取穴法】

手指沿两侧斜方肌形成的凹沟处正中线,向上推至枕骨下缘即得风府,定风府之后,取风府到后发际垂线的中点即为哑门穴。

【主治】

1. **风证** 中风 舌强不语 半身不遂 构音障碍 吞咽困难 癫痫 周

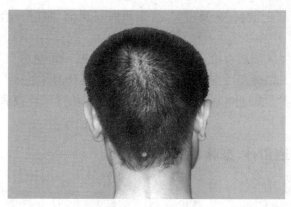

图 1-4　风府　哑门

身酸楚疼痛

2. 头面病症　头痛　项强　眩晕　目痛　鼻塞　牙痛　咽喉肿痛

3. 神志病症　癫狂痫　癔病

西医学中的卒中、高血压、过敏性鼻炎、假性延髓性麻痹、癫痫等病出现以上症状时可酌情选用此组穴位治疗。

【刺法】

关于风府、哑门的针刺深度,七版教材《经络腧穴学》"风府,向下颌方向缓慢刺入 0.5~1.0 寸,针尖不可向上,以免刺入枕骨大孔,误伤延髓。哑门,向下颌方向缓慢刺入 0.5~1.0 寸。"《针灸学》"风府、哑门向下颌方向缓慢刺入 0.5~1.0 寸,针尖不可向上,以免刺入枕骨大孔,误伤延髓。"根据我们多年解剖观察和临床实践所得,正常成年人此二穴针刺深度在 1.2 寸以内,不论哪个方向皆在安全范围之内。

【明理与心得】

督脉"行于后背正中,上至风府,入属于脑,上巅""督脉之别,挟膂上项"。《肘后歌》"腿脚有疾风府寻",《针灸甲乙经》"足不仁,暴喑不能言,刺风府","舌急难言,刺风府主之",《百症赋》"哑门,舌缓不语而要紧",风府、哑门为治疗中风半身不遂的主穴,此二穴中的任何一穴可与大椎相伍,互动式针法治疗喑哑、吞咽困难、构音障碍等效果显著。

督脉"上系两目之下中央""督脉之别,散头上"。《席弘赋》"风伤项急,始求于风府",《玉龙歌》"牙疼并作一般看,先向承浆明补泻,后针风府即时安",《针灸甲乙经》"喉喑痛,刺风府、哑门",《针灸甲乙经》"入系舌本",不仅为哑门治疗咽喉病打下了基础,也为督脉的这一作用打下基础。风府、哑门不仅可平息内风,也可祛外风,可为治疗头面五官病症的重要配穴之一。

"督脉者,入属于脑""脑为元神之府""头者,精明之府",《针灸甲乙经》"狂易多言不休,及狂走欲自杀,及目妄见,刺风府。"风府、哑门为治疗神志病的常用穴。

风府、哑门穴区浅层有第三枕神经、枕大神经、枕动静脉分支等,深层有枕下神经分支、第二三颈神经后支分支,椎后静脉丛和枕动静脉的分支。对应大脑皮层的枕叶,深部为延髓所在,上述结构为风府、哑门治疗广泛疾病提供了解剖生理学基础。

五、率谷透角孙、瘈脉、颅息

【位置】

率谷　胆经腧穴,在头部,耳尖直上,入发际1.5寸。足少阳、足太阳经交会穴。

角孙　三焦经腧穴,在头部,耳尖正对发际处。

瘈脉　三焦经腧穴,在头部,角孙与翳风沿耳轮弧形连线的上 2/3 与下 1/3 的交点处。

颅息　三焦经腧穴,在头部,角孙与翳风沿耳轮弧形连线的上 1/3 与下 2/3 的交点处。(图 1-5)

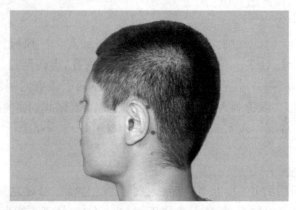

图 1-5　率谷透角孙瘈脉　颅息

【取穴法】关于率谷的取穴,见胆经四透。

【主治】

1. **耳疾**　耳鸣　耳聋

2. **头部病症**　偏正头痛　头项强痛　目赤肿痛

西医学中的神经性耳聋、紧张性头痛、血管性头痛、神经性头痛、高血压、神经官能症、睑腺炎等病出现以上症状时可酌情选用此组穴位治疗。

【刺法】

平刺 0.8~1.2 寸。①从率谷进针向角孙方向平刺。②从颅息进针向瘈脉方向平刺。③从瘛脉进针向翳风方向平刺。进针后用捻转手法,使局部产生酸胀感。

【明理与心得】

手少阳三焦经"上项,系耳后,直上出耳上角",《百症赋》"瘈病非颅息而不愈",《针灸甲乙经》"耳鸣,颅息主之",率谷透角孙、颅息、瘛脉可为治疗耳鸣、耳聋的主穴,治疗头痛、项强的常用配穴。有文献记载此组腧穴亦可治疗小儿惊风、齿痛等症,角孙点刺出血治疗目赤肿痛、睑腺炎、腮腺炎,若与耳尖同用效果更佳,读者遇之不妨一试。

此组穴穴区分布有耳颞神经、枕小神经、耳大神经、颞浅动脉、耳后动脉等,对应于大脑平层顶叶的身体感觉中枢区及颞叶的听觉联络区。上述结构为本组穴治疗疾病提供了解剖生理学基础。

六、神庭　上星

【位置】

神庭　督脉腧穴,在头部,前发际正中直上 0.5 寸。督脉、足太阳、足阳明经的交会穴。

上星　督脉腧穴,在头部,前发际正中直上 1 寸。(图 1-6)

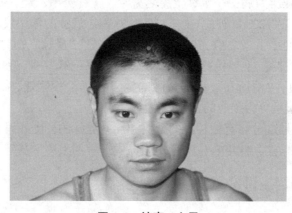

图 1-6　神庭　上星

【取穴法】

若发际不明或变异者,神庭可从眉心直上 3.5 寸处取穴,上星可从眉心直上 4 寸处取穴。

【主治】

1. **头面五官病症**　鼻渊　鼻衄　头痛　眩晕　目痛

2. **神志病症**　失眠　惊悸　癫狂

3. **其他病症**　腰痛　腰脊痛

西医学中的过敏性鼻炎、紧张性头痛、血管性头痛、神经性头痛、高血压、神经官能症、抑郁症、围绝经期综合征、神经衰弱、腰扭伤、腰肌劳损等病出现以上症状时可酌情选用此组穴位治疗。

【刺法】

平刺 0.8~1.2 寸。①治疗头面五官病症，针尖向前，高频率低幅度捻转，使针感向眼鼻方向窜行，非此针感疗效不著。②治疗神志病症，针尖方向不限。③治疗腰痛，针尖向后，高频率低幅度捻转，使针感向后窜行，得此针感疗效更佳。

【明理与心得】

督脉"上系两目之下中央""督脉之别，散头上"。《玉龙歌》"头风呕吐眼昏花，穴取神庭始不差""若是头风并眼痛，上星穴内刺无偏"。《玉龙赋》"神庭理乎头风""头风鼻渊，上星可用"。《扁鹊玉龙经》"偏正头疼及目眩，囟会神庭最亲切""鼻塞上星真可取"。《胜玉歌》"头风眼痛上星专"。《杂病穴法歌》"衄血上星与禾髎"。《针灸甲乙经》"鼻衄目泣出，寒热头痛，喘喝，目不能视，神庭主之"，《针灸甲乙经》"面肿，风眩引颔痛，目中痛不能视，鼻鼽衄，上星主之"。神庭、上星可为治疗头面五官病症的主穴之一，对于鼻病及头痛效果尤佳。

"督脉者，入属于脑""脑为元神之府""头者，精明之府"，《孙真人针十三鬼穴歌》"百邪癫狂所为病……十针上星名鬼堂"。《针灸甲乙经》"癫疾呕沫，神庭主之""癫疾，上星主之"。神庭、上星可为治疗神志病症的常用穴。

"督脉者，起于下极之俞，并于脊里，上至风府""督脉之别，挟膂上项，别走太阳，入贯膂"，神庭、上星治疗腰痛或腰脊痛古籍记载甚少，近代亦未见报道。根据"经络所过，主治所在"，头部督脉的腧穴皆可治疗腰痛，临床实践效果显著，因此神庭、上星可为腰痛的常用配穴。

神庭、上星局部分布有额神经的分支和额动静脉的分支或属支，对应大脑皮层的额叶联络区，这为此组穴位治疗疾病提供了解剖生理学基础。

七、头临泣　目窗

【位置】

头临泣　胆经腧穴，在头部，前发际上 0.5 寸，瞳孔直上。足少阳、太阳与阳维脉交会穴。

目窗　胆经腧穴，在头部，前发际上 1.5 寸，瞳孔直上。足少阳、阳维脉之会。（图 1-7）

【主治】

1. **头部病症**　头痛　眩晕

2. **神志病**　惊风　癫痫

3. **眼病**　流泪　目赤肿痛　视物模糊　眼睑下垂　眼睑痉挛

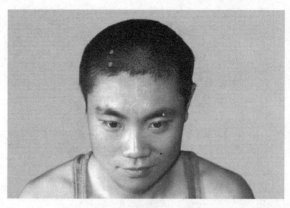

图 1-7 头临泣 目窗

西医学中的紧张性头痛、血管性头痛、神经性头痛、血管神经性头痛、高血压、梅尼埃病、面神经炎、肌无力、白内障、糖尿病眼病等病出现以上症状时可酌情选用此组穴位治疗。

【刺法】

平刺 0.8~1.2 寸。①治疗头部病症，针尖向后平刺，即头临泣透目窗。②治疗眼病，针尖向前平刺，即目窗透头临泣。进针后用捻转手法，使局部产生酸胀疼痛感。

【明理与心得】

胆经"起于目锐眦，上抵头角，下耳后"，《针灸甲乙经》"头痛，小儿惊痫，目窗主之"，《古今医统大全》"目窗主治头眩"，头临泣、目窗可为治疗头痛、眩晕的主穴，惊风、癫痫亦可选择使用。

足少阳经别"系目系，合少阳于外眦"，足少阳经筋"支者，结于目外眦，为外维"，《针灸甲乙经》"不得视，两目眉头痛，临泣主之""青盲无所见，远视䀮䀮，目中淫肤，白膜覆瞳子，目窗主之"，头临泣、目窗可为治疗目痛、视物模糊等眼病的主穴。

不同的针刺方向，使针感传向病所疗效更佳。

此组穴区分布有额神经、眶上神经、面神经的颞支、额动脉及颞浅动脉的分支等，对应大脑皮层的额区，上述结构为本组腧穴治疗疾病提供了解剖生理学基础。

八、头维

【位置】

头维　胃经腧穴，在头部，额角发际直上 0.5 寸，头正中线旁开 4.5 寸。足阳明、少阳、阳维交会穴。（图 1-8）

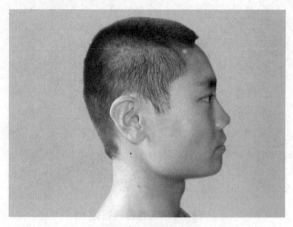

图 1-8 头维

【取穴法】

关于头维的位置,诸文献皆云"额角发际直上 0.5 寸,头正中线旁开 4.5 寸",若发际不明或变异者,此法不易定位。我们取穴时沿额结节中线向后推至结节边缘凹陷即得此穴,此法适用于任何患者,且操作简便。

【主治】

1. **头疾病症** 头痛 眩晕

2. **目疾** 目赤肿痛 迎风流泪 眼睑瞤动 眼睑下垂

西医学中的紧张性头痛、血管性头痛、血管神经性头痛、高血压、梅尼埃病、眼睑肌无力、眼疲劳、面神经炎、面肌痉挛等病出现以上症状时可酌情选用此穴治疗。

【刺法】

平刺 0.8~1.2 寸。①治疗头疾针尖向后,进针后用小幅度低频捻转手法,使局部产生酸胀感。②治疗目疾针尖向前,进针后用小幅度低频捻转手法,使针感向前传至眼周,非此针感疗效不著。

【明理与心得】

足阳明之脉"交颊中,旁约太阳之脉""循发际,至额颅",足阳明经别"上颊,还系目系",足阳明经筋"上合于太阳,太阳为目上纲,阳明为目下纲",足阳明经脉与头目关系密切。《百症赋》"泪出刺临泣、头维之处",《玉龙歌》"眉间疼痛苦难当,攒竹沿皮刺不妨,若是眼昏皆可治,更针头维即安康",《玉龙赋》"攒竹、头维,治目疼头痛",《针灸甲乙经》"寒热头痛如破,目痛如脱,头维主之",头维为治疗头痛和目疾的要穴。

头维穴区分布有耳颞神经分支,面神经颞支,颞浅动静脉的额支等,为此穴治疗上述病症提供了解剖生理学基础。

九、枕外隆凸

【位置】

枕外隆凸　枕骨外面中部的隆起,位于后头部下方正中部位。(图1-9)

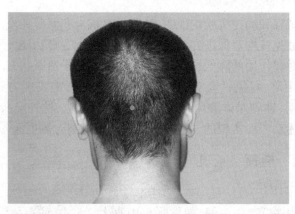

图1-9　枕外隆凸

【主治】

各类炎症　臁疮　甲沟炎　伤口不愈或愈合不良　耳部溃疡　疖肿

【操作】

①针具:采用小锤式皮肤针。②消毒:用75%的酒精棉球将局部头发(头发不必剪去)和皮肤仔细消毒,针具用75%的酒精浸泡消毒。③叩刺范围:从隆凸的顶端开始,依次向隆凸的四周叩刺,直至隆凸的底部。直径1.5~2cm,不间隔。④叩刺的手法:中等刺激,用力均匀,以局部微有疼痛为度,但不宜出血。⑤叩刺的角度:依照隆凸部表面形状的变化,叩刺的角度一定要使针体全部接触皮肤,切忌只用部分针体接触皮肤。⑥叩刺的次数:每次治疗叩刺约300下,每日1~2次。病重而急者,每次治疗可叩刺500下左右,每日3~5次。⑦疗程:治疗5~7天为1个疗程,对于某些慢性病者,可连续治疗2个疗程以上。如治疗超过2个疗程以上者,可间隔1~2日叩刺一次。在施术时若用力过大,或叩刺时角度不正确,或是慢性病施术时间过久,可能会出现局部微有出血或叩刺时疼痛感加重的现象,此时不必中断治疗,继续施术无妨。

【明理与心得】

上述诸炎症之形成,多由于外感六淫,过食膏粱厚味,内郁火毒,或外来伤害,感受毒邪等,引起邪毒壅聚,致营卫不和,经络阻塞,气血壅滞而成,即《素问·生气通天论》所言:"营气不从,逆于肉理,乃生痈肿。"枕外隆凸与督脉和膀胱经有关,能够治疗多种急慢性炎症。《素问·通评虚实论》"暴痈筋緛,随分而痛,魄汗不尽,胞气不足。"胞气不足"即指膀胱经气不足。张介宾注云"水道不利也",即指痛之成因,与膀胱经气不足,魄汗出不尽有关。太阳主表,枕外隆凸的边缘为膀胱经,其外上缘为膀胱经的玉枕穴。督脉总督一身之阳,为阳脉之海,枕外隆凸恰为督脉所过,因此叩刺该处可通调督脉与膀胱经经气,而达到行气活血,清热解毒的目的。

诸多临床观察和动物实验均证明,针刺具有抗炎和调节免疫功能的作用,对细胞免疫和体液免疫均有促进和调整作用。当白细胞吞噬功能处于低下状态时,针刺可抑制其吞噬作用的降低;当白细胞吞噬功能处于活跃状态时,针刺可促使其吞噬作用的下降,可见针灸对白细胞吞噬功能的影响表现为一种调整作用。研究结果也表明,针刺对体液免疫物质也有一定影响。枕外隆凸的治疗作用可能就是通过上述功能而实现的。本穴的具体作用机制有待更深一步的研究。

十、前顶　后顶　承灵

【位置】

前顶　督脉腧穴,在头部,前发际正中直上 3.5 寸(注:百会与囟会连线的中点)。

后顶　督脉腧穴,在头部,后发际正中直上 5.5 寸(注:百会向后 1.5 寸处)。

承灵　胆经腧穴,在头部,前发际上 4 寸,瞳孔直上(注:正营后 1.5 寸,横平通天),足少阳、阳维脉交会穴。(图 1-10)

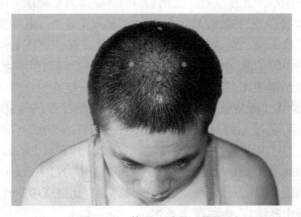

图 1-10　前顶　后顶　承灵

【取穴法】后顶穴取在顶枕缝中央,即人字缝的顶点,先寻找枕骨粗隆,向上直行推按至枕骨上端(与左右两顶骨的相接处)凹陷处。其余参照位置取穴。

【主治】

1. **头面五官病症**　头痛　眩晕　面肿目痛　鼻渊　鼻衄　多涕

2. **神志病症**　癫狂　郁闷不舒　失眠　健忘

3. **腰骶部病症**　腰痛　腰脊痛　尾骨痛

西医学中的紧张性头痛、情绪性头痛、血管性头痛、血管神经性头痛、高血压、偏瘫、肌无力、椎 - 基底动脉供血不足、颈椎病、腰椎后关节紊乱症、梅尼埃病、鼻炎、抑郁症、神经官能症、围绝经期综合征等病出现以上症状时可酌情选用此组穴治疗。

【刺法】平刺 0.8~1.2 寸。①治疗头面五官病症,针尖向前,高频率低幅度捻转,使针感向眼鼻方向传导,非此针感疗效不著。②治疗神志病症,针尖方向不限。③治疗腰痛,针尖向后,高频率低幅度捻转,使针感向后传导,得此针感疗效更佳。

【明理与心得】

督脉"上系两目之下中央""督脉之别,散头上"。胆经"起于目锐眦",足少阳经别"系目系,合少阳于外眦",足少阳经筋"支者,结于目外眦,为外维",《百症赋》"原夫面肿虚浮,须仗水沟、前顶",《针灸甲乙经》"风眩目瞑,恶风寒,面赤肿,前顶主之""风眩目眩,颅上痛,后顶主之"。前顶、后顶为督脉腧穴,承灵为胆经腧穴,此三穴可为治疗头面五官病的常用穴之一。

"督脉者,入属于脑""脑为元神之府""头者,精明之府",《针灸甲乙经》"小儿惊痫,前顶主之""癫疾瘛疭,狂走,颈项痛,后顶主之",此组穴可为治疗神志病的常用配穴。

"督脉者,起于下极之俞,并于脊里,上至风府""督脉之别,挟膂上项,散头上,下当肩胛左右,别走太阳,入贯膂",后顶穴为督脉"脉气所发"穴,施治此穴可激发督脉经气。头部督脉的腧穴皆有治疗腰疾之效,此组穴位可为腰痛的常用配穴,治疗尾骨痛效果显著。

此组穴位局部分布有枕大神经分支、额神经分支、枕动静脉分支、颞浅动静脉,对应大脑皮层的额叶和顶叶功能分布区。上述结构为本组穴位治疗疾病提供了解剖生理学基础。

第二节　面　部　腧　穴

一、攒竹

【位置】

攒竹　膀胱经腧穴,在面部,眉头凹陷中,眶上切迹处。(图 2-1)

【取穴法】

用指甲垂直在眉毛内侧端附近推动,当摸到一凹陷(眶上切迹)处即是本穴。

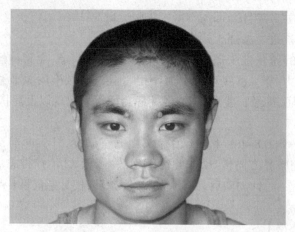

图 2-1　攒竹

【主治】

1. 头面五官病症　目赤肿痛　目视不明　近视　弱视　眼睑震颤　眼睑下垂　迎风流泪　头痛　眉棱骨痛　面瘫

2. 腰腿痛　骶髂关节炎

3. 呃逆

西医学中的结膜炎、眼轮匝肌痉挛、血管神经性头痛、丛集性头痛、鼻窦炎、额窦炎、面神经炎、腰椎间盘突出、膈肌痉挛等出现以上症状时可酌情选用此穴位治疗。

【刺法】平刺 0.5~0.8 寸。

【明理与心得】

膀胱经"起于目内眦",经上眼睑至额部,经筋"为目上纲",其病候有"目黄,泪出"。本穴可治眼部病症。《铜人腧穴针灸图经》"治眼中赤痛及睑眴动",《针灸大成》"主目眈眈,视物不明,泪出目眩,瞳子痒,目眥,眼中赤痛及睑眴动不得卧",《百症赋》"目中漠漠"。攒竹是治疗目赤肿痛,眼睑震颤,眼睑下垂等目疾的主穴之一。

足太阳经脉"上额,交巅;其支者,从巅至耳上角"。足太阳经筋分布"结于枕骨,上头,下颜,结于鼻"。病候有"冲头痛""头囟项痛"。《针灸甲乙经》"头风痛,鼻鼽衄,眉头痛,泣出,善嚏……攒竹主之",《玉龙歌》"眉间疼痛苦难当,攒竹沿皮刺不妨"。本穴治疗头痛,眉棱骨痛效果良好。

膀胱经"夹脊抵腰中",经脉病候为"脊痛,腰似折",攒竹治疗腰痛临床常采用互动式针法。进针部位略比国标定位靠上,针尖向下平刺至攒竹穴,深度达0.5~0.8 寸。令患者站立,边捻转边令患者活动腰部或行走,疼痛可大部分缓解或针入痛止。或患者仰卧位,捻转行针后嘱其抬患侧腿,患者可抬高患肢而不觉疼痛,不用互动式针法难取此效。攒竹是治疗直腿抬高实验阳性者的主穴,治腰痛的辅穴。

针刺攒竹治疗腰痛始见于孙震寰的《针灸心悟》,笔者在临床中发现,攒竹对于单侧腰痛治疗效果好。对于因单侧腰痛而下肢活动受限的患者,采用互动式针法,患者活动度明显加大,疼痛随即减轻,患者"直腿抬高试验"由阳性即刻转为阴性。本穴治疗呃逆,临床上常与素髎、中脘、足三里或翳风配合使用。

本穴有面神经的颞支和颧支分布。颞支支配额肌和眼轮匝肌上部,其作用为扬眉、皱额、闭合眼裂。当面瘫损及面神经颞支时出现同侧额纹消失,上眼睑不能闭合。这为本穴治疗面瘫提供了必要的解剖生理基础。本穴位于眶上切迹(眶上孔)处,此处有眶上神经分布,眶上神经是三叉神经第一支(眼神经)最大分支。神经从属关系为三叉神经 - 眼神经 - 额神经 - 眶上神经,眶上神经经眶上切迹分支分布于额顶部皮肤。针刺本穴治疗三叉神经痛时产生局部放射感为佳,非此针感疗效不著。本穴是治疗三叉神经第一支痛的主穴之一。此外本穴恰好位于额窦上方,可以治疗额窦炎。

二、丝竹空　瞳子髎(丝竹空透颔厌,瞳子髎透悬厘)

【位置】

丝竹空　三焦经腧穴,在面部,眉梢凹陷中。

瞳子髎　胆经腧穴,在面部,目外眦外侧约 0.5 寸眶骨外缘凹陷中。手太阳、手足少阳经交会穴。(图 2-2)

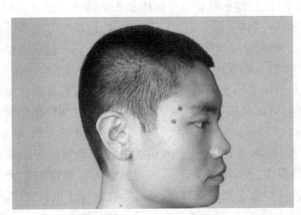

图 2-2　丝竹空　瞳子髎

【取穴法】

用指甲垂直于眉毛向外侧端推摸,大约在眉梢外侧端可以摸到额骨颧突和颞线形成的交角,交角后的凹陷处即是丝竹空。

用指甲从目外眦端向外推摸,摸到眼眶外缘即颧骨的额突,额突后的凹陷即是瞳子髎。

【主治】

1. 头面五官病症　头痛　目赤肿痛　眼睑震颤　目眩　目翳　近视　弱视　面瘫

2. 胸胁病症　胸胁胀满疼痛

西医学中的急性结膜炎、结膜炎及流行性角膜炎、眼轮匝肌痉挛、血管神经性头痛、面神经炎等病出现以上症状时可酌情选用此组穴位治疗。

【刺法】　此二穴可平刺 0.5~1.0 寸。采用透穴的方法,即瞳子髎透悬厘。此时针刺深度可以适当加大,可达 1.5 寸。

【明理与心得】

丝竹空、瞳子髎分属手足少阳经。三焦经"从耳后入耳中,出走耳前,过客主人",布于侧头上部。《针灸甲乙经》"眩,头痛,刺丝竹空主之"。胆经"起于目锐眦,上抵头角"。《铜人腧穴针灸图经》载瞳子髎治"头痛,目外眦赤痛"。此二穴为治疗偏头痛的主穴之一,我们体会改用透刺法疗效更著。

三焦经"至目锐眦",胆经"至目锐眦后"。《针灸大成》载丝竹空可治"视物眈眈不明,恶风寒,风痫,目戴上不识人,眼睫倒毛"。《外台秘要》载瞳子髎曰:"青盲无见,远视眈眈,目中肤翳白膜。"二穴为治疗目疾的主穴之一。

足少阳经经筋"循耳后,上额角,交巅上,下走颔,上结于頄;支者,结于目眦为外维。"手少阳经经筋"上曲牙,循耳前,属目外眦,上乘颔,结于角。"二穴经筋都经过头面部,丝竹空、瞳子髎是治疗面瘫和头痛的主穴之一。

胆经经脉"络肝,属胆,循胁里""下腋,循胸,过季胁"。足少阳经筋"上乘眇、季胁"。经脉和经筋都经过胸胁,手足少阳经相接。瞳子髎治疗胁肋方面疾病的论述鲜见报道,我们在临床中发现,瞳子髎治疗胸胁疾患有一定效果,此为下病上取之法。现人多认为胁肋疼痛反映肝胆经的病变,笔者则认为胸部胀痛的问题亦归于肝胆经,可以从根结理论去阐述这一问题。"根"是经脉之气起始的部位,"结"是经脉之气归结的部位。《灵枢》载"厥阴根于大墩,结于玉英,络于膻中。"玉英指胸部,厥阴经又络于膻中,说明肝经和胸部疾患关系密切。临床中单纯胁肋胀痛的很少,大多数患者联合出现的是胸胁部的胀痛,此时不妨从肝胆经论治。现有教材对此无相关记载,希望以后教材能予以补充。

手太阳、手足少阳经在瞳子髎交会。两穴位分布有面神经颞支和颧支,神经支配的肌肉有额肌和眼轮匝肌上部,其功能为扬眉、皱额、闭合眼裂。这为二穴治疗面瘫提供了必要的解剖生理基础。当出现同侧额纹消失、上眼睑不能闭合的症状时可以用这两个腧穴。尤其采用透穴的方式效果更好。笔者在临床中常用丝竹空透颔厌,瞳子髎透悬厘,丝竹空透瞳子髎治疗面瘫。若单刺腧穴,只能刺激到一个点,而透穴时刺激的范围大,因而能发挥比单穴刺激更好的效果。两穴还有三叉神经的眼神经的眶上神经分支,故可以治疗三叉神经第一支痛。

三、四白　迎香　上迎香

【位置】

四白　胃经腧穴,在面部,眶下孔处。

迎香　大肠经腧穴,在面部,鼻翼外缘中点旁,鼻唇沟中。手、足阳明经交会穴。

上迎香　经外奇穴,在面部,鼻翼软骨与鼻甲的交界处,近鼻翼沟上端处。

【取穴法】用指甲约从平鼻翼上端处向外推摸,大约在瞳孔直下交点处,摸到一处凹陷,即眶下孔,在此凹陷处取四白穴。(图2-3)

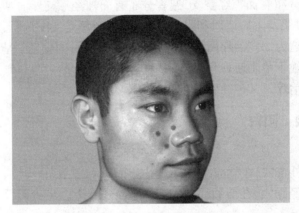

图2-3　四白　迎香　上迎香

【主治】

1. 头面五官病症　面瘫　面痛　头痛　眩晕　鼻塞　鼻衄　齿痛　目疾

2. 胆道蛔虫病

西医学中的面神经炎、三叉神经痛、鼻炎、鼻窦炎、急性牙髓炎、牙周炎、急性根尖周围炎、结膜炎、近视等病出现以上症状时可酌情选用此组穴位治疗。

【刺法】①迎香斜刺或直刺0.3~0.5寸。②上迎香向内上方斜刺0.3~0.5寸,刺入鼻腔。③四白有三种刺法:a.直刺0.3~0.5寸;b.由外向内平刺0.3~0.5寸;c.由下向上刺0.3~0.5寸。感传导区分布有三叉神经的眶下神经,无论采用何种方法,用雀啄法微调,以产生上口唇部和上牙齿的酸胀感效果为佳,尤其是治疗三叉神经痛的第二支痛时,非此针感疗效不著。我们体会第三种方法得气较易。④采用透穴的方法,即迎香透四白,深度可达0.5~1.0寸。

【明理与心得】

四白属足阳明胃经,经筋"上颈,上挟口,合于烦,下结于鼻";迎香属手阳明大肠经,经筋"上颊,结于烦",烦为颧骨。二者循行部位相似,都经过面部,因此可以配合起来使用治疗面瘫。

足阳明经脉"起于鼻,交颏中",胃经起于鼻,各注皆云起于迎香,笔者认为此为画蛇添足之笔。"鼻"即指整个鼻,而并非只是迎香这一小小区域,这样就为四白等胃经穴位治疗鼻疾提供经络学基础,手阳明经脉"上挟鼻孔"。《针灸甲乙经》"目痛,口僻,戾目不明,四白主之""鼻鼽不利,窒洞气塞,喝僻,多涕,鼽衄有痛,迎香主之",两穴是治疗鼻部疾病的常用穴。

现多版教材皆载四白治疗胆道蛔虫病,普通针灸门诊已难见到此病,因其作用特殊,读者不妨记忆,以备不时之需。

四白穴区分布有面神经颧支,迎香分布有面神经颊支。面神经颧支支配眼轮匝肌下部、颧肌及上唇诸肌和眼轮匝肌,面神经颊支支配颊肌、口轮匝肌及其他口周围肌。这为二穴治疗面瘫提供了必要的解剖解剖生理学基础。采用迎香透四白疗效要优于单刺迎香和四白,因为这样刺激的是一个区域,而不是穴位一个点。四白是治疗三叉神经痛第二支痛的特效穴。

四、鱼腰　阳白

【位置】

鱼腰　经外奇穴,在额部,瞳孔直上,眉毛中。

阳白　胆经腧穴,在前额部,眉上1寸,瞳孔直上。足少阳、阳维脉交会穴。(图2-4)

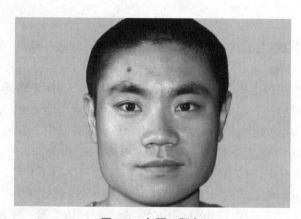

图2-4　鱼腰　阳白

【主治】

头面五官病症 面瘫 头痛 视物不明 眉棱骨痛

西医学中的急性结膜炎、假性结膜炎及流行性角膜炎、玻璃体浑浊、白内障、近视、远视、面神经炎等病出现以上症状时可酌情选用此组穴位治疗。

【刺法】

二穴可平刺 0.3~0.5 寸。①阳白四透：采用一穴四针，针尖与表皮成 15° 角，分别针向上星、头维、攒竹、丝竹空，进针 1.0 寸。②鱼腰可略向上斜刺，刺入眶上孔或眶上切迹，刺中三叉神经的眶上神经。

【明理与心得】

阳白为足少阳胆经腧穴，经筋循行"直者，上出腋，贯缺盆，出太阳之前，循耳后，上额角，交巅上，下走颔，上结于頄。支者，结于目外眦为外维。"阳白是治疗面瘫的主穴。

胆经"起于目锐眦""至目锐眦后"，经脉病候为"目锐眦痛"。《针灸甲乙经》"头目瞳子痛，不可以视，挟项强急，不可以顾，阳白主之。"《备急千金要方》载阳白穴主治"目瞳子痛，远视䀮䀮，昏夜无所见"，《奇效良方》载鱼腰可以治疗"眼睑垂帘，翳膜"，鱼腰、阳白是治疗目疾的主穴。

足少阳、阳维脉在阳白穴交会。阳白和鱼腰穴区分布有面神经颞支，颞支支配额肌和眼轮匝肌上部，其作用为扬眉、皱额、闭合眼裂。当面瘫损及面神经颞支时引起同侧额纹消失，上眼睑不能闭合。临床上针刺阳白采用石学敏院士的阳白四透法，此法属于"经筋刺法"，用此法能够广泛地、有效地刺激患者患侧面神经分布区，改善局部微循环损伤状态，是治疗周围性面神经麻痹的常用有效方法。

鱼腰位于眶上孔或眶上切迹处，眶上神经经眶上切迹分布于额顶部皮肤，眶上神经是三叉神经第一支（眼神经）最大分支，神经从属关系为三叉神经—眼神经—额神经—眶上神经。针刺本穴治疗三叉神经痛时产生局部放射感为佳，非此针感疗效不著。本穴是治疗三叉神经第一支痛的主穴之一。

五、颧髎 巨髎

【位置】

颧髎 小肠经腧穴，在面部，颧骨下缘，目外眦直下凹陷中。手少阳、太阳经交会穴。

巨髎 胃经腧穴，在面部，横平鼻翼下缘，瞳孔直下。足阳明、阳跷脉交会穴。（图 2-5）

【主治】

头面五官病症 目赤肿痛 眼睑眴动 面瘫 面痛 齿痛

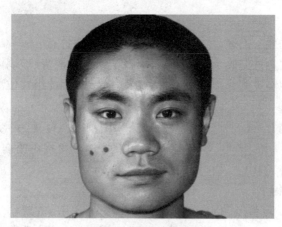

图 2-5　颧髎　巨髎

西医学中的急性结膜炎、假性结膜炎、流行性角膜炎、眼轮匝肌痉挛、面神经炎、三叉神经痛等病出现以上症状时可酌情选用此组穴位治疗。

【刺法】①二穴均可直刺 0.5~0.8 寸，或斜刺 0.5~1.0 寸。②颧髎可深刺 1.0~1.5 寸，使上牙有酸麻感，治疗三叉神经痛、面瘫时，此种刺法疗效好。

【明理与心得】

小肠经"从缺盆循颈上颊，至目锐眦，却入耳中；其支者，别颊上䪼，抵鼻，至目内眦。"《针灸大成》载颧髎"主口㖞，面赤目黄，眼睑动不止，颟肿齿痛。"胃经"起于鼻，交頞中，旁约太阳之脉，下循鼻外，入上齿中，还出挟口环唇。"《针灸甲乙经》载巨髎治"瘈疭口僻"。《针方六集》载本穴治"面风，颊肿，口㖞"。颧髎和巨髎经脉都过面部，是治疗面瘫和三叉神经痛的主穴。

《针灸甲乙经》"目赤目黄"，"颟肿唇痛，颧髎主之"。《百症赋》"目眴兮，颧髎，大迎"。《针灸大成》载巨髎治"目障无见，远视䀮䀮"。二穴是治疗目赤肿痛，眼睑眴动等眼部病症的常用临近穴。

两穴分布有面神经的颧支、颊支。颊支支配的肌肉有颊肌，口轮匝肌及其他口周围肌。颊肌作用是牵引口角向后，并使颊部更贴近上下牙裂，以参与咀嚼和吮吸。口轮匝肌作用为闭唇，并参与咀嚼、发音。两穴可以治疗面瘫导致的鼻唇沟变浅，口角下垂，鼓腮漏气，不能吹口哨，咀嚼无力，食物停留病侧，嘴角歪向患侧的症状。两穴还有三叉神经第二支上颌神经的眶下神经分布，眶下神经分布于下睑、鼻翼和上唇的皮肤。因此二穴可以治疗三叉神经第二支痛。

颧髎深层有三叉神经的下颌神经分布，需要注意的是，下颌神经必须深刺才可刺中。因为它分布在咬肌的深层。通常刺入 1 寸以上的深度时，才可出现上牙的酸麻感，治疗面瘫和三叉神经痛时，非此针感疗效不著。

六、上关 下关

【位置】

上关 胆经腧穴,在面部,下关直上,颧弓上缘中央凹陷中。手足少阳,足阳明经交会穴。

下关 胃经腧穴,在面部,颧弓下缘中央与下颌切迹之间凹陷中。足阳明、少阳交会穴。(图 2-6)

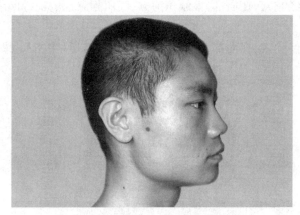

图 2-6 上关 下关

【取穴法】

用手指从颧弓下缘向后推摸,当摸到凹陷处即是下关穴,张口时将手指顶出。下关直上颧弓上方为上关穴。

【主治】

头面五官病症 面瘫 面痛 耳聋 耳鸣 牙痛

西医学中的面神经炎、三叉神经痛、听力减弱、神经衰弱、梅尼埃病、中耳炎、龋齿、牙髓炎、牙根尖周炎等病出现以上症状时可酌情选用此组穴位治疗。

【刺法】二穴均可直刺 0.5~1.0 寸。

【明理与心得】

腧穴所在经脉与循行部位的联系前文已有论述,此处不再赘述。《铜人腧穴针灸图经》载上关治"耳聋""目眩牙车不开",《针灸甲乙经》"失欠,下齿龋,下牙痛,颔肿,下关主之。"《铜人腧穴针灸图经》载下关"偏风,口目㖞,牙车脱臼。"二穴位于耳前,是治疗耳聋、耳鸣的主穴,治疗牙痛的常用穴。

两穴有耳颞神经分布,下关深层还有下牙槽神经分布。下颌神经是三叉神经第三支的分支,也是三支中最粗大的分支,下颌神经继续分出颊神经、舌神经、下牙槽神经、耳颞神经和咀嚼肌神经。耳颞神经分布于耳郭前面和颞区皮肤及腮腺。下牙槽神经分布于下颌各牙和牙龈。其终支自颏孔穿出颏神经,分布于颏部及下唇的皮肤和黏膜。颏神经是三叉神经中一支重要的神经。二穴联合治疗三叉神经第三支痛效果良好,下关深刺效果尤为显著。此处下牙槽神经刚刚穿出,深刺下关恰能刺中其主干,可以与颊车、夹承浆、大迎配合起来使用。

七、大迎　颊车

【位置】

大迎　胃经腧穴,在面部,下颌角前方,咬肌附着部的前缘凹陷中,面动脉搏动处。

颊车　胃经腧穴,在面部,下颌角前上方约一横指(中指)。(图2-7)

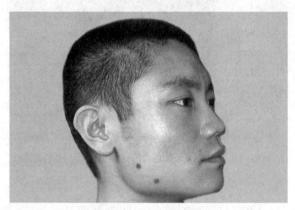

图2-7　大迎　颊车

【主治】

头面五官病症　面瘫　面痛颊肿　牙痛

西医学中的面神经炎、中风后遗症、三叉神经痛、腮腺炎、下颌关节炎、龋齿、牙髓炎、牙根尖周炎等病出现以上症状时可酌情选用此组穴位治疗。

【刺法】二穴均可直刺0.3~0.5寸。①大迎向颊车方向透刺0.5~1.0寸。②颊车向地仓方向透刺1.5~2.0寸。

【明理与心得】

胃经"起于鼻,交頞中,旁约太阳之脉,下循鼻外,入上齿中,还出挟口环唇"。足阳明经筋"上颈,上挟口,合于頄,下结于鼻,上合于太阳"。胃经主病"口喝"。《针灸大成》载大迎治"口噤不开,唇吻瞷动,口喝",载颊车治"口眼喝"。二穴是治疗口眼喝斜的主穴。

《针灸大成》载大迎治"齿龋痛",载颊车治"颔颊肿,牙不开嚼物"。《胜玉歌》"牙腮疼紧大迎全"。二穴位于下颌,治疗局部病症效果良好,二穴经常配合使用。

二穴有面神经下颌缘支分布。下颌缘支支配降口角肌、降下唇肌。针刺二穴可以刺中相应神经或刺激其支配区域,利于病症的恢复,这为二穴治疗面瘫提供了必要的解剖生理学基础。二穴还有三叉神经第三支下颌神经的分布,与夹承浆、下关共同使用治疗三叉神经第三支痛。

八、太阳

【位置】

太阳　经外奇穴,在颞部,眉梢与目外眦之间,向后约一横指的凹陷中。(图2-8)

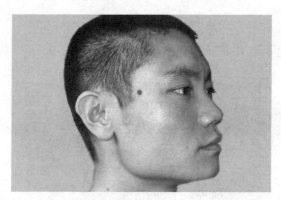

图2-8　太阳

【主治】

头面五官病症　头痛　头晕　面痛颊肿　牙痛　目赤肿痛

西医学中的紧张性头痛、血管神经性头痛、三叉神经痛、高血压、龋齿、牙髓炎、牙根尖周炎等病出现以上症状时可酌情选用此组穴位治疗。

【刺法】直刺或斜刺0.3~0.5寸。①太阳深刺2.0~3.0寸治疗牙痛、三叉神经痛。②本穴周围的阳络点刺放血治疗头晕伴有耳鸣,头目胀痛,急躁易怒,少寐多梦,舌红苔黄,脉弦数的患者疗效佳。

【明理与心得】

《太平圣惠方》载太阳"理风,赤眼头痛,目眩涩",《集成》"头风及偏头痛",《奇效良方》"治眼红肿及头痛",太阳穴善治头痛、目赤肿痛。

太阳深刺治疗牙痛,太阳进针后向下牙床方向深刺可达2.0~3.0寸,也有人称其为太阳透下关或太阳透颧髎,针刺方向略有不同。太阳深刺可刺中三叉神经的下颌神经,该神经分布在咬肌的深层,因而唯有深刺方能刺中,深刺时产生牙齿的放射性感觉为佳,尤其是治疗三叉神经痛以此针感为要,颧髎深刺也可达到同样效果。太阳穴处分布有颞浅静脉,点刺放血可以治疗因高血压导致的头晕。过去此穴灯草灸治疗小儿惊风,认为是治疗小儿惊风的第一法,随着社会的进步,人们对于面容之美要求倍增,灯草灸会遗留瘢痕,故此法已不适用,改用放血之法不仅无遗留瘢痕之虞,且能迅速出血泻热,疗效更佳。将此法扩展应用于眩晕和目赤肿痛的治疗,效果亦显著。

九、印堂　水沟　素髎　兑端

【位置】

印堂　督脉腧穴,在头部,两眉毛内侧端中间的凹陷中。

水沟　督脉腧穴,在面部,人中沟的上 1/3 与中 1/3 交点处。督脉、手足阳明经交会穴。

素髎　督脉腧穴,在面部,鼻尖的正中央。

兑端　督脉腧穴,在面部,上唇结节的中点。(图 2-9)

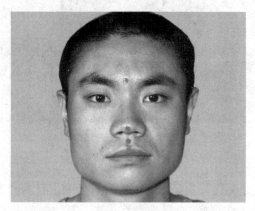

图 2-9　印堂　水沟　素髎　兑端

【主治】

1. **神志病症**　中风　昏迷　晕厥

2. **头面五官病症**　面瘫　牙痛　鼻塞

3. **腰脊痛症**

4. **呃逆**

西医学中的休克、中暑、癫痫、急性腰扭伤、膈肌痉挛等病出现以上症状时可酌情选用此组穴位治疗。

【刺法】①水沟、素髎直刺 0.3~0.5 寸。②印堂向下平刺 0.3~0.5 寸。③水沟横刺法:沿人中沟外侧横刺 0.3~0.5 寸透向对侧,治疗腰脊痛。

【明理与心得】

督脉"行于后背正中,上至风府……经素髎、水沟,会于手足阳明,至兑端,入龈交。"督脉主干行于背部正中,入属于脑,"脑为元神之府",印堂和水沟可治疗神志病症。《玉龙赋》"印堂治其惊搐",《针灸甲乙经》"癫疾互引,水沟及龈交主之",《胜玉歌》"治疗中风口吐沫",水沟别名人中,能醒神开窍,治疗神志病。石学敏院士创立的"醒脑开窍"针刺法中,水沟用雀啄手法,至流泪或眼球周围充满泪水为度,是治疗中风及诸神志病的主穴之一。印堂原为经外奇穴,在1990年国家标准GB 12346-1990《经穴部位》及1991年WHO《针灸穴名国际标准》中均归在经外奇穴一类,2006年国家标准GB/T 12346-2006《腧穴名称与位置》将印堂穴归至督脉,位置不变,使经穴数量由361个增加至362个,是近年来经络腧穴学的一个重要事件,但在针灸界似乎知晓度不高,在同年出版的普通高等教育"十一五"国家级规划教材《针灸学》中仍沿用90版国标,之后的针灸文献中也仍旧将印堂穴视为经外奇穴。印堂和水沟可以交替使用治疗神志病。

《玉龙歌》"口臭之疾最可憎,大陵穴内人中泻。"水沟可治口鼻病症,是腧穴的局部作用,印堂也可治疗鼻疾。

络脉病"实则脊强",《脉经》"腰背强痛,不得俯仰",腰脊痛责之于督脉,《玉龙歌》"强痛脊背泻人中,挫闪腰酸亦可攻"。水沟所治腰脊痛是指脊柱骨疼痛,无论是急性腰脊痛还是慢性病如风湿病造成的腰脊痛都有良效。采用互动式针法,沿人中沟外侧横刺0.3~0.5寸透向对侧,一边捻转针体,一边嘱患者活动腰部。亦可以与合谷透后溪配合使用。

兑端治疗尾骨尖痛,是对应取穴法。兑端和尾骨尖都在督脉上,位置对称。

素髎治疗呃逆,可与攒竹、内关、中脘或翳风配合使用。

水沟作为醒脑急救之要穴为历代医家所推崇,石学敏院士研究发现针刺水沟可兴奋上行激活系统,解除脑细胞的抑制状态,改善脑循环,采用雀啄法泻水沟可开窍启闭,醒元神,调脏腑。

十、口禾髎　夹承浆　地仓

【位置】

口禾髎　大肠经腧穴,在面部,横平人中沟上1/3与下2/3交点,鼻孔外缘直下。

夹承浆　经外奇穴,在面部承浆穴外侧约1寸之凹陷中。

地仓　胃经腧穴,在面部,口角旁开0.4寸(指寸)。(图2-10)

【主治】

头面五官病症　面瘫　鼻塞　衄衊　牙痛

西医学中的面神经炎、面肌痉挛、中风后遗症、鼻窦炎、鼻中隔偏歪、鼻出血等病出现以上症状时可酌情选用此组穴位治疗。

【刺法】①三穴均可平刺或斜刺0.3~0.5寸。②地仓向颊车方向透刺1.0~2.0

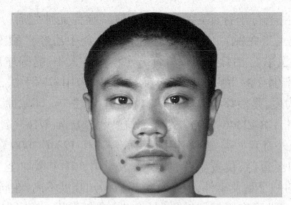

图 2-10　口禾髎　夹承浆　地仓

寸。③口禾髎向地仓方向透刺 0.5~1.0 寸,夹承浆向地仓方向透刺 0.5~1.0 寸。夹承浆透地仓可以产生传向下牙的针感。

【明理与心得】

腧穴所在经脉与循行部位的联系前文已有论述,此处不再赘言。《针灸甲乙经》载"鼻窒,口僻,清涕出不可止,鼽衄有痈,禾髎主之",《针灸大成》载口禾髎"鼻塞不闻香臭",《针灸甲乙经》载地仓"口缓不收,不能言语"。三穴位于口角旁,是治疗面瘫的辅穴。

笔者常用口禾髎透地仓,夹承浆透地仓治疗面瘫和中风后嘴唇麻木,效果优于穴位单刺。穴区下有面神经颊支分布,采用透穴针刺可以更容易刺激到神经及其相应分支。口禾髎有三叉神经第二支(上颌神经)的眶下神经分支分布,是治疗三叉神经第二支痛的主穴。地仓有眶下神经和第三支(下颌神经)的颊神经分支分布,是治疗三叉神经第三支痛的主穴。夹承浆位于颏孔处,其下有三叉神经第三支的下牙槽神经分支分布,是治疗三叉神经第三支痛的主穴。

第三节　颈 部 腧 穴

一、大椎

【位置】

大椎　督脉腧穴,在脊柱区,第 7 颈椎棘突下凹陷中,后正中线上。督脉、手足三阳经交会穴。(图 3-1)

【主治】

1. **热证**　发热　疖肿疮疡　口干舌燥　目赤肿痛　耳鸣耳聋
2. **表证**　咳嗽　气喘　鼻塞流涕

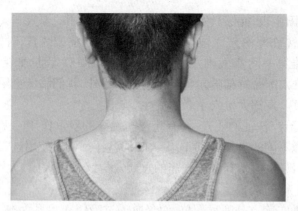

图 3-1　大椎

3. **风湿痹证**

4. **汗证**　自汗　盗汗

5. **颈部病证**　头项强痛　肩髀痛

6. **脑系病证**　偏瘫　失语　喑哑　咽喉不利

7. **疟疾**

西医学中的感冒、发热、哮喘、过敏性鼻炎、咽炎、类风湿关节炎、自主神经功能紊乱、紧张性头痛、血管性头痛、神经性头痛、痤疮、高血压、颈椎病、脑血管病、假性延髓麻痹、构音障碍、精神神志病等，出现以上症状时可酌情选用此穴位治疗。

【刺法】大椎穴的主要刺法为毫针刺法和刺络拔罐法，临床根据病情的不同酌情选用不同的方法：①直刺法：适用以上所有病症，《针灸学》述该穴进针的角度和深度为"向上斜刺 0.5~1.0 寸"，我们认为正常成年人进针 1.2~1.5 寸是安全的，但是我们不主张刺透硬脊膜。②刺络放血法：我们临床多采用一次性注射器针头作为针具，在大椎穴周围直径 1cm 范围内进行点刺拔罐，亦可在大椎穴刺络拔罐放血的基础上辅以背腧穴的刺络拔罐放血疗法。

【明理与心得】

大椎是督脉腧穴，又是诸阳经交会穴。在《灵枢》篇中虽然没有明确说明足阳明胃经过大椎穴，但是后人已经将其进行了补充。大椎穴性纯阳主表，既能助阳散寒，又能够清热泻火，因此该穴是临床上使用频率非常高的一个腧穴。

临床上无论是实热证还是虚热证都可以使用大椎穴治疗，如《针灸甲乙经》中就使用大椎穴来治疗外感实热证"伤寒热盛，烦呕，大椎主之"。《针方六书》使用大椎穴治疗虚热"治五劳七伤，骨蒸发热"。临床上治疗实热证时，采用刺络拔罐和毫针刺法都可以，而治疗虚热证时多采用毫针刺法。大椎穴既可以作为治疗热证的主穴，也可以作为其他清热穴位的配穴。

大椎穴纯阳主表,能够激发人体阳气,是疏风散寒的要穴。大椎穴可用来治疗外感风寒证,《伤寒论》"太阳与少阳并病,颈项强痛或眩冒,时如结胸,心下痞硬者,当刺大椎第一间。"大椎穴也可以治疗冷风顽痹等证,如治疗类风湿关节炎,常采用大椎穴配合背部腧穴刺络拔罐法。另外,我们临床也用大椎穴刺络拔罐法治疗皮肤病,发挥大椎穴主表的特性。

大椎穴是治疗汗证的要穴,具有止汗与发汗的双重作用。无论有汗还是无汗,无论是表虚不固的自汗,还是阴虚火旺的盗汗都可以使用该穴。

大椎穴居颈部,是治疗颈项强痛的重要穴位,《针灸大成》大椎"主气注背膊拘急,颈项强不得回顾。"

另外,大椎穴前方是咽喉部位,而督脉通过哑门穴入系舌本,《针灸甲乙经》"在后发际宛宛中,入系舌本",哑门"入系舌本"一语一直没有引起人们的重视。我们认为哑门"入系舌本"使督脉与咽喉舌本发生直接的联系,为督脉其他腧穴治疗舌本病症提供了的重要理论依据,正如《针灸甲乙经》"大椎主喉痹",临床上我们常大椎、哑门二穴合用,采用运动行针法,一边将针捻转,一边嘱患者咳嗽或者咽唾液,用于治疗构音障碍、吞咽困难及咽喉不利等症。

大椎一直是历史上治疗疟疾的主穴,《针灸大成》大椎"主温疟痎疟"。疟疾在现代属传染病,现在虽然已经不用针灸治疗该病,但我们在此特别说明以备不时之需。

二、扶突　天窗　天鼎　颈臂

【位置】
扶突　手阳明大肠经腧穴,在胸锁乳突肌区,横平喉结,胸锁乳突肌前、后缘中间。

天窗　手太阳小肠经腧穴,在颈部,横平喉结,胸锁乳突肌的后缘。

天鼎　手阳明大肠经腧穴,在颈部,横平环状软骨,胸锁乳突肌后缘。

颈臂　经外奇穴,有 2 种定位方法:①在胸锁乳突肌外缘,锁骨上窝上 1 寸处,锁骨下动脉搏动处外 0.3 寸。②锁骨中外 1/3 处,锁骨下动脉搏动处上 0.1 寸。(图 3-2)

【取穴法】
扶突、天窗　笔者认为所谓与喉结相平,是以喉结为顶点在颈外侧做一条下颌的平行线,扶突穴与天窗穴在该线上,取穴时用手在该线上点压胸锁乳突肌前、后缘之间凹陷处即扶突,该线与胸锁乳突肌的后缘交点凹陷处即天窗。

天鼎　胸锁乳突肌前缘,当人迎与气舍连线的中点为水突,以水突穴为顶点在颈外侧做一条下颌的平行线,平行线与胸锁乳突肌后缘的交点凹陷处即天鼎,

颈臂　①在胸锁乳突肌外缘,锁骨上窝上 1 寸处,锁骨下动脉搏动处外约

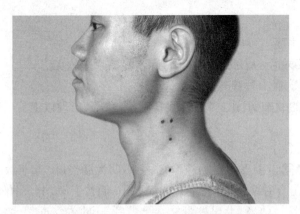

图 3-2 扶突 天窗 天鼎 颈臂

0.3 寸。②锁骨中外 1/3 处,锁骨下动脉搏动处上约 0.1 寸。无论哪种方法取穴一定要触及锁骨下动脉的搏动,用指尖拨开动脉,沿动脉边缘刺入,否则很难把握其位置。

【刺法】临床上我们根据不同的疾病,选用不同的穴位,采用不同的针刺深度及针刺角度,达到气至病所的针刺效应,即我们所倡导的分经得气法。①颈项部的局部疼痛针刺法:以胸锁乳突肌痉挛为主,选用扶突、天窗、天鼎皆可,采用直刺法,针尖方向指向颈部中心,可进针 0.5~0.8 寸,针感以局部酸胀为度;以肩胛提肌痉挛疼痛临床表现为俯仰困难为主取扶突,采用直刺法,可进针 0.8 寸,针感以局部酸胀为度;以斜角肌痉挛疼痛为主选用天窗配天鼎,直刺法,可进针 0.5~0.8 寸,针感以局部酸胀为度。②针感需到达桡神经及肌皮神经支配区域(手太阴肺经、手阳明大肠经、手少阳三焦经的走行区)与正中神经支配区域(手厥阴心包经与手少阳三焦经走行区):取扶突、天窗、天鼎、颈臂穴皆可,如选扶突、天窗则采用直刺法,针尖方向指向中心,可以进针 1~1.5 寸,刺中 C_5 神经根达到放电感下传至肩、上臂、大拇指、次指、中指的效果;如选天鼎穴可进针 0.3~0.5 寸,刺中臂丛神经达到放电感下传至肩、上臂、大拇指、次指、中指的效果;如选颈臂穴,采用任何一种定位均可,第一种采用斜刺法,针尖方向指向中心,进针 0.1~0.3 寸即可,第二种则采用直刺法,针尖刺入 0.1~0.2 寸即可。两种定位方法均可以达到放电感下传至肩、上臂、大拇指、次指、中指的效果。③针感需到达尺神经支配区域(手少阴心经与手太阳小肠经走行区):取颈臂穴第一种定位法,进针后针感首先到达桡神经支配区域,此时,针下有得气感,针尖方向指向中心,第二个出现的针感是正中神经支配区域,针感可以下传至中指,继续刺入,针尖接触臂丛神经尺神经分支,针感可到达小指及无名指。在整个针刺过程中,针下需一直保持有得气的沉紧感,而没有落空感。

【主治】

1. 颈项部病症 颈项部疼痛

2. 肩臂部病症 肩部疼痛 前臂麻木疼痛 痿软无力

3. 五官科病症 耳聋 耳鸣 失音

西医学中的颈椎病、颈肩综合征、耳鸣、耳聋等，出现以上症状时可酌情选用此穴位治疗。

【明理与心得】

扶突、天鼎同为手阳明大肠经腧穴，手阳明大肠经脉"起于大指次指之端外侧，循指上廉，出合谷两骨之间，上入两筋之中，循臂上廉，上入肘外廉，循臑外前廉，上肩，出髃骨之前廉，上出柱骨之会上。"手阳明之经筋"上臑，结于髃，其支者，绕肩胛，挟脊，其直者从肩髃上颈。"可以看出手阳明大肠经的走行与桡神经的走行相似，其中支配拇指背侧的桡浅神经与手少阳三焦经的支配区域相符合，而手阳明经筋在颈部的走行区域分布有胸锁乳突肌、斜角肌、肩胛提肌等肌肉。从病理角度看，手阳明大肠经病有"肩前臑痛，大指次指痛不用"的表现，与桡神经损伤表现相似，颈部胸锁乳突肌、斜角肌、肩胛提肌等肌肉损伤与手阳明经筋病"当所过者支痛及转筋，肩不举，颈不可左右视"的表现相似。因此临床应用扶突、天鼎二穴既可治疗颈项部的疼痛，又可以治疗不同原因导致桡神经损伤产生的上臂前臂疼痛，拇指次指的麻木疼痛、垂腕等症。

另外，扶突、天鼎二穴位于咽喉部，手阳明经别"下走大肠，属于肺，上循喉咙，出缺盆"。手阳明络脉"入耳，合于宗脉"。《针灸大成》扶突"主咳嗽多唾，上气，咽引喘息，喉中如水鸡声，暴暗气哽"，天鼎"主暴暗气哽，喉痹嗌肿不得息，饮食不下，喉中鸣"。因此我们将二穴应用于咽喉部及耳部病症，也将其应用于颈椎病、脑血管病引起咽喉症状者。

天窗穴为手太阳小肠经腧穴，在胸锁乳突肌的后方，手太阳小肠经筋"入结于腋下，其支者，后走腋后廉，上绕肩胛，循颈，出足太阳之筋前，结于耳后完骨"，其病"腋下痛，腋后廉痛，绕肩胛引颈而痛"，这与腋神经损伤导致三角肌、小圆肌及肩部皮肤感觉障碍的表现相似，而天窗穴深层为第4颈椎横突，C_5神经由此发出，此处亦是桡、腋神经神经根之所在，故该穴可以刺中 C_5 神经，使针感沿着桡神经或者腋神经走行下传。临床应用时，如果应用该穴治疗颈项部伤筋如胸锁乳突肌损伤，尤其是俯仰困难时，以局部麻酸胀为宜，而如果治疗颈椎病、脑血管病导致的桡神经损伤和腋神经损伤，必须深刺至颈椎横突，使针感传至手。

此外，天窗穴为手太阳小肠经腧穴，正当耳大神经由内向外上行部位，耳大神经终支分布于腮腺、咀嚼肌下部、耳垂、耳郭后和乳突部的皮肤。手太阳小肠经脉"循咽……其支者，却入耳中"，为天窗穴治疗五官科病症提供了解剖生理学基础。《铜人腧穴针灸图经》"治耳鸣聋无所闻，颊肿喉中痛，暴暗不能言，肩痛引项不得回顾。"《针灸大成》天窗"主痔瘘,颈痛,肩痛引项不得回顾,耳聋颊肿,喉中痛,暴喑不能言,齿噤中风。"因此我们也将该穴应用于五官科病症。

颈臂穴属经外奇穴,由近代人所创。该穴是当代医者结合现代神经解剖学等发现的一个新穴,对于各种麻木顽疾,临床疗效显著。据我们所见到的资料,该穴首见于《芒针疗法》,但其位置多有分歧,以上两种定位方法是我们临床常取的方法。该穴针感既能达到桡神经支配区域也能达到正中神经和尺神经支配区域,还能达到前胸后背,即胸背神经肌支支配区域,可谓一穴多经,分经得气。应用该穴有一定的危险,须熟知颈部解剖,把握针刺深度、角度,用心体会针感,积极与患者沟通。

三、天容 翳风

【位置】

天容 小肠经腧穴,在颈部,下颌角后方,胸锁乳突肌的前缘凹陷中。

翳风 三焦经腧穴,在颈部,耳垂后方,乳突下端前方凹陷中。(图3-3)

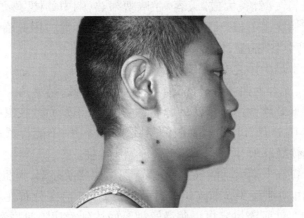

图3-3 天容 翳风

【主治】

1. **五官科病症** 耳鸣 耳聋 咽喉肿痛 梅核气 齿痛 吞咽困难 构音困难

2. **颈项部病症** 颈项肿痛 项强 瘰疬 瘿气

3. **头面部病症** 头痛 口㖞 牙关禁闭 颊肿

4. **呃逆**

西医学中扁桃体炎、咽炎、耳聋耳鸣、头痛牙痛、腮腺炎、下颌关节炎、口眼㖞斜、甲状腺肿、面神经麻痹、膈肌痉挛、颈椎病等疾病出现上述症状时,可酌情选用该穴。

【刺法】

天容　①直刺 0.5~1 寸，治疗颈部疾病。②向喉结方向刺 2~2.5 寸，治疗吞咽功能障碍。

翳风　①直刺 0.8~1.2 寸，耳后酸胀，可扩散至舌前部及半侧面部，以治面瘫、腮腺炎等。②向内前下方斜刺 1.5~2.0 寸，局部酸胀，可向咽部扩散，咽部有发紧发热感，以治聋哑。

【明理与心得】

天容为手太阳小肠经腧穴，翳风为手少阳三焦经腧穴，二穴位置相邻，都位于耳后颈部。手太阳小肠经脉"上颊，至目锐眦，却入耳中"，手少阳三焦经脉"其支者，从耳后入耳中，出走耳前，过客主人，前交颊，至目锐眦"，手太阳小肠经与手少阳三焦经都经过耳，为二穴治疗耳部疾患提供了理论基础。《针灸甲乙经》"耳聋，嘈嘈无所闻，天容主之。"《针灸大成》"翳风主耳鸣耳聋，口眼㖞斜，脱颌颊肿，口噤不开，不能言。"因此临床上将二穴合用治疗耳聋、耳鸣以增强疗效。

天容穴区深层次分布有迷走神经分支、喉上神经、喉返神经，小肠经"络心、循咽、下膈、抵胃"，《针灸大成》天容"主喉痹寒热，咽中如梗，瘿颈项痛，不可回顾，不能言，胸痛胸满不得息，呕逆吐沫，齿噤，耳聋耳鸣。"因此临床上我们也应用天容来治疗咽喉部病症，如咽部异物感、咽喉疼痛等症。

翳风穴为手足少阳之会，手少阳经筋"上肩，走颈，合手太阳。其支者，当曲颊入系舌本，其支者上曲牙，循耳前，属目外眦，上乘颔，结于角。"从以上条文可看出手少阳经筋在颜面部有广泛的分布，而翳风穴正是面神经出颅的位置，《针灸大成》"主耳鸣耳聋，口眼㖞斜，脱颌颊肿，口噤不开，不能言。"临床上深刺翳风穴可治疗面神经麻痹、面肌痉挛、三叉神经痛等症。

呃逆属于胃气上逆引动膈气上逆之症，西医属膈肌痉挛，膈肌主要受膈神经支配，膈神经由颈神经 3~5 前支组成，而颈神经 3~5 前支分布在耳后乳突部即翳风穴区，因此，针刺翳风穴可以刺激膈神经而达到治疗膈肌痉挛的目的，这是我们多年临床所得，西为中用，古穴新用。

四、颈夹脊

【位置】

定位 1：第 2 颈椎到第 7 颈椎棘突下旁开 0.5 寸，共 6 对，12 穴。

定位 2：在颈部，每侧 5 穴，其中风池、天柱分别为第 1 和第 2 颈夹脊穴，过天柱穴做正中线的平行线，到第 7 颈椎棘突下旁开，即第 5 颈夹脊穴。第 3、第 4颈夹脊二穴，在斜方肌隆起上，将过天柱至第 5 颈夹脊的连线平均分成 3 等份，取中间两等分点即是。（图 3-4）

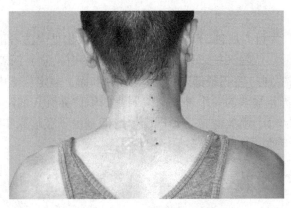

图 3-4　颈夹脊

【主治】

1. 颈项部疼痛

2. 头面五官病症　头晕　头痛　耳聋　耳鸣　视物不清　眼睛干涩或流泪　眼睑无力下垂　舌体麻木　味觉异常　梅核气　咽部异物感

3. 心神病症　心慌　心悸　怔忡　胸闷　憋气失眠　多梦

4. 四肢病症　肩臂疼痛麻木痿软无力　瘫痪

5. 高血压

西医学中颈椎病、咽炎等病症出现上述症状者可酌情参考使用。

【刺法】

①直刺法:分别按每一对夹脊穴的定位,斜刺向中心。多用于斜方肌痉挛引发的症状。②盘龙刺法:上下夹脊交叉针刺,如上一个夹脊穴取左边,那么下一个穴取右边,左右交替取穴进行针刺。③横刺法:从斜方肌的外缘横刺向中心,多用于斜角肌痉挛引发的症状。

【明理与心得】

颈部背侧的经脉只有督脉和足太阳膀胱经,足太阳膀胱经脉"从颠入络脑,还出别下项。"足太阳经筋"上挟脊,上项。其支者,别入结于舌本。其直者,结于枕骨……其支者,从腋后外廉,结于肩髃。其支者,入腋下,上出缺盆,上结于完骨。"督脉行于后背正中,上至风府。督脉之别,名曰长强,挟膂上项,散头上,下当肩胛左右,别走太阳。颈椎病症状上至眼、耳、口、鼻、脑,下至腿足,浅至皮肤,深至某些内脏,与足太阳膀胱经、督脉病候相似,"是动则病,冲头痛,目似脱,项如拔,脊痛,腰似折,髀不可以曲,腘如结,踹如裂,是为踝厥。是主筋所生病者,痔,疟,狂、癫疾,头囟项痛,目黄,泪出,鼽衄,项、背、腰、尻、腘、腨、脚皆痛,小指不用。"足太阳经筋病,"项筋急,肩不举,腋支,缺盆中纽痛不可左右摇。"督脉为病,"实则脊强,虚则头重。"因此临床我们治疗颈椎病多取足太阳膀胱经和督脉经穴。

颈椎夹脊穴为近人所创,为治疗颈部疾患而设,出处无法考证。文献里足太阳膀胱经在颈部穴位除天柱以外并没有记载其他穴位,随着医者对颈椎病认识的深入,认为需要通过针刺颈部穴位而治疗该病,而上述定位2中的颈夹脊实际是对足太阳膀胱经腧穴的一个补充。按照背部华佗夹脊穴的定位来看,颈夹脊穴的定位应当是每一颈椎棘突下旁开0.5寸,但是由于在临床实践中,这样的取穴方法,太过于密集,因此临床多采用定位2。

五、天突

【位置】

天突 任脉腧穴,在颈前区,胸骨上窝中央,前正中线上。任脉、阴维脉交会穴。(图3-5)

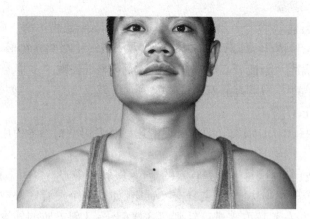

图3-5　天突

【取穴法】

取穴时,可采用仰靠坐位的姿势,天突穴位于人体的颈部,胸骨上窝中央。

【主治】

1. **肺系病症** 咳嗽　哮喘　胸痛
2. **五官科病症** 咽喉肿痛　暴喑　梅核气　噎膈

西医学中呃逆、咳嗽、呕吐、神经性呕吐、咽喉炎、扁桃体炎、喉咙的疾病,甲亢、食管癌等病症出现以上症状者可酌情选用。

【刺法】针刺前,先将针体弯曲一定的幅度,紧贴胸骨柄后缘进针,刺入0.5~1寸。

【明理与心得】

天突穴是任脉、阴维脉之会也,其位置紧邻气管。《针灸甲乙经》"咳上气喘,暴喑不能言,及舌下挟缝青脉,颈有大气,喉痹,咽中干,急不得息,喉中鸣,翕翕寒热,项肿肩痛,胸满,腹皮热,衄,气短哽,心痛,隐疹,头痛,面皮赤热,身肉尽不仁,天突主之。"天突是治疗肺系咳、喘、痰的重要穴位。

六、廉泉 旁廉泉

【位置】
廉泉 任脉腧穴,在颈部,当前正中线上,结喉上方,舌骨上缘凹陷处。
旁廉泉 廉泉旁开1寸处,左右共二穴。(图3-6)

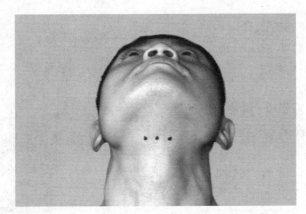

图3-6 廉泉 旁廉泉

【取穴法】
取穴时,从喉结处沿前正中线向上推寻,摸到舌骨后上缘凹陷处即为廉泉穴。
【主治】
五官科病症 中风失语 吞咽困难 咽喉肿痛 暴喑 舌下肿痛 喉痹
西医学中中风后遗症出现的吞咽困难、运动性失语、咽喉炎、扁桃体炎及咽喉的其他疾病,出现以上症状者可酌情选用。
【刺法】
向舌根部刺入0.5~1寸。
【明理与心得】
《千金方》"廉泉、然谷主舌下肿难言,舌纵涎出。"《百症赋》"廉泉、中冲舌下肿痛堪取。"廉泉位于舌骨上方,是治疗中风失语、吞咽困难、咽喉肿痛、舌下肿痛等症的要穴。旁廉泉为经外奇穴,三穴均位于舌骨上方,深层有舌下神经及舌咽神经分支分布,三穴合用,效果更佳。

第四节　胸腹部腧穴

一、章门　带脉

【位置】

章门　肝经腧穴,在侧腹部,在第11肋游离端的下际。脏会,脾募穴,足厥阴、足少阳经交会穴。

带脉　胆经腧穴,在侧腹部,第11肋骨游离端垂线与脐水平线的交点上。足少阳、带脉交会穴。(图4-1)

【取穴法】

章门　侧卧举臂,从腋前线的肋弓软骨缘下方向前触摸第11肋骨游离端,在其下际取穴。

带脉　尽量收腹,显露肋弓软骨缘,沿此缘向外下方至其底部稍下方可触及第11肋骨游离端,在其下际与脐水平线的交点上取穴。

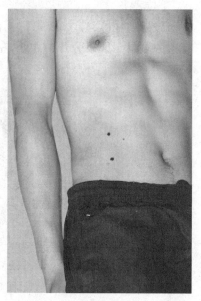

图4-1　章门　带脉

【主治】

1. **妇科生殖病**　带下　月经不调　阴挺　经闭　小腹痛　疝气
2. **肝胆病症**　胁痛　黄疸
3. **脾胃病症**　腹胀　泄泻　痞块
4. **腰痛**

西医学中的月经不调、黄疸、胃肠炎、腰椎间盘突出等病出现以上症状时可酌情选用此组穴位治疗。

【刺法】

章门直刺或向下斜刺0.8~1.0寸,带脉治腰痛可深刺3.0寸。

【明理与心得】

足少阳经脉"以下胸中,贯膈……出气街,绕毛际",足少阳经别"入毛际,合于厥阴",足厥阴经脉"入毛中,环阴器,抵小腹",足厥阴经筋"上循阴股,结于阴器,络诸筋",足少阳、足厥阴皆与生殖器官有一定联系,《针灸甲乙经》"妇人少腹坚痛,月水不通,带脉主之。"《医宗金鉴》"主治疝气,偏堕木肾,及妇人赤白带下等证。"章门、带脉为治疗妇科生殖系统疾病的常用穴,尤对月经病效果显著。

足少阳经脉"以下胸中,贯膈,络肝,属胆,循胁里",足少阳经别"入季胁之间,循胸里,属胆,散之上肝",足厥阴经脉"挟胃,属肝,络胆,上贯膈,布胁肋",《类经图翼》"主治两胁积气如卵石,臌胀肠鸣,食不化,胸胁痛。"章门、带脉为治疗胁痛、黄疸等肝胆病症及腹胀、泄泻、痞块等脾胃病症的常用穴。

"带脉者,起于季胁,回身一周""足少阴之正……当十四椎,出属带脉"。带脉是唯一横行于腰腹部的经脉,带脉为病"左右绕脐,腹腰脊痛,冲阴股也"(《脉经·平奇经八脉病》),带脉穴为足少阳、带脉交会穴,为治疗腰痛的效穴,我们在临床实践屡试屡效。

二、璇玑　下脘

【位置】

璇玑　任脉腧穴,在胸部,前正中线上,胸骨上窝下1寸。

下脘　任脉腧穴,在上腹部,脐中上2寸,前正中线上。任脉、足太阴经交会穴。(图4-2)

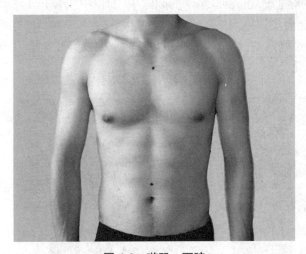

图4-2　璇玑　下脘

【取穴法】

璇玑　在胸部,先找到胸骨角,向上推移一个肋间隙距离即得此穴。或先找到胸骨上窝,向下推移一个肋间隙距离即得此穴。

【主治】

消宿食

西医学中各种原因引起的消化不良酌情选用此组穴位治疗。

【刺法】

平刺 0.3~0.5 寸,针刺方向向下。

【明理与心得】

任脉"循腹里,至咽喉",络脉"散于腹",《针灸甲乙经》"胸满痛,璇玑主之。"《天星秘诀歌》"若是胃中停宿食,后寻三里起璇玑。"璇玑穴宽胸理气,是治疗食积的有效验穴之一。

下脘穴当脐中上 2 寸,《针灸聚英》"穴当胃下口,小肠上口,水谷于是入焉。"从西医解剖学角度,胃的体表投影上,贲门位于第十一胸椎左侧,而幽门约在第一腰椎体的右侧,胃大弯的最低点可在肚脐平面上,而胃体则主要分布在左季肋区。下脘穴可行气和胃降逆,是调理胃肠的穴位之一。

对于各种原因引起的消化不良,可酌情配合该组穴位进行治疗。

三、日月 期门

【位置】

日月 胆经腧穴,在胸部,第 7 肋间隙中,前正中线旁开 4 寸。胆募穴,足少阳、足太阴经交会穴。

期门 肝经腧穴,在胸部,第 6 肋间隙,前正中线旁开 4 寸。肝募穴,足厥阴、太阴与阴维脉交会穴。(图 4-3)

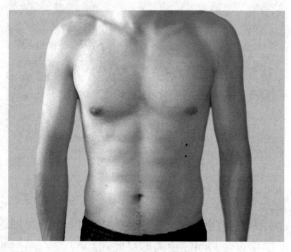

图 4-3 日月 期门

【取穴法】日月乳头直下,期门下 1 肋,女性在锁骨中线与第 7 肋间隙交点处。期门,先定第 4 肋间隙的乳中穴,并于其直下二肋处取穴,女性在锁骨中线与第 6 肋间隙交点处。

【主治】

1. **肝胆胸胁病症**　黄疸　胸胁胀痛　痞块　乳痈　郁证　咳喘
2. **肝胆犯胃病症**　胃脘痛　呕吐　吞酸　呃逆　腹胀　腹泻
3. **奔豚气**　胸中烦热
4. **难产**

西医学中的胆囊炎、胆结石引起的黄疸,亚健康、抑郁症、精神衰弱、胃痛等病出现以上症状时可酌情选用此组穴位治疗。

【刺法】

二穴皆斜刺或平刺 0.5~0.8 寸,不可深刺,以免伤及内脏。

【明理与心得】

足少阳经脉"以下胸中,贯膈,络肝,属胆,循胁里",足少阳经别"入季胁之间,循胸里,属胆,散之上肝",足厥阴经脉"上贯膈,布胁肋"。标本根结理论中足厥阴结于"玉英"。玉英即是膻中,泛指胸中。肝胆郁结之症无不见胸胁胀满。《针灸甲乙经》"太息善悲……日月主之",《铜人腧穴针灸图经》"治太息善悲",日月、期门可为肝胆胸胁病症的主穴,尤为黄疸、胁肋胀痛的首选穴。足厥阴经"贯膈,上注肺",《针灸甲乙经》"主咳,胁下积聚,喘逆,卧不安席,时寒热",可见其对木火刑金的咳喘为审因之法。

足厥阴经脉"挟胃,属肝,络胆,上贯膈,布胁肋",《千金翼方》"呕吐宿汁吞酸",《医宗金鉴》"呕吐吞酸",《针灸甲乙经》"腹大坚,不得息,期门主之",《铜人腧穴针灸图经》"目青而呕,霍乱泄痢,腹坚硬,大喘不得安卧,胁下积气",日月、期门为肝胆犯胃病症的常用穴,尤以呕吐、吞酸、呃逆最为常用,日月、期门各为胆肝之募穴,足少阳、足太阴经交会穴和肝之募穴,足厥阴、足太阴与阴维脉交会穴,募穴多治内脏病,且足太阴脾经皆与二穴交会,故此二穴亦为治疗腹胀、腹泻等常用配穴。

足少阳经脉"以下胸中,贯膈,出气街,绕毛际",足少阳经别"入毛际,合于厥阴",足厥阴经脉"入毛中,环阴器,抵小腹",足厥阴经筋"上循阴股,结于阴器,络诸筋",足少阳、足厥阴皆联系阴部与胸胁,《铜人腧穴针灸图经》"治胸中烦热,贲豚上下"。

四、膻中

【位置】

膻中　任脉腧穴,在胸部,前正中线上,横平第 4 肋间隙。心包募穴,气会。(图 4-4)

【取穴法】

在胸部,先找到胸骨角,向下推移两个肋间隙距离即得此穴。

【主治】

1. **胸部疾患** 胸闷 气短 胸痛 心悸 咳嗽 气喘

2. **乳房疾患** 乳汁少 乳痈 乳癖

3. **腹部疾患** 呕逆 呕吐

西医学中心肌缺血、冠心病、支气管炎、哮喘、乳腺增生、急性乳腺炎、乳导管堵塞、呕吐等病症出现以上症状时可酌情选用此穴位治疗。

【刺法】

平刺 0.3~0.5 寸,治疗胸部疾病针尖可向上或向下,治疗乳房疾病针尖向乳根方向,治疗腹部疾病针尖向下。

【明理与心得】

足厥阴结于玉英,络于膻中,膻中为"四

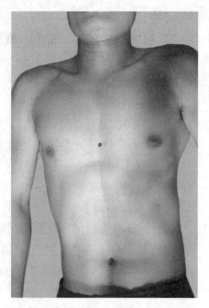

图 4-4　膻中

根三结"中胸结所在,又为胸气街之处,气海之位。《针灸甲乙经》"咳逆上气,唾喘短气,不得息,口不能言,膻中主之。"《难经》"上焦者,在心下,下膈,在胃上口,主内而不出,其治在膻中。"膻中为治疗胸部疾患的效穴,尤对胸闷、心悸等气机不畅病症效如鼓桴。

任脉主一身之阴,与乳汁的生成与产妇体内的阴血有密切关系,针刺膻中可通行任脉,使经脉畅通而乳汁自下。《铜人腧穴针灸图经》"治妇人乳汁少",膻中为八会穴之气会,位于胸中两乳之间,具有调理气机、活血通乳的作用,为通乳之要穴。

任脉"循腹里",其络脉"散于腹",膻中对治疗呕逆、呕吐等腹部疾患亦有一定作用,常配合其他穴位使用。

五、胞宫五刺

【位置】

中极 任脉腧穴,在下腹部,脐中下 4 寸,前正中线上。膀胱募穴,任脉、足三阴经交会穴。

子宫Ⅰ 经外奇穴,在下腹部,脐中下 4 寸,中极旁开 1.5 寸。

子宫Ⅱ 经外奇穴,在下腹部,脐中下 4 寸,中极旁开 3 寸。(图 4-5)

【取穴法】

参照腧穴定位取穴。

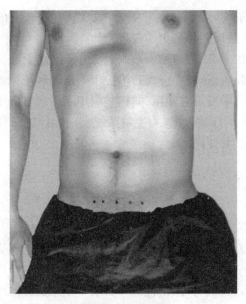

图 4-5　胞宫五刺

【主治】

1. **生殖系统病症**　痛经　带下　月经不调　阴挺　不孕

2. **泌尿系统病症**　小便不利　尿频　尿痛　尿急　遗尿

西医学中痛经、白带异常、月经紊乱、子宫下垂、不孕症、泌尿系感染、遗尿可参照本组腧穴进行治疗。

【刺法】

45° 角向会阴部斜刺 1.0~1.5 寸,以针感传到会阴部为佳。

【明理与心得】

子宫穴是治疗妇科病的经验要穴,但其定位一直存在一些争议。目前得到大家所认可的是中极穴旁开三寸,但也有旁开 1.5 寸的说法。

子宫穴的雏形最早应见于《千金翼方》,书中《卷二十六·妇人》记载"胞下垂,注阴下,灸夹玉泉三寸,随年壮三报之。"玉泉即为中极穴,"夹"意为在两者之间,取"夹缝""夹道"之意。同在《千金翼方》记载的与"夹"定位有关的腧穴就有不少,如"天枢去肓俞一寸半,夹脐各二寸陷中""玉枕在络却后七分半,夹脑户旁一寸三分,起肉枕骨上,入发际三寸""禾髎直鼻孔下,夹水沟旁五分"等。所以书中记载的子宫穴位置为与中极相平,之间相距 3 寸(即在中极旁开 1.5 寸),与现代解剖学中的子宫这一脏器的位置极为接近。

耻骨联合中上 1 寸与骨盆外侧壁连线的中点,即中极旁开 1.5 寸,穴位下的体表投影为盆腔脏器,对子宫病证治疗有效。而中极旁开 3 寸的子宫穴其位置毗邻髂窝,穴位下的体表投影虽在左侧为乙状结肠髂窝,右侧为盲肠,但对子宫病证疗效亦可靠,故建议同时采用4穴进行治疗。

中极穴是膀胱的募穴,属任脉。任脉主"男子内结七疝,女子带下",中极穴下的体表投影为盆腔脏器,故中极穴乃治疗生殖系统和泌尿系统的主穴。

左右子宫Ⅰ、Ⅱ,中极五穴同用,同样是应用了中药方剂中相须为用的原则,可提高针感,加强针刺疗效,可作为生殖系统疾病治疗的重要组穴,对于泌尿系统可以与净府五刺交替使用。

六、补三气法

【位置】

膻中 任脉腧穴,在胸部,横平第4肋间隙,前正中线上。心包募穴,气会。

中脘 任脉腧穴,在上腹部,脐中上4寸,前正中线上。胃募穴,腑会,任脉、手太阳、足阳明经交会穴。

气海 任脉腧穴,在下腹部,脐中下1.5寸,前正中线上。(图4-6)

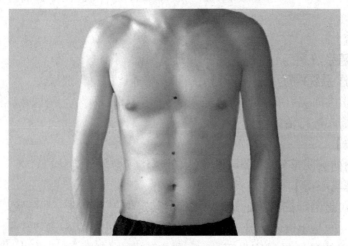

图4-6 补三气法

【主治】

凡重病、五劳七伤所致气虚之证无所不治。

【刺法】膻中穴,平刺0.5~0.8寸:①心肺疾病向下平刺。②乳房疾病针尖向两乳斜刺。中脘和气海均采用70°~80°向下斜刺1.2寸。

【明理与心得】

本组穴的名称为"补三气法",其中"三气"主要是指人身之气所包含的清气、水谷之气及元气。"补"是建立在"元气有泻无补"的理念的基础之上,除此之外尚有调节之意。根据我们的临床观察,此组穴宜作为调理人身之气的基础方,而不建议作为主方来进行治疗。

膻中位于两乳之间,乃宗气会聚之所,任脉、手足少阴、手足太阴经的交会穴。膻中既为气会,《行针指要》所言:"或针气,膻中一穴分明记。"又为心包经的募穴,故补之可补益宗气,泻之可宽胸利膈、理气通络。善治肺、膈、乳部气机不利之证。正如《针灸甲乙经》所言:"咳逆上气,唾喘短气不得息,不能言,膻中主之。"针自膻中向两乳处斜刺,有宽胸理气、宣通乳络之效。正如《铜人腧穴针灸图经》载:"膻中治妇人乳少。"

中脘位于脐中上 4 寸处,是任脉、手太阳、手少阳、足阳明经的交会穴,为六腑之会,胃之募穴。它通过调节脾胃升降的功能来疏调中焦气机,在三焦整体气机的升降出入运动中起着枢机之功。中焦脾胃"泌糟粕,蒸津液,化其精微,上注于肺脉,乃化而为血,以奉生身",乃后天之本,气血生化之源。故补之可益气和中,健脾养胃,灸之则可暖脾逐邪,温通腑气。凡脾胃虚弱,寒邪伤中,气血亏虚及久病不胜邪者每每用之。《扁鹊心书》言:"若脾胃发搐,或吐泻后发搐,乃慢惊风也,灸中脘五十壮。产后血晕,灸中脘五十壮。"

气海穴位于脐中下 1.5 寸,为元气之海,别名丹田。单用本穴有补益元气和总调下焦的作用,主治脏器虚惫诸证,即《类经图翼》所言:"凡脏虚气惫,及一切真气不足,久疾不瘥,皆宜灸之。"《胜玉歌》"诸般气症从何治,气海针之灸亦宜。"气海穴补之可益肾助肺,益气固崩。

在临床上此三穴常根据病情分开使用,但根据我们的临床经验,三穴同时使用,则可做到通调三焦之气。此三气相互作用,相互为生。肾藏先天之精化生的元气,元气又被称作真气,它自下而上运行至胸中,布散于全身,正如《灵枢·刺节真邪》称"真气者,所受于天,与谷气并而充其身者也"。而中焦脾胃"泌糟粕,蒸津液,化其精微,上注于肺脉,乃化而为血,以奉生身。"胸中的宗气,自上而下以达脐下,以资先天的元气,合而成为一身之气。这三者之间的相互化生,周而复始,如环无端。因此三穴相合使用,可促进清气的吸纳、水谷之气的化生、元气的生化。无论哪种气虚,三穴组合都优于单用一穴,这是我们对本组穴的认识。

七、丹田三穴

【位置】

气海 任脉腧穴,在下腹部,脐中下 1.5 寸,前正中线上。(图 4-7)

石门 任脉腧穴,在下腹部,脐中下 2 寸,前正中线上。三焦募穴。

关元 任脉腧穴,在下腹部,脐中下 3 寸,前中线上。小肠募穴,任脉、足三阴经交会穴。

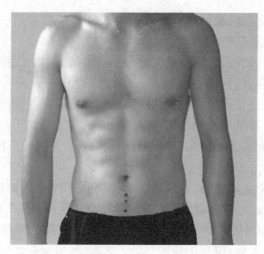

图 4-7　丹田三穴

【主治】

1. **呼吸系统病症**　咳嗽　气喘　短气

2. **消化系统病症**　呕吐　腹胀　大便不通　泄泻不止

3. **生殖系统病症**　遗精　阳痿　早泄　月经不调　痛经　崩漏　带下　不孕　产后恶露不止

4. **神志病症**　中风脱证　中暑脱证

5. **其他病症**　腰痛　四肢逆冷　虚劳　小儿囟门不合

西医学中由于急慢性支气管炎引起的咳嗽、气喘；消化系统疾病便秘、泄泻、呕吐、腹胀；生殖系统疾病遗精、阳痿、早泄、月经不调、痛经、崩漏、白带异常、不孕、产后恶露不止；神志疾病中的昏迷等可参照本组穴位进行治疗。

【刺法】

向下斜刺 1~1.2 寸。

【明理与心得】

气海、石门和关元的别名皆为丹田，丹字意为"药之精华"，田字意为"耕作之所出"，故丹田于人体，即为修炼元气之所。中医学所说的"胞中"实际上也是指丹田这个部位。中医学认为，督一身之阳的督脉和任一身之阴的任脉，以及既是人体血海又为十二经之海的冲脉，皆起于胞中，是男子藏精，女子养胎之处。中医学还认为，元气是生命活动的原动力，它发源于肾而聚于丹田，借三焦的通路敷布全身，推动着脏腑、经脉及各组织器官的活动。所以，也称丹田为"生气之源"。因此，古人称之为"性命之祖""生气之源""阴阳之会""呼吸之门""五脏六腑之本"。对于元气不足所致的生殖、泌尿和消化系统病症皆有治疗作用。

气海穴位于脐下 1.5 寸，为元气之海，有大补元气和总调下焦的功能，主治脏器虚惫诸证。即《类经图翼》所言："凡脏虚气惫,及一切真气不足,久疾不瘥,皆宜灸之。"《胜玉歌》"诸般气症从何治,气海针之灸亦宜。"气海穴补之可益肾助肺,益气固崩,故气海是治疗气虚不足引起的咳嗽、气喘、短气,中风脱证、中暑脱证之主穴。气海穴补之可化气行水治遗尿,泻之可行气化湿、利尿通淋治癃闭、淋证。

关元穴是任脉之穴,关意为门闩,引申为出入之所;元即为元气,二者暗喻此处是元气出入的要道。《针灸甲乙经》"足三阴、任脉之会",《太平圣惠方》"积冷虚乏病,皆宜灸之。"《类经图翼》"此穴当人身上下四旁之中,故又名大中极,乃男子藏精,女子蓄血之处。"故它是治疗元气不足引起的遗精、阳痿、早泄、月经不调、痛经、崩漏、带下、不孕、产后恶露不止、腰痛、四肢逆冷、虚劳、小儿囟门不合的主穴。

石门穴为三焦募穴,任脉之穴。可调补三焦,气化水液。对于由于三焦气机不利引起的小便不利也有较好的疗效。《针灸甲乙经》"女子禁不可刺灸中央,不幸使人绝子。"有医者就此演绎,认为针刺此穴绝育,犹如"石门之不开",而命名为石门。笔者认为此说稍有偏颇。从古代的针灸文献记载可知,"石"有针砭之意,门可引申为针刺之所,即本穴是针灸治病的重要腧穴。对腧穴名称的不同解释,意义迥异,因此我们认为它补元气的作用与气海、关元等同。

八、净府五刺

【位置】

曲骨 任脉腧穴,在下腹部,耻骨联合上缘,前正中线上。任脉、足厥阴经交会穴。

曲骨Ⅰ 经外奇穴,在下腹部,耻骨联合上缘中点处旁开 1.5 寸。

曲骨Ⅱ 经外奇穴,在下腹部,耻骨联合上缘中点处旁开 3 寸。(图 4-8)

【取穴法】

曲骨穴位于前正中线上,耻骨联合上缘的中点处。曲骨Ⅰ位于前正中线旁开 1.5 寸。曲骨Ⅱ位于前正中线旁开 3 寸。

【主治】

1. **泌尿系统疾病** 遗尿 癃闭 淋证

2. **生殖系统疾病** 遗精 阳痿 早泄 痛经 带下

西医学中的泌尿系统疾病如遗尿、尿潴

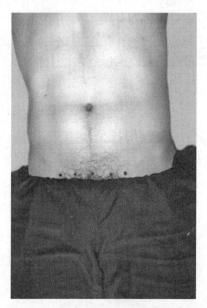

图 4-8 净府五刺

留、膀胱炎、尿道炎、慢性前列腺炎及前列腺增生，生殖系统疾病如遗精、阳痿、早泄，妇科疾病之痛经、月经不调、白带异常都可参照本节进行治疗。

【刺法】

①尿潴留的患者，取2.5寸毫针向会阴部平刺。②对于其他的疾病，可45°~60°斜刺，生殖系统疾病的患者针感最好能到达会阴部。

【明理与心得】

本组穴位由曲骨穴及曲骨Ⅰ、曲骨Ⅱ共五穴组成。此组穴的主要的功能是调节膀胱功能。膀胱乃净府之官，《素问·灵兰秘典论》"开鬼门，洁净府"，即通过发汗利小便之法治疗水肿。净府五刺之名由此得来。

曲骨为任脉穴，《针灸甲乙经》"任脉、足厥阴之会。"《千金翼方》"水肿胀，灸曲骨百壮。"虽然中极是膀胱的募穴，然从现代解剖学的角度来看，曲骨穴更接近膀胱，因为它的深部即为膀胱所在，针刺该穴可更直接地调节膀胱功能。在此基础之上，根据膀胱的体表投影，我们又将曲骨穴延伸至旁开1.5寸和3寸之处，从而以加强疗效。临床上尿潴留大多以曲骨、中极、关元、三阴交等穴为主。据临床观察，以上穴位在针刺捻针时，均能使膀胱肌收缩，内压上升。治疗时在辨证论治的基础上可以在本组穴上酌情加入以上腧穴，病情较重的患者可同时使用以上腧穴。病程长者可与中极、关元等穴交替使用，从而减少腧穴的耐受性。

曲骨穴为任脉穴，为任脉、足厥阴之会。足厥阴经"主束宗筋"，此五穴邻近男性的生殖器官。"腧穴所在，主治所在"，故该组穴位可作为治疗男性生殖系统的疾病如遗精、阳痿、早泄之主穴。女性曲骨穴下分布有子宫，故针刺曲骨也可兼治妇科疾病之痛经、带下、月经不调，临床上可与胞宫五刺进行交替使用。

九、提托

【位置】

提托　经外奇穴，在下腹部，脐中下3寸，前正中线旁开4寸。（图4-9）

【主治】

妇科疾病　子宫脱垂　痛经

【刺法】

针尖朝向前正中线70°~80°斜刺，进针0.8~1寸。

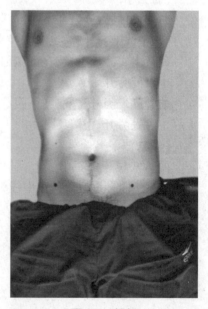

图4-9　提托

【明理与心得】

提托乃经外奇穴,是临床上治疗脏器下垂,尤其是子宫、肾脏下垂的经验要穴。但临床使用时一般不主张单用,常和关元、气海等补益的穴位同用。对于子宫下垂的患者也有学者主张使用穴位注射。

十、天枢 大横

【位置】

天枢 胃经腧穴,在腹部,横平脐中,前正中线旁开 2 寸。大肠募穴。

大横 脾经腧穴,在腹部,脐中旁开 4 寸。足太阴、阴维脉交会穴。(图 4-10)

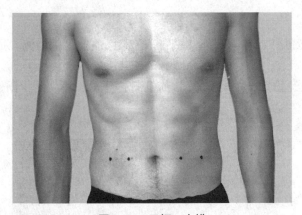

图 4-10 天枢 大横

【主治】

胃肠系统疾病 便秘 腹痛 泄泻 痢疾

西医学中的老年性便秘、习惯性便秘、急慢性肠炎、肠麻痹、消化不良等都可酌情考虑使用本组腧穴处方。

【刺法】向下斜刺。

【明理与心得】

"天枢"穴,又名长溪、长谷、谷门、循际、循元、补元,乃足阳明胃经的腹部要穴,大肠募穴及大肠经气所聚集之处。其命名为前人假借天文星名所为,因其位居脐旁二寸,恰为人身之中点,如天地交合之际,升清降浊之枢纽,故名。《千金方》中记载天枢的治疗"久冷,及妇人瘕,肠鸣泄痢,绕脐绞痛",天枢"主腹中尽痛。天枢主腹胀肠鸣,气上冲胸……刺天枢入五分,灸三壮。"《胜玉歌》"肠鸣大便时泄泻,脐旁两寸灸天枢。"《玉龙歌》"脾泄之症别无他,天枢二穴刺休差,此是五脏脾虚疾,艾火多添病不加。"天枢穴有疏调肠腑,消食导滞,活血化瘀,化湿和中,制泻止痛,理气通便之功,擅治各种肠腑病及肠腑相关病症。

大横乃足太阴脾经之穴,《针灸甲乙经》"脾足太阴之脉,起于大指之端,上循膝股内前廉……入腹属脾络胃。""是动则病舌本强,食则呕,胃脘痛,腹胀善噫,得后与气,则快然如衰,身体皆重。是主脾所生病者,舌本痛,体不能动摇,食不下,烦心,心下急痛,溏,瘕泄,水闭,黄疸,不能食。"经络所过,主治所在,故大横也常用来治疗腹部胃肠之疾病。纵观其他募穴,其位置大体上接近其相对应的脏腑,从而治疗其相应脏腑的疾病。但依据现代解剖学,我们知道大横的位置较天枢更接近大肠。故而在治疗大肠疾病时我们常将二穴"相须为用",从而加强调节大肠功能的作用。

十一、五枢 维道

【位置】

五枢 胆经腧穴,在下腹部,横平脐下 3 寸,髂前上棘内侧。足少阳、带脉交会穴。

维道 胆经腧穴,在下腹部,髂前上棘内下 0.5 寸。足少阳、带脉交会穴。(图 4-11)

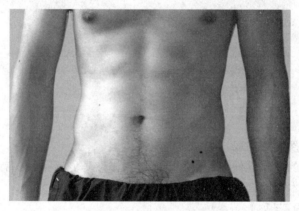

图 4-11 五枢 维道

【主治】

1. **消化系统病症** 便秘、大便失禁、里急后重

2. **生殖系统病症** 小腹痛 带下 月经不调 阴挺

西医学中便秘、痢疾、月经紊乱、子宫下垂、白带异常等可参照本组穴进行治疗。

【刺法】

①直刺 1.5 寸,可灸。②对于便秘的患者,可用 3.0 寸长针深刺左侧的五枢、维道,不留针。

【明理与心得】

便秘是临床上最常见的慢性消化道症状,主要表现为排便次数减少、排便困难或粪便过硬,属中医学的"脾约""阳结""阴结"范畴,认为其多因气血阴阳虚衰及饮食、情志、邪热、瘀结等导致气机郁滞,肠腑升降失常,传导失职致糟粕内停而不得下行;或因气虚而大肠传导无力;或血虚津枯,不能下润大肠而使大便艰难,排出不畅。治疗上西医多以对症治疗而疗效欠佳,而中医针灸治疗本病强调从整体出发,标本兼治,疗效显著。

五枢、维道都是足少阳胆经的腧穴,乃足少阳胆经与带脉的交会穴。左侧的五枢、维道穴正处于降结肠的分野处,针刺五枢、维道可以起到"急则治其标"的作用。故本组穴位我们常用来治疗便秘,是治疗各种类型便秘的一个较为重要的组穴。对于长期卧床的患者,尤其是脑血管疾病患者,针刺时配合针刺五枢、维道、天枢、大横可在很大程度缓解便秘的发作。

此外五枢、维道位于小腹部,"腧穴所在,主治所在",故其是治疗小腹痛、带下、月经不调等妇科生殖系统疾病的辅助穴位。

十二、中气法

【位置】

中气法Ⅰ:

巨阙 任脉腧穴,在上腹部,脐中上 6 寸,前正中线上。为心之募穴。

中脘 任脉腧穴,在上腹部,脐中上 4 寸,前正中线上。胃募穴,腑会,任脉、手太阳、足阳明经交会穴。

下脘 任脉腧穴,在上腹部,脐中上 2 寸,前正中线上。任脉、足太阴经交会穴。

梁门 胃经腧穴,在上腹部,脐中上 4 寸,前正中线旁开 2 寸。(图 4-12-1)

中气法Ⅱ:

中脘 任脉腧穴,在上腹部,脐中上 4 寸,前正中线上。胃募穴,腑会,任脉、手太阳、足阳明经交会穴。

不容 胃经腧穴,在上腹部,脐中上 6 寸,前正中线旁开 2 寸。

太乙 胃经腧穴,在上腹部,脐中上 2 寸,前正中线旁开 2 寸。(图 4-12-2)

【取穴法】注意胸剑联合的位置,不能将剑突的位置当成胸剑联合。脐中指肚脐的中央,不能把肚脐边当作肚脐中。

【主治】

1. 胃肠系统疾病 胃痛 呕吐 噎膈 反胃 食积 腹痛 腹胀 泄泻 呃逆 便秘

2. 肺系统疾病 哮喘 咳嗽

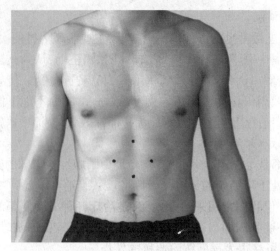

图 4-12-1　中气法 I

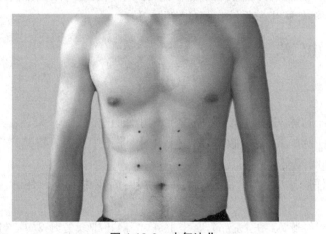

图 4-12-2　中气法 II

3. **心系统疾病**　心悸　胸痛　胸闷

4. **妇科系统疾病**　子宫脱垂　妊娠恶阻

5. **神志疾病**　失眠　癫证　痫证

6. **其他疾病**　荨麻疹　虚劳　中暑

　　西医学中的急慢性胃炎、消化性溃疡、胃下垂、胃痉挛、胃扩张、腹泻、糖尿病性胃轻瘫、膈肌痉挛;胸闷、胸痛;急慢性支气管炎引起的咳嗽痰多;失眠、癫痫;荨麻疹、慢性疲劳综合征、中暑;妇科疾病中子宫下垂、妊娠呕吐等都可采用本组穴进行治疗。

【刺法】

向下斜刺 1~1.2 寸或深刺 2~3 寸。

【明理与心得】

中气是指中焦脾胃之气和脾胃等脏腑对饮食物的消化运输,升清降浊等生理功能。这是对脾胃生理功能的高度概括。如吴昆在《医方考》中说:"盖中气者,脾胃之气也。"脾与胃纳运结合,升降相因,燥湿相济,共同完成饮食物的消化、吸收和输布,为机体的生命活动提供精微物质,因而被称为"后天之本""气血生化之源"。鉴于针灸临床上,未见有专门针对补益中气的组穴,本篇将就临床体会总结所得的"中气法"进行分析讨论。有鉴于腧穴的耐受性,我们又将以上腧穴通过现代数学的对角线原理和中线原理分成两组交替使用,即中气法Ⅰ和中气法Ⅱ。临床实践中,我们发现以上两组穴位在治疗过程中交替使用可以尽量减少腧穴的耐受性。具有相似作用的腧穴同用与中药的相须配伍颇有相似之处,可以加强治疗效果。然临床上,还可以将胃脘分布区的其他腧穴酌情配合使用,不一定拘泥于本文所介绍的穴位组合。

两组穴中中脘为主穴。中脘乃任脉之穴,《针灸甲乙经》记载其乃"手太阳、足阳明、少阳、任脉之交",它既是胃之募穴,又是八会穴之腑会。历代医家十分重视中脘穴的治疗作用,并对其进行详尽描述。如《行针指要赋》"或针痰,先刺中脘。"《玉龙歌》"脾家之症有多般,致成翻胃吐食难,黄疸亦须寻腕骨,金针必定夺中脘。"《百症赋》"中脘主乎积痢。"《针灸甲乙经》"溢饮胁下坚痛,中脘主之。"《玉龙歌》"若还脾败中脘补""脾虚黄疸,腕骨中脘何疑""上脘、中脘,治九种心痛"。通过以上引文和我们的临床体验,中脘虚可补,实可泻。它具有祛痰消积、升清降浊、健脾养胃、益气养血的功效,是治疗各种胃肠疾病的中坚,《循经考穴编》"一切脾胃之疾无所不疗"。

下脘、巨阙穴皆为任脉之腧穴,各自距离中脘穴上下两寸;不容、太乙乃足阳明之穴,距离任脉两寸。从穴位的分布上来看,不容与巨阙相平,太乙与下脘相平,众穴围绕中脘形成了一个方形。从西医解剖学的角度,胃的体表投影贲门位于第十一胸椎左侧,而幽门约在第一腰椎的右侧,胃大弯的最低点可在肚脐平面上,而胃体则主要分布在左季胁区。而这个方形恰巧分布在胃的体表投影处,这为治疗脾胃病提供了必要的解剖生理学基础。

从古文献角度看,中脘之外的诸穴作用描述比中脘要少,但就解剖而言,凡是在某一脏腑的分野的腧穴,它的作用相同或相近,不可拘泥于只有胃募才能治胃之说,故针刺诸穴可以直接地调理脾胃,都可作为治疗脾胃疾病的主穴。治疗过程中可以根据患者的症状进行俞募配穴,如配合脾俞穴进行治疗,或结合背部走罐,从而外调经络,内调脏腑,也可采用上下配穴法,结合阳明四穴进行治疗。

脾为生痰之源,肺为储痰之器,《行针指要赋》"或针痰,先刺中脘、三里间"。中气法通过健脾养胃达到培土生金以化痰止咳的目的,故可作为治疗脾虚咳痰的治本之法。

《针灸甲乙经》"溢饮胁下坚痛,中脘主之。"《玉龙歌》"上脘、中脘,治九种心痛。"巨阙为心之募穴,《针灸问对》"巨阙,心主宫城也。"中气法Ⅰ由巨阙、中脘、下脘、梁门组成,可宽胸理气祛痰,故可作为治疗痰凝心脉所致的胸痛、胸闷的主穴,治疗过程中可与内关、郄门配合使用,疗效更著。

尤怡说:"欲求阴阳之和者,必于中气。"中气法可益气养血,健脾养胃,犹中药方剂中之补中益气汤也。故适用于中气虚弱导致的脏器下垂、慢性疲劳综合征、荨麻疹的患者,同时可以配合阳明四穴,以加强疗效。对于脏器下垂尤其是子宫下垂的患者还可配合丹田三穴、胞宫五刺进行治疗。

中气法具有祛痰消积、益气养血、健脾养胃的功效,故对于气血不足或者痰蒙神窍引起的失眠、癫痫、头晕可作为辅穴使用。

妊娠恶阻的发生是由于冲气上逆,胃失和降造成的,"冲为血海,任主胞胎",冲脉起于胞中而隶属阳明,冲气循经上逆犯胃,胃失和降则出现恶心,不欲饮食。中气法虚可补,实可泻。中脘、下脘本属任脉,调理脾胃的同时也调节了任脉,可谓一举两得。因此,中气法穴位组合可作为妊娠呕吐的主穴使用,但由于孕妇属于特殊群体,建议前三个月使用,当胎位平脐时便不再适用。

根据我们多年临床经验,腹部腧穴多用向下斜刺,因胃主降,针尖向下有助于胃之通降。有时我们还用深刺之法,可穿透腹壁而达胃前壁,不留针,不行手法,每次一般只深刺一穴。

十三、神阙

【位置】

神阙 任脉腧穴,在脐区,脐中央。(图4-13)

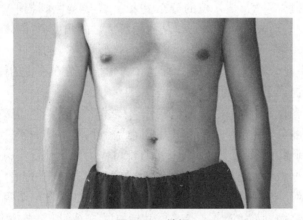

图4-13 神阙

【主治】

1. **腹部疾病**　腹痛　久泻　脱肛　痢疾

2. **虚劳**

西医学中的急慢性腹痛、肠炎、脱肛、痢疾、慢性疲劳综合征等出现以上症状时可酌情选用此穴位治疗。

【刺法】

禁针,宜灸。

【明理与心得】

"任脉者,起于中极之下,以上毛际,循腹里,上关元,至咽喉",神阙可治疗腹部疾患。《千金要方》有"治虚寒腹痛,上吐、下泻,以吴茱萸纳脐,帛布封之",《千金翼方》中有"治霍乱吐泻,筋脉挛急……此朝发夕死,以急救暖脐散填脐。"《太平圣惠方》"治卒中,不知人,四肢厥逆,附子研末置脐上,再灸之,可活人。"《圣济总录》中记有"腹中寒冷,泄泻久不愈,暖脐膏贴脐,则病已。"《本草纲目》中有"治大腹水肿,以赤根捣烂,入元寸贴脐心,以帛束定,得小便利,则肿消。"神阙是治疗腹部疾病的主穴。

笔者认为神阙为"生命之根蒂,真气之所系"。神阙因其位居人体中央,连接先天与后天,是气机升降出入的总枢,所以能分清浊而别阴阳,激发脏腑经脉气血的生成与运行。从经络学的角度看,神阙为任脉要穴,任脉乃阴脉之海,与督脉关系密切,故与督脉共司人体诸经百脉,又为冲脉循行之所。冲脉者"十二经之海",任、督、冲"一源三歧",三脉经气相通,均起于胞中,调节全身气血,所以神阙一穴可作用于全身。由于奇经八脉纵横贯穿于十二经脉之中。联系全身经脉组织器官,因此五脏六腑、四肢百骸、五官九窍、皮肉筋骨均影响于脐中。明《遵生八笺》在论及气功时有"气气归脐"之说,由此可见,神阙在调整脏腑阴阳,平衡人体各种功能的整体治疗中发挥重要作用。经常艾灸神阙穴,对养生保健大有裨益。

十四、会阴

【位置】

会阴　任脉腧穴,在会阴区,男性在阴囊根部与肛门连线的中点,女性在大阴唇后联合与肛门连线的中点。任、督、冲三脉交会穴。

【主治】

1. **腹部疾患**　小便不利　遗尿　遗精　阳痿　月经不调　脱肛

2. **急救**　溺水　窒息　自缢　煤气中毒　产后昏迷

西医学中的盆腔炎、前列腺增生、前列腺炎、神智疾病、昏迷等出现以上症状时可酌情选用此穴位治疗。

【刺法】直刺 0.5~1.0 寸。

【明理与心得】

"任脉者,起于中极之下,以上毛际,循腹里,上关元,至咽喉。"《针灸甲乙经》"小便难,窍中热,实则腹皮痛,虚则痒瘙,会阴主之。"故会阴穴可治疗腹部疾患。任脉为阴脉之海,可以治疗生殖系统疾病。

会阴还可作为急救穴,有回阳救逆的作用。《针灸资生经》:"产后暴卒,灸会阴、三阴交。"《针灸聚英》:"卒死者,针一寸,补之。溺死者,令人倒驮出水,针补,尿屎出则治,余不可针。"这些情形虽不常见,遇紧急情况可以使用。郭登峰在《上海针灸杂志》上介绍过针刺会阴抢救自缢的案例。一妇女自缢,人工呼吸,针刺水沟、合谷等均不奏效。作者深刺会阴 1 寸,连续提插捻转 3 分钟后病人开始呻吟,后苏醒。若遇到煤气中毒病人,在送往医院的过程中,除了常规急救措施,也可针刺会阴,促进病人苏醒。其机理可能为改善呼吸性酸中毒,有兴趣的读者可以深入研究。

第五节　背腰部腧穴

古代文献特别强调背俞穴作用,给我们留下了宝贵的遗产。背俞穴之名,首见于《灵枢·背腧》。背俞穴为五脏六腑之气输注于背腰部的腧穴,是调节脏腑功能、振奋人体正气之要穴。《灵枢·胀论》论载了各脏腑胀病的病症,但无相关腧穴治疗。在《针灸甲乙经》中则记载各脏腑胀病应取相应的背俞穴治疗。由此看出,古人是将各背俞穴作为治疗相关脏腑病的必选之穴。

中医学认为背俞穴对脏腑的调节和治疗作用主要是通过气街和督脉来实现的。滑伯仁《难经本义》说:"阴阳经络,气相互贯,脏腑腹背,气相通应。"《灵枢·卫气》曰:"气在胸者,止之膺与背俞。气在腹者,止之背俞。"按气街理论,十二经脉气到达胸腹头面后,均通过气街而向前后扩布。说明背部腧穴与脏腑之间的这种横向联系,实际上是通过气街实现的。同时,足太阳膀胱经为"诸阳之属",督脉为"阳脉之海""督领经脉之海",背腧穴居于督脉两旁,两者经气相互交会,为脏腑之气输通出入之处。

现代研究认为,背俞穴十分邻近脊神经后根,分布规律与脊神经节段性分布特点大致吻合,内脏疾病的体表反应区常是相应穴位所在。针灸通过对背俞穴的良性刺激,改善了局部组织代谢,同时作用于躯体感觉神经末梢、交感神经末梢及神经伴随的血管,通过神经的轴突反射、节段反射途径,作用于脊髓相应节段的自主神经中枢,调整了内脏功能,并经躯体感觉纤维和内脏感觉纤维进入脊髓后传至脑,借助与脑的相关下行传导纤维联系,实现背腧穴对内脏和全身的良性调节作用。

《类经》"十二俞,皆通于脏气。"各脏腑的背俞穴与相应的脏腑位置基本对应,如肺俞、心俞、肝俞、脾俞、肾俞 5 个背俞穴所处位置或上或下,即与相关内脏的所在部位是对应的。根据我们的临床经验来看,可根据脏腑体表投影,凡是在某一脏腑投影区的腧穴,都可以治疗相关的脏腑,而不必一定拘泥于某一个背俞穴。如肺疾不拘泥于仅用肺俞。夹脊穴的主治规律,可作为此法典范。临床上我们根据腧穴体表投影的特点将背部腧穴划分为四个区域:①心肺区;②肝胆区;③脾胃区;④肾区。从现行文献看,背俞穴多在治疗虚证中施用。其实不然,背部腧穴包括背俞穴,是治疗相关脏腑的常用局部选穴,在与刺灸法配合的前提下,虚可补实可泻。

背俞穴及督脉腧穴定位表

	督脉 (棘突下凹陷中)	膀胱经第 1 侧线 (棘突下旁开 1.5 寸)	膀胱经第 2 侧线 (棘突下旁开 3 寸)
第 1 胸椎	陶道	大杼	肩外俞
第 2 胸椎		风门	附分
第 3 胸椎	身柱	肺俞	魄户
第 4 胸椎		厥阴俞	膏肓
第 5 胸椎	神道	心俞	神堂
第 6 胸椎	灵台	督俞	谚语
第 7 胸椎	至阳	膈俞	膈关
第 8 胸椎		胃脘下俞	
第 9 胸椎	筋缩	肝俞	魂门
第 10 胸椎	中枢	胆俞	阳纲
第 11 胸椎	脊中	脾俞	意舍
第 12 胸椎		胃俞	胃仓
第 1 腰椎	悬枢	三焦俞	肓门
第 2 腰椎	命门	肾俞	志室
第 3 腰椎		气海俞	
第 4 腰椎	腰阳关	大肠俞	
第 5 腰椎		关元俞	

【取穴法】第 1 胸椎:第 1 胸椎棘突约平肩。第 7 胸椎:两侧肩胛骨的下角平对第 7 胸椎棘突。第 4 腰椎:两侧髂嵴最高点的连线通过第 4 腰椎棘突或者

3、4腰椎棘突间隙,身体两侧的胯部可以摸到较大的骨骼,最高点之间的连线通过第4腰椎下。此三点可以作为横坐标的取穴依据。背部的腧穴可以先确定第1胸椎或者第7胸椎,然后再定穴,腰部的腧穴则先确定第4腰椎,然后再定穴。肩胛骨内角均平第3胸椎棘突。髂后上棘最高点之间的距离为3寸。此两点可作为纵坐标的取穴依据。

【刺法】背俞穴透夹脊法:45°角斜刺,针尖抵至椎体。膀胱经第2侧线透第1侧线。如魄户斜刺至肺俞。督脉第3至第9胸椎腧穴45°向上斜刺法。其余可用直刺法。穴位可交替应用,以增强敏感度,避免出现耐受。

【罐法】

背部是应用罐法最多的部位,根据病位辨证选择不同走罐部位和走罐手法,施术后可产生一定的痧斑图案。背部常用的有7种方案,分别是肩胛"]["形方案,肩腰"]["形方案,肩脊"个"字方案,上焦三角方案,中焦方形方案,下焦"井"形方案,腰骶"八"字方案。

(1) **肩胛"]["形方案**:自肩髎穴至大杼穴,沿膀胱经两侧线至膈俞、膈关穴,顺肩胛下角至腋后线。施术后产生的痧斑形似小"]["形。主治手三阳及足太阳的经脉病症及其经脉相联系的脏腑病症。例如肩胛部病症、心肺病、咽喉病、热病等。

(2) **肩腰"]["形方案**:自肩髎穴至大杼穴,再沿膀胱经两侧线向下至关元俞,向外侧至髂脊。施术后产生的痧斑形似大"]["形。主治手三阳及足太阳的经脉病症及其经脉相联系的脏腑病症。例如全身脏腑病症、神志病、热病、背腰疾患等。

(3) **肩脊"个"字方案**:从风府穴沿督脉下至腰阳关连线,再从双侧风池穴至肩髎穴连线,此三线形成形似"个"字区域。主治手三阳、足太阳及督脉的经脉病症及其经脉相联系的脏腑病症。例如全身脏腑疾病,热病、神志病、颈肩病、腰脊病等。

(4) **上焦三角方案**:从大椎穴至双侧膈俞穴连线,以及两侧膈俞穴连线,三线形成三角形区域。主治上焦病症、心肺疾病及督脉和足太阳经脉病症。例如发热、咳嗽、痤疮等。

(5) **中焦方形方案**:双侧肝俞穴至三焦俞穴连线,两侧肝俞穴、两侧三焦俞穴连线,四线形成方形区域。主治中焦病症、肝脾胃疾病及足太阳的经脉病症。例如贫血、消化不良、肥胖、郁证等。

(6) **下焦"井"形方案**:双侧肾俞穴至大肠俞穴连线,两侧肾俞穴、两侧大肠俞穴连线,四线相交形成"井"形区域。主治下焦病症、肝肾疾病及足太阳的经脉病症。例如腰背部疾病、虚证、早泄、阳痿、不孕不育等。

(7) **腰骶"八"字方案**:自大肠俞穴向下沿八髎穴外侧至臀外侧形成的类似

"八"字的区域。主治下焦病症、生殖泌尿系统疾病及足太阳经脉病症。例如盆腔炎、月经病、坐骨神经痛等。

一、心肺区

【位置】
心肺区　第 1 胸椎至第 10 胸椎。（图 5-1）

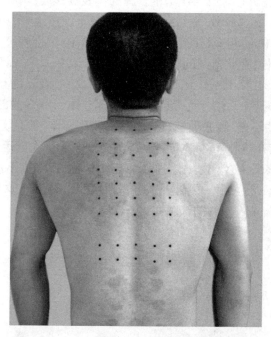

图 5-1　心肺区

【主治】
1. **心病**　心悸怔忡　心烦　失眠多梦　健忘　喜笑不休　谵语发狂或痴呆　昏迷　心前区憋闷疼痛　面色爪甲紫暗　面色无华　气短乏力
2. **肺病**　咳嗽　气短　哮喘　胸闷疼痛　咳痰　声哑失音　咯血或痰中带血　自汗　流涕
3. **脾胃病**　食欲不振　腹胀便溏　倦怠乏力
4. **肾病**　水肿　腰膝酸软　精神疲惫　梦遗滑精　畏寒肢冷
5. **其他病症**　背痛　皮肤瘙痒　荨麻疹　疔疮　痤疮　湿疹　痹证　消渴　乳痈　乳少
　　西医学中心功能不全、心律失常、冠状动脉粥样硬化性心脏病、心脏神经官能症、慢性肺源性心脏病、上呼吸道感染、支气管炎、支气管哮喘、肺炎、鼻炎、慢性胃炎、消化性溃疡、慢性肾小球肾炎、慢性肾衰竭等病出现上述症状,可酌情配伍此组腧穴治疗。

【刺法】

①背俞穴透夹脊法:45°角斜刺,针尖抵至椎体。②膀胱经第 2 侧线透第 1 侧线。

【明理与心得】

心区的体表投影平对第 3~7 胸椎。肺的体表投影为:两肺前缘的投影均起自锁骨内侧段上方 2~3cm 处,后缘约平第 7 颈椎;下缘在腋中线上与第 8 肋相交,在肩胛线上与第 10 肋相交,在接近脊柱时则平第 10 胸椎棘突。故心肺区为第 1 胸椎到第 10 胸椎,在此范围的腧穴皆可治疗心、肺疾及心、肺疾导致的其他脏腑病,不仅局限于心俞、肺俞。心主血脉,肺朝百脉,二者互助互用。肺朝百脉,主治节,能协助心行血。治疗心系、肺系疾病属于本组腧穴局部治疗作用。"母病及子"则见食欲不振、腹胀便溏、倦怠乏力、失眠多梦、面色无华等症,此时除了调理脾胃,还应补益心气,标本同治。"子盗母气"致脾失健运,津液输布失调,聚而生痰,出现咳喘痰多、不思饮食、倦怠乏力等症。"水火不济"出现的失眠、心悸、怔忡、畏寒肢冷、水肿、腰膝酸软、梦遗滑精等之症,肺气久虚,久病及肾,肾不纳气之症皆可辨证选用心肺区腧穴进行治疗。

二、肝胆区

【位置】

肝胆区 第 7 胸椎至第 2 腰椎。(图 5-2)

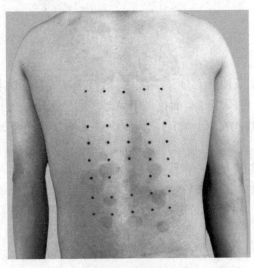

图 5-2 肝胆区

【主治】

1. **肝胆系病症** 眩晕 目花 两胁痛 巅顶痛 乳房痛 少腹痛 关节不利 筋挛拘急 抽搐 四肢麻木 急躁易怒 口苦 黄疸 少经 闭经

2. **心系病症** 心悸怔忡 失眠多梦

3. **肺系病症** 咳嗽 痰黄黏量少 咯血

4. **脾胃系病症** 纳呆腹胀 便溏不爽 脘胁胀闷疼痛 嗳气呃逆 嘈杂吞酸

西医学中的椎动脉型颈椎病、高血压、梅尼埃病、围绝经期综合征、脂肪肝、胆石症、胆囊炎、月经不调等，辨证为肝阳上亢、肝胃不和或心肝血虚时，均可酌情选用此组穴位治疗。

【刺法】

背俞穴透夹脊法：45°角斜刺，针尖抵至椎体。膀胱经第2侧线透第1侧线。督脉穴采用直刺法。

【明理与心得】

根据肝脏和胆囊的位置和体表投影，肝胆区位于第7胸椎至第2腰椎。在此范围的腧穴皆可治疗肝胆疾病及肝胆疾病导致的其他脏腑病，不仅局限于肝俞、胆俞。

三、脾胃区

【位置】

脾胃区 第11胸椎至第1腰椎。（图5-3）

【主治】

1. **脾胃系病症** 食少 黄疸 肢倦乏力 脘腹胀满疼痛 嗳气 恶心 呕吐 呃逆 消谷善饥 口渴引饮 口苦 齿痛龈肿 大便秘结 便溏 便血 崩漏 紫癜

2. **肺系病症** 咳嗽 痰多

西医学中的急慢性胃炎、消化性溃疡、胃癌、幽门梗阻、胃轻瘫、胃潴留、神经性呕吐、妊娠呕吐、肠梗阻、功能性胃肠病、消化不良、肠易激综合征等，出现上述症状时，可酌情选用此组穴位治疗。

【刺法】

背俞穴透夹脊法：45°角斜刺，针尖抵至椎体。膀胱经第2侧线透第1侧线。督脉穴采用直刺法。

【明理与心得】

脾位于左季肋区，与第9~11肋相对，其长轴与第10肋一致。胃的体表投影：贲门约在第11胸椎的左侧，幽门约在第1腰椎的右侧，胃充满到中等程度时，约

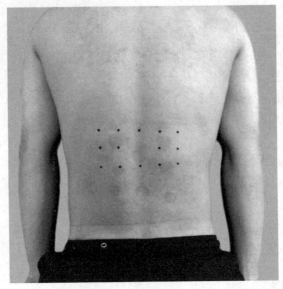

图 5-3　脾胃区

3/4 位于左季肋区,1/4 位于腹上区。故脾胃区为第 11 胸椎至第 1 腰椎。在此范围的腧穴皆可治疗脾胃疾病及脾胃导致的其他脏腑病,不仅局限于脾俞、胃俞。如腹胀、腹痛等,凡由脾胃功能失调而导致者,皆可以本组腧穴治疗,属局部治疗作用。

四、肾区

【位置】

肾区　第 12 胸椎至第 3 腰椎。(图 5-4)

【主治】

1. **肾病**　阳痿　滑精　早泄　遗精　腰冷酸痛　下肢痿软　骨蒸潮热　健忘　水肿　小便不利　尿频　尿闭　遗尿　失禁　耳鸣耳聋　发白早脱　牙齿松动

2. **心病**　心烦不寐　心悸怔忡　畏寒肢厥　唇甲紫暗

3. **脾病**　面色㿠白　久泄久痢　五更泄泻　腹胀如鼓

4. **肺病**　久咳痰血　口燥咽干　声音嘶哑　颧红盗汗

5. **肝病**　头晕　目眩　胁痛　经少

西医学中男子性功能障碍、肾炎、肾病综合征、尿路感染、夜尿症、神经性尿失禁、尿崩症、神经性尿潴留、耳鸣耳聋、神经官能症、急慢性肠炎、胃肠功能紊乱、溃疡性结肠炎、支气管扩张、高血压、脑动脉硬化、贫血、耳源性眩晕、颈椎病等可酌情选用此组穴位治疗。

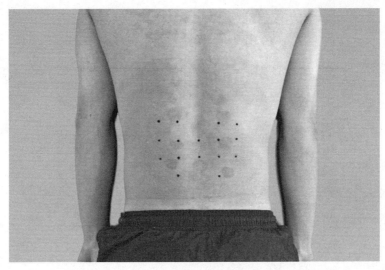

图 5-4 肾区

【刺法】

背俞穴透夹脊法：45°角斜刺，针尖抵至椎体。膀胱经第 2 侧线透第 1 侧线。督脉穴采用直刺法。

【明理与心得】

肾脏位于脊柱两侧，左肾上端平第 11 胸椎下缘，下端平第 2 腰椎下缘，右肾比左肾略低半个椎体的高度。故肾区为第 12 胸椎至第 3 腰椎。在此范围的腧穴皆可治疗肾疾及与肾相关的其他脏腑病。

第六节 上肢腧穴

一、肩五针

【位置】

肩髃 大肠经腧穴，在三角肌区，肩峰外侧缘前端与肱骨大结节两骨间凹陷中。手阳明、阳跷脉交会穴。

肩髎 三焦经腧穴，在三角肌区，肩峰角与肱骨大结节两骨间凹陷中。

肩头 经验穴，肩髃与肩髎连线的中点。

肩前 经验穴，肩髃和肱骨头前缘的连线的中点。

肩后 经验穴，肩髎和肱骨头后缘连线的中点。（图 6-1）

【取穴法】

将上臂外展平举，肩关节部即可呈现出两个凹陷，前方凹陷处为肩髃穴，后

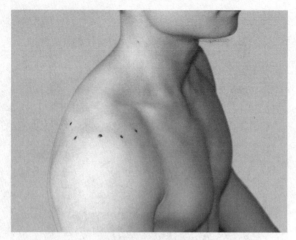

图 6-1　肩五针

方凹陷处为肩髎穴,余穴根据此二穴定位。

【主治】

肩部病症　肩痛　肩凝　中风偏瘫

西医学中的脑血管病后遗症,肩关节周围炎等出现以上症状时可酌情选用此穴位治疗。

【刺法】

向下斜刺 1.0~1.5 寸。还可以选用 1.5 寸针斜刺 0.8~1.2 寸施以阻力针法,或用火针点刺,或用刺络拔罐法。

【明理与心得】

大肠经经脉"循臂上廉,入肘外廉,上臑外前廉,上肩,出髃骨之前廉,上出于柱骨之会上,下入缺盆",病候有"肩前臑痛,大指次指痛不用"。三焦经"上贯肘,循臑外,上肩,而交出足少阳之后",病候为"耳后、肩、臑、肘、臂外皆痛,小指次指不用"。《针灸甲乙经》"肩重不举,臂痛,肩髎主之。"《千金方》"肩髎、天宗、阳谷,主臂痛。"

肩五针的穴位都位于三角肌上。三角肌呈三角形,分前、中、后三束。分别起自锁骨的外侧段、肩峰和肩胛冈,肌束逐渐向外下方集中,止于肱骨三角肌粗隆。肩周炎患者肩关节的硬化和挛缩使关节及周围组织的内力改变,张力增加。受外力作用,风寒湿等环境变化,肌腱、肌肉、关节囊、滑囊、韧带拘紧,充血水肿,炎性细胞浸润,组织液渗出而形成进一步的粘连、瘢痕、组织萎缩,粘连的程度可达肩周软组织。广泛性粘连造成局部运动的严重受限。而受累表现最为突出的病灶点往往在肩袖(包绕在肱骨头周围的一组肌腱复合体)、肱二头肌长头肌肌腱、肩部滑囊、喙肩韧带、喙肱韧带、肱横韧带等处。这些区域正对应于肩五针穴区。肩五针是治疗肩周炎的主穴。

中风病后遗偏瘫的治疗,应从大关节开始施治。患者的恢复往往是从大关节开始恢复。就上臂而言,恢复的过程往往是肩、肘、腕、指。故本组穴是治疗中风后遗症的必选穴之一。

二、中府

【位置】

中府 肺经腧穴,在胸部,横平第1肋间隙,锁骨下窝外侧,前正中线旁开6寸。肺募穴,手、足太阴交会穴。(图6-2)

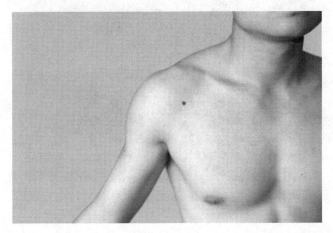

图6-2 中府

【取穴法】锁骨外端下缘的三角窝处为云门,此窝正中垂直往下推一条肋骨(平第1肋间隙)即本穴。

【主治】

1. **肩部疾病** 肩痛 上肢痿痹 中风后遗症

2. **肺部疾患** 咳嗽 哮喘

西医学中的支气管炎、肺炎、哮喘、肺结核、支气管扩张、脑血管病后遗症肩部活动不利等出现以上症状时可酌情选用此穴位治疗。

【刺法】

①治疗肺部疾患直刺0.5~1.0寸。②治疗肩部活动不利深刺3.0寸。

【明理与心得】

肺经经脉"起于中焦,下络大肠,还循胃口,上膈,属肺,从肺系横出腋下,下循臑内",主病"肺胀满,膨膨而喘咳,缺盆中痛……是主肺所生病者,咳,上气,喘渴"。《针灸甲乙经》"手足太阴之会",《千金方》"中府、阳交,主喉痹,胸满塞,寒热。"中府为肺之募穴,是治疗肺部疾病主穴之一。

中府可治疗中风后遗症的肩部活动不利,尤其是大臂不能上举。深刺时通过胸部的肌肉胸大肌、胸小肌和背部肌肉的大圆肌、背阔肌,非深刺疗效不著。

三、肱二头肌三针

【位置】

肱二头肌三针　肱二头肌的肌腹中,腋前纹头与肘横纹的连线上,上 1/4 与下 3/4 的交点,腋前纹头与肘横纹的中点,上 3/4 与下 1/4 的交点。(图 6-3)

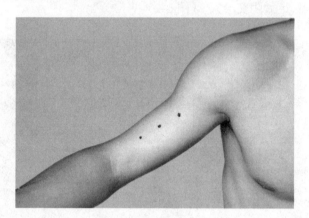

图 6-3　肱二头肌三针

【主治】

前臂屈曲无力　上肢痿痹

西医学中脑血管病后遗症、颅脑外伤等,出现以上症状时可酌情选用此穴位治疗。

【刺法】

选用 1.5 寸针,向肱二头肌肌腹斜刺 1 寸左右。

【明理与心得】

肱二头肌起端有长短二头,长头起于肩胛骨盂上粗隆,短头起于肩胛骨喙突,长短二头于肱骨中部汇合为一肌腹,下行至肱骨下端,集成肌腱止于桡骨粗隆和前臂筋腱膜。肌腹的内外侧各有一沟,内侧沟通过重要的血管和神经。在"醒脑开窍"针刺法中,"下极泉"就内侧沟取穴,可获得触电样针感,并不留针,以免使上肢痉挛加剧。而我们选取外侧沟中取穴,不容易刺激到神经,便于长时间留针。针刺肱二头肌肌腹后,通过脊髓的初级运动中枢兴奋瘫痪肌肉,防止失用性肌萎缩,刺激肌梭引起牵张反射,使瘫痪肌肉自主性收缩,这样能提高偏瘫侧肌力,提高患者运动控制能力。

四、肩井

【位置】

肩井　胆经腧穴,在肩胛区,第 7 颈椎棘突与肩峰最外侧点连线的中点。手足少阳、足阳明与阳维脉交会穴。(图 6-4)

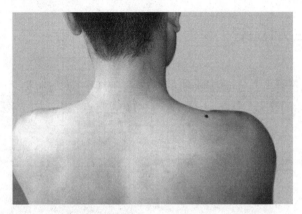

图 6-4　肩井

【主治】

1. **乳房疾患**　乳痈　缺乳
2. **下肢疾患**　下肢痿软无力　腿痛
3. **情志病**

西医学中的乳腺炎、急性腰扭伤、腰椎间盘突出、中风后遗症、颈椎病、颈肩综合征等出现以上症状时可酌情选用此穴位治疗。

【刺法】

①治疗乳房疾患由后向前平刺 0.5~0.8 寸。②治疗腰腿痛由前向后平刺 0.5~0.8 寸。

【明理与心得】

胆经经脉"以下胸中,贯膈,络肝,属胆……其直者,从缺盆下腋,循胸,过季胁",足少阳经筋"起于小指次指,上结外踝;上循胫外廉,结于膝外廉。其支者,别起外辅骨,上走髀,前者结于伏兔之上,后者结于尻。其直者,上乘胁季胁,上走腋前廉,系于膺乳,结于缺盆"。《儒门事亲》"乳汁不下……针肩井两穴。"肩井是治疗乳房疾病的常用穴。

胆经经脉"下合髀厌中,以下循髀阳,出膝外廉,下外辅骨之前",主病"髀、膝外至胫、绝骨、外踝前及诸节皆痛",笔者发现,肩井治疗腰腿痛和腿部活动不利有良好效果。对于因腰痛而腿无法大范围活动的患者,用运动行针法针刺,行针后让患者行走。无论对于中风后遗症还是因腰椎间盘突出的腿部活动受限皆可收效。常与攒竹、腰痛穴、委中等穴配合使用。

八总穴歌云"两足肩井搜",除上诉腰腿病内容外,对于癔性瘫痪亦有奇效,此症虽不多见,以备不时之需。

肩井位于肩部,可以发挥"腧穴所在,主治所及"的局部治疗作用,治疗颈椎病、肩周炎等。

五、肱三头肌三针

【位置】

肱三头肌三针　位于肱三头肌的肌腹上,腋后纹头与肘尖之间平分四等分,上 1/4 与下 3/4 的交点、中点、上 3/4 与下 1/4 的交点,共三穴。(图 6-5)

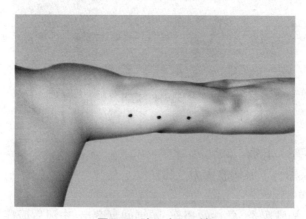

图 6-5　肱三头肌三针

【主治】

肩部疾病　肩凝症　中风后遗症

西医学中的脑血管病后遗症,肩关节周围炎等出现以上症状时可酌情选用此穴位治疗。

【刺法】

直刺 0.5~1.0 寸。

【明理与心得】

肱三头肌三针属于经筋刺法,肱三头肌起点有三个头,长头起自肩胛骨关节盂的下方,外侧头起自肱骨后面桡神经沟的外上方,内侧头起自桡神经沟内下方,三头合成一个肌腹,止于尺骨鹰嘴。肱三头肌的功能主要是伸肘关节,长头还具有后伸和内收肩关节的作用。中风患者如果出现大臂伸肌肌力减弱的情况可以针刺肱三头肌三针。需要强调的是,此处是肩周炎出现疼痛概率最高的部位之一,故为肩周炎必选穴之一。

六、臑俞　肩贞

【位置】

臑俞　小肠经腧穴,在肩胛区,腋后纹头直上,肩胛冈下缘凹陷中。手足太阳、阳维脉、阳跷脉交会穴。

肩贞　小肠经腧穴,在肩胛区,肩关节后下方,腋后纹头直上1寸。(图6-6)

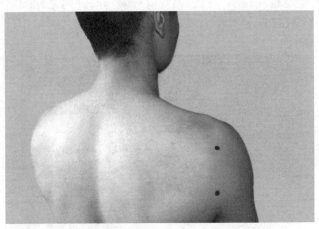

图6-6　臑俞　肩贞

【主治】

肩臂疾患　**上肢无力**　**肩凝症**

西医学中的中风后遗症,颈椎病,颈肩综合征等出现以上症状时可酌情选用此穴位治疗。

【刺法】

①直刺0.5~1.0寸。②治疗上肢内外旋无力,肩贞可深刺3寸。

【明理与心得】

小肠经经脉"上循臑外后廉,出肩解,绕肩胛,交肩上",病候为"肩似拔,臑似折……颈、颔、肩、臑、肘、臂外后廉痛"。深刺穴位时可以刺激到肱三头肌、大圆肌、背阔肌、冈上肌、冈下肌、小圆肌和肩胛下肌等肌群。而冈上肌、冈下肌、小圆肌和肩胛下肌的肌腱组成一层厚而连续的腱板,附着于肱骨大、小结节和关节囊的前、上、后部,对关节的稳定起重要作用,临床上称之为肩袖。这些肌肉的肌腱将肱骨头稳定于肩胛盂上,对维持肩关节的稳定和肩关节活动起着极其重要的作用。中风病人可见到的肩关节半脱位,往往是由于肩关节的稳定性下降和肌肉萎缩所致。此两穴深刺能提高肩关节稳定性,增加肌群力量,可以与中府深刺配合使用。穴下有大小圆肌,对于内收、内外旋功能受损者尤宜。肩贞《针灸甲乙经》"寒热,项疬,适耳无闻,引缺盆肩中热痛,麻痹不举",《铜人腧穴针灸图经》"风痹,手臂不举"。臑俞《针灸甲乙经》"寒热肩肿,引胛中痛,肩背痠",《外台秘要》"肩痛不可举臂"。臑俞、肩贞是治疗肩部疾患的重要穴位。

七、巨骨

【位置】

巨骨　大肠经腧穴,在肩胛区,锁骨肩峰端与肩胛冈之间凹陷中。手阳明、阳跷交会穴。(图 6-7)

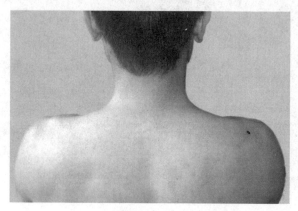

图 6-7　巨骨

【主治】

肩臂疾患　上肢无力　肩凝症

西医学中的中风后遗症,颈椎病,颈肩综合征等出现以上症状时可酌情选用此穴位治疗。

【刺法】

直刺 1.0~3.0 寸。

【明理与心得】

大肠经经脉"循臂上廉,入肘外廉,上臑外前廉,上肩,出髃骨之前廉,上出于柱骨之会上,下入缺盆",病候有"肩前臑痛,大指次指痛不用"。巨骨穴位下分布有斜方肌、冈上肌。冈上肌可使上臂旋外、内收和伸,斜方肌有上举及外旋肩胛骨的作用,也就是帮助抬肩。深刺巨骨和深刺中府、臑俞、肩贞作用相似,可以治疗中风后遗症的肩关节和上臂运动障碍。《铜人腧穴针灸图经》"偏风半身不遂,热风瘾疹,手臂挛急,捉物不得,挽弓不开,臂细无力,筋骨痠疼。"

八、天宗 秉风 曲垣

【位置】

天宗 手太阳小肠经腧穴,在肩胛区,肩胛冈中点与肩胛骨下角连线上 1/3 与下 2/3 交点凹陷中。

秉风 手太阳小肠经腧穴,在肩胛区,肩胛冈中点上方冈上窝中。手三阳与足少阳经交会穴。

曲垣 手太阳小肠经腧穴,在肩胛区,肩胛冈内侧端上缘凹陷中。(图 6-8)

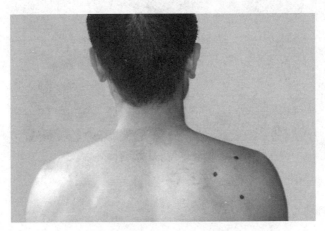

图 6-8 天宗 秉风 曲垣

【主治】

肩胛疼痛

【刺法】

向下斜刺 0.5~1.0 寸,使针尖达肩胛冈。

【明理与心得】

小肠经"上循臑外后廉,出肩解,绕肩胛,交肩上,入缺盆",主病是"肩似拔,臑似折"。三穴位于肩胛骨区,可治疗肩胛疼痛等疾病,发挥腧穴的局部治疗作用。

秉风、曲垣二穴都在冈上窝中,此处正是冈上肌的起始位置,故此肌损伤或有炎症时,上臂外展有疼痛感,运用二穴,刺法如上所述,效果甚佳。

文献皆云秉风、曲垣可以直刺,但应严格掌握针刺深度。秉风穴接近肩胛切迹上缘,曲垣接近肩胛骨脊柱缘。二者的穴位解剖结构非常接近胸腔。有鉴于此,改用向下针刺法,使针尖达肩胛冈。此操作法正刺中冈上肌起点,既安全又效佳。多用阻力针,亦可用火针法,刺络拔罐。

九、肩胛冈三针

【位置】

肩胛冈三针 位于肩胛冈上,在外侧端与内侧端的连线上,分别是外 1/4 与内 3/4 的交点,外侧端与内侧端的中点,外 3/4 与内 1/4 的交点。(图 6-9)

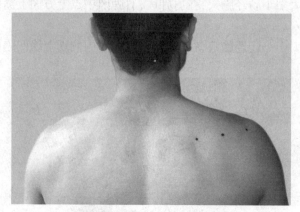

图 6-9 肩胛冈三针

【主治】

肩胛背项疼痛。

【刺法】

沿肩胛冈平刺 0.5~0.8 寸。

【明理与心得】

肩胛冈是三角肌的起始点之一,而三角肌在肩关节运动中起重要作用。在临床上,肩胛冈三针与肩五针相互配合。肩五针是针刺三角肌的肌腹部分,而肩胛冈三针针刺三角肌的起点,两组穴位治疗疾病属于肌肉起止点疗法。且此组穴位位于骨质上方,平刺安全,可与秉风、曲垣、天宗、臑俞交替使用,治疗中风后遗症的肩关节和上臂运动受限效果较好。

十、青灵

【位置】

青灵 手少阴心经腧穴,在臂前区,肘横纹上 3 寸,肱二头肌的内侧沟中。(图 6-10)

【主治】

痹证

西医学中的神经根型颈椎病导致的尺神经痛,中风手小指、无名指功能受损

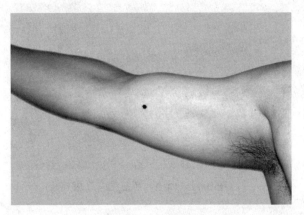

图 6-10　青灵

等可酌情考虑此穴。

【刺法】

直刺 1~1.5 寸,使针感直达小指。

【明理与心得】

心经经脉"下出腋下,下循臑内后廉,行太阴心主之后,下肘内""是动则病嗌干,心痛,渴而欲饮,是为臂厥……臑臂内后廉痛厥,掌中热"。《太平圣惠方》载青灵主治:"肩不举,不能带衣。"故青灵可治疗肩臂疼痛,因为穴位深层分布有尺神经,因此针刺本穴可治疗颈椎病引起的小指、无名指麻木疼痛。

古今文献多载本穴治疗头痛、胁痛、目疾等。这方面笔者体会不多。因本穴治疗上述症状不如前臂和手部的腧穴。而治疗尺神经痛、中风病的上肢不遂则疗效突出。故本穴作为治疗尺神经痛、中风病上肢不遂的主穴。上肢的尺侧部分布着心经和小肠经,而此部位恰是尺神经分布区。参照西医解剖:尺神经发自臂丛神经的内侧束,沿肱二头肌内侧沟随肱动脉下降,至臂中部离开此动脉转向后下,经肱骨内上髁后方的尺神经沟至前臂。上述结构为本穴治疗疾病提供了解剖学基础。

十一、曲池　手三里　二廉

【位置】

曲池　大肠经腧穴,在肘区,尺泽与肱骨外上髁连线的中点处。手阳明大肠经的合穴。

手三里　大肠经腧穴,在前臂,肘横纹下 2 寸,阳溪与曲池连线上。

上廉　大肠经腧穴,在前臂,肘横纹下 3 寸,阳溪与曲池连线上。

下廉　大肠经腧穴,在前臂,肘横纹下 4 寸,阳溪与曲池连线上。(图 6-11)

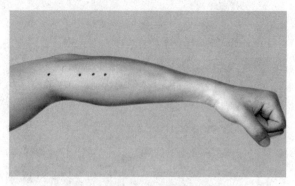

图 6-11　曲池　手三里　二廉

【取穴法】

曲池　屈肘成直角,当肘横纹尽头处,尺泽与肱骨外上髁连线中点处取穴。

手三里　上廉　下廉　侧腕屈肘,在阳溪与曲池的连线上,曲池下 2 寸处为手三里穴,曲池下 3 寸处为上廉穴,曲池下 4 寸处为下廉穴。

【刺法】

曲池　直刺 0.5~1 寸,局部可有酸胀感。也可向手腕方向斜刺 1.0~1.5 寸,可有电击麻胀感向食指或腕背处放射。

手三里　上廉　下廉　直刺 0.5~1.0 寸,局部可有酸胀感。

【主治】

1. **本经所过的肢体病症**　上肢不遂　手肘无力　手臂肿痛　肩肘关节疼痛　肩臂神经痛　咽喉肿痛　齿痛

2. **消化系统病症**　腹痛　吐泻　痢疾

3. **呼吸系统病症**　发热　感冒　咳嗽　哮喘

4. **其他病症**　湿疹　荨麻疹　瘾疹　丹毒　疔疮　皮肤干燥　热病

西医学中的中风后遗症、颈椎病、肱骨外上髁炎、急性胃肠炎、咽炎、感冒、哮喘、荨麻疹、急性淋巴管炎、湿疹等可酌情考虑此组穴。

【明理与心得】

"大肠手阳明之脉,起于大指次指之端,循指上廉,出合谷两骨之间,上入两筋之中,循臂上廉,入肘外廉,上臑外前廉,上肩,出髃骨之前廉,上出于柱骨之会上、下入缺盆,络肺,下膈,属大肠;其支者,从缺盆上颈贯颊,入下齿中,还出挟口,交人中,左之右,右之左,上挟鼻孔。"根据"经络所过,主治所在"的原则,此四穴是治疗头面五官病,肩臂疼痛,半身不遂的常用穴。

肘腕之间的腧穴以治疗脏腑病症为主。上述穴位属大肠经穴,故以治疗肠腑病症为见长。对于腹胀、腹痛、吐泻、痢疾疗效更为突出。

肺与大肠相表里。若大肠传导通畅,则肺气才能清肃下降。大肠传导阻滞,可引起肺肃降失常,出现气短咳喘等。如肺有实热,可泻大肠,使热从大肠下泄。故此四穴可以治疗呼吸系统病症。

上述四穴具有散风、调和营卫的作用,是治疗发热、感冒,以及皮肤科病症的主穴。

十二、内关 间使 郄门

【位置】

内关 心包经腧穴,在前臂前区,腕掌侧远端横纹上 2 寸,掌长肌腱与桡侧腕屈肌腱之间。手厥阴心包经的络穴,八脉交会穴,通于阴维脉。

间使 心包经腧穴,在前臂前区,腕掌侧远端横纹上 3 寸,掌长肌腱与桡侧腕屈肌腱之间。手厥阴心包经的经穴。

郄门 心包经腧穴,在前臂前区,腕掌侧远端横纹上 5 寸,掌长肌腱与桡侧腕屈肌腱之间。手厥阴心包经的郄穴。(图 6-12)

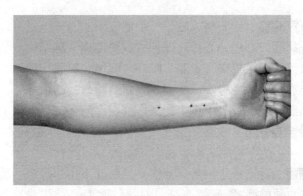

图 6-12 内关 间使 郄门

【取穴法】

内关 间使 在前臂掌面下部中央有两条明显的肌腱相傍,拇指侧为桡侧腕屈肌腱,小指侧为掌长肌腱。仰掌取穴,两穴位于人体的前臂掌侧,当掌长肌腱与桡侧腕屈肌腱之间,腕横纹上 2 寸为内关穴,腕横纹上 3 寸为间使穴。

郄门 上述两条肌腱在郄门穴的位置上已不明显,取穴时应仰掌取穴,位于人体的前臂掌侧,当曲泽与大陵的连线上,腕横纹上 5 寸。

【刺法】

内关 当掌长肌腱与桡侧腕屈肌腱之间进针,直刺 0.5~1 寸可有局部酸胀;沿桡侧腕屈肌腱尺侧缘刺入 0.2~0.3 寸有电击或麻胀感可向指端放散;两种针刺方法差异甚微,须认真仔细操作,方可得到上述不同针感。我们通过观察穴位断层解剖的结构时注意到,在内关穴的位置上正中神经并不是位于掌长肌腱与桡侧腕屈肌腱之间,而是位于桡侧腕屈肌腱正后面,在桡侧腕屈肌腱的尺侧缘只有一部分。

内关透间使 内关可向间使透刺,先于内关穴位置直刺 0.5~1.0 寸使局部有酸胀感,再将针尖提至皮下,后以针体与体表成 30° 角,针尖向间使穴的方向刺入 1.0~1.5 寸,并使局部有酸胀感。

间使 当掌长肌腱与桡侧腕屈肌腱之间进针,直刺 0.5~1.0 寸可有局部酸胀;沿桡侧腕屈肌腱尺侧缘刺入 0.2~0.3 寸针感可向指端放散。

间使透支沟 间使深刺可透支沟穴,先于间使穴位置直刺 0.5~1.0 寸使局部有酸胀感,得气后针体再向深部对侧支沟穴位置刺入 1.0~1.5 寸,并使局部有酸胀感。

郄门 直刺 0.5~1.0 寸可有局部酸胀,亦可向指端放散。

【主治】

1. **本经所过的肢体病症** 肘臂腕麻木疼痛 腋肿掌热 半身不遂之上肢不遂

2. **头面五官病症** 偏头痛 眩晕 咽痛

3. **心系统病症** 心痛 心悸 怔忡 胸胁疼痛 脉结代

4. **脾胃系统病症** 胃痛 胃胀 呕吐 呃逆 腹胀 泄泻 呕血

5. **肺系病症** 咳嗽 哮喘 胸闷 气短 咳血 咯血

6. **肝肾系统病症** 月经不调 崩漏 妊娠恶阻 产后血晕 遗精

7. **神志及全身病症** 失眠 健忘 癫狂痫 郁证 癔病 小儿惊风 喑不能言 中风

8. **其他病症** 荨麻疹 中暑 疟疾 热病汗不出 疔疮 乳痈

西医学中的颈椎病、腕管综合征、中风后遗症、心律失常、冠心病、咳嗽、呃逆、消化不良、睡眠障碍、血管性痴呆、抑郁症等病症可以酌情选择此组穴位。

【明理与心得】

内关、间使、郄门三穴组合使用的方法为齐刺法、傍针刺法,是同经组合的方法,三穴同时使用可以起到 1+1+1>3 的效果。

此三穴在同时或与其他穴位配合治疗病症时,既可同时应用增加效果,也可交替使用。在日常治疗过程中,长期使用同一个穴位,可使该穴位产生疲劳而降低治疗效果,三穴位在治疗疾病中的作用相似,交替使用可保持穴位的兴奋性而增加治疗效果。

手厥阴心包经"其支者,循胸出胁,下腋三寸,上抵腋下,循臑内,行太阴少阴之间,入肘中,下臂行两筋之间,入掌中,循中指出其端;其支者,别掌中,循小指次指出其端。"心为血液循环的动力,肝是贮藏血液的一个重要脏器,所以心血旺盛,肝血贮藏也就充盈,既可营养筋脉,又能促进人体四肢、百骸的正常活动。如果心血亏虚,引起肝血不足,或因经脉痹阻,而至气血不足,则可导致血不养筋,出现筋骨冷痛、手足拘挛、抽搐等症。

此三穴可治疗其经络循行部位的疾病,如肘臂腕挛痛,腋肿掌热,半身不遂之上肢不遂,颈椎病的正中神经痛。治疗上述疾病针刺内关穴时,可当掌长肌腱与桡侧腕屈肌腱之间进针,沿桡侧腕屈肌腱尺侧缘刺入 0.2~0.3 寸,使之有电击或麻胀感向指端放散,效果更佳。

石学敏院士在其醒脑开窍针刺法中,将内关穴定为治疗中风病的主穴。该穴位可起到标本同治的作用,既可开窍醒神以治其本,又能调经通络以治其标。

心包为心之宫城,可代君行令,代君受邪,且心包经"历络三焦",心居于上焦,其络脉络心,故本组穴位时治疗各种心血管系统疾病,如心痛、心悸、怔忡、胸胁疼痛、心悬如饥、脉结代等病症的主穴。

内关穴直刺 0.5~1 寸使有局部酸胀感而不向指端放散。笔者体会,这种针感为酸胀感的针刺方法,用于治疗心血管系统疾病的效果更佳。

内关可与间使配合使用,内关向间使透刺,先于内关穴位置直刺 0.5~1 寸使局部有酸胀感,再将针尖提至皮下,后以针体与体表成 30° 角,针尖向间使穴的方向刺入 1~1.5 寸,并使局部有酸胀感,这种同经透刺的方法治疗心悸怔忡等症的效果比单独使用其中一穴更佳。

治疗心血管系统疾病,心包经的作用强于心经。曾有观察针刺对无脉症患者脉搏恢复影响的实验结果表明,针刺内关、间使、曲泽,19 次试验中,有 15 次能明显地引起脉搏出现;针刺少海、通里、青灵,12 次试验中仅有 5 次引起脉搏的变化。笔者认为,针刺治疗心血管系统疾病,心包经穴位疗效优于心经穴位。

脾所运化的精微,需要借助血液的运行,才能输布于全身。而心血又必须依赖于脾所吸收和转输的水谷精微所生成。另一方面,心主血,脾统血,脾的功能正常,才能统摄血液。若脾气虚弱,可导致血不循经。心包经脉"历络三焦",中焦为脾胃,对于中焦脾胃功能失调所致的胃痛、胀满、呕吐、呕血,此三穴为必不可少的选穴。

内关穴在治疗恶心呕吐时可配合中脘、足三里使用,但应注意针刺的顺序和方法。治疗中应先针刺足三里以降胃气,得气后稍事休息再刺内关,最后针刺中脘穴。如不注意使用顺序,先针刺内关穴则反而起到催吐的作用。

肺司呼吸主皮毛,"心主身之血脉""肺朝百脉",心肺同居上焦,同关于脉,故本穴治疗各种呼吸系统疾病,如咳嗽、哮喘、胸闷、气短、咳血、咯血、衄血等证疗效卓著。

心主神明,在治疗神志病方面,心包经穴位的作用与心经穴位相等,故此三穴为治疗如失眠、健忘、癫狂痫、郁证、癔病、小儿惊风、暗不能言、中风等各种神志病的常用经穴。心主血脉,肝主疏泄,手足厥阴经在胸中相接,通过调节情志可以达到舒肝解郁的作用。"女子以肝为先天",因此,此三穴还可治疗月经不调,崩漏,妊娠恶阻,产后血晕等下焦病证。心在上焦,属火;肾在下焦,属水。心中之阳下降至肾,能温养肾阳;肾中之阴上升至心,则能涵养心阴。在正常情况下,心火和肾水升降协调,相互制约,彼此交通,保持动态平衡。当两者失去协调关系,称为心肾不交,主要症状有心烦、失眠、遗精等,但凡如此,可选本组腧穴治疗。心主血,此三穴有清热凉血解毒之功,而荨麻疹、中暑、疟疾、热病汗不出、疔疮、乳痈皆为热性疾病,针刺此三穴即可泻血热而达治疗上述疾病的目的。

综观此三穴,可归纳为:①清热凉血,凡血热之病皆可用之。②开胸顺气,凡因情志不遂,肝胆气郁所致的胸闷烦躁者皆可当为主穴。③和胃降逆,凡呕吐、胃痛皆当为必选之穴。④强心通脉,是治疗心痛、心悸的主穴。

十三、神门 阴郄 通里

【位置】

神门 心经腧穴,在腕前区,腕掌侧远端横纹尺侧端,尺侧腕屈肌腱的桡侧缘。手少阴心经的输穴、原穴。

阴郄 心经腧穴,在腕前区,腕掌侧远端横纹上 0.5 寸,尺侧腕屈肌腱的桡侧缘。

通里 心经腧穴,在腕前区,腕掌侧远端横纹上 1 寸,尺侧腕屈肌腱的桡侧缘。(图 6-13)

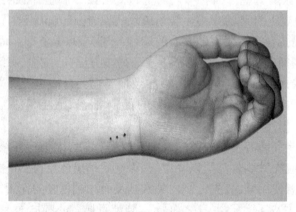

图 6-13 神门 阴郄 通里

【取穴法】

神门 取此穴位时应让患者采用仰卧或正坐位,仰掌的取穴姿势,沿尺侧腕屈肌腱的桡侧向上推摸,在腕横纹附近触到一骨骼,此骨即为三角骨,本穴即在其交角凹陷处。

阴郄　通里　取此穴位时应让患者采用正坐,仰掌的取穴姿势,通里穴在尺侧腕屈肌腱桡侧缘,当神门与少海连线上,确定神门位置后,按照骨度分寸法,取穴易得,阴郄穴在腕横纹上 0.5 寸处取穴,通里穴在腕横纹上 1 寸处取穴。

【刺法】

直刺 0.3~0.5 寸。若要使酸麻感达小指时,应紧靠近尺侧腕屈肌腱的桡侧缘或向尺侧腕屈肌腱的下方斜刺。

【主治】

1. **本经所过的肢体病症**　胸、肘、臂、腕、指弛缓,拘急,麻木不仁

2. **头面五官病症**　头痛　眩晕　目黄　面赤　舌疮舌肿

3. **心血管系统病症**　心痛　心悸　心烦　恍惚　惊悸　怔忡

4. **消化系统病症**　胃痛　咽干　不欲食　呕血　吐血　大便脓血　黄疸

5. **泌尿系统病症**　遗尿　尿血　尿道疼痛

6. **妇科病症**　产后失血　月经不调　崩漏

7. **呼吸系统病症**　喘逆上气　咳嗽　咳血

8. **神志病症**　痴呆　悲哭狂笑　癫狂痫　暴喑　失眠　健忘　脏躁

西医学中的心律失常、冠心病、尺神经痛、腕管综合征、血管性痴呆等病症可以酌情选择此组穴位。

【明理与心得】

心痛、心悸、心烦、恍惚等诸心疾,致病原因甚多,但心气不足是其基本病机。对这些病症,可选择本组穴位。心主神明,心藏神,各种神志病症,除了审因论治外,通过针刺这三个穴位来调心气而复神明是必不可少的。针感应以局部酸胀为主。"心手少阴之脉,起于心中……下出腋下,下循臑内后廉,行太阴,心主之后,下肘内,循臂内后廉,抵掌后锐骨之端,入掌内后廉,循小指之内,出其端。"根据"经络所过,主治所在"的原则,本组穴位是治疗本经所过的肢体病症的主要穴位,此时应采用循经得气法,即酸麻针感向小指放散,刺法上文已述。"心手少阴之脉,起于心中,出属心系,下膈,络小肠。其支者:从心系,上挟咽,系目系。其直者:复从心系,却上肺……"心经经脉"上挟咽""系目系""却上肺""络小肠",其络脉系于舌本,其经筋结于胸中,循臂,下系于脐。由于这种经络的联系,决定了本组穴位具有治疗头目、舌、咽喉、肺、小肠的多种病症的功效。心主血脉,凡血不循常道者,皆与心相关。因此治疗妇科病及尿血、呕血等血症,都应配合使用上述穴位。此三穴主治虽多,我们临床以治心神疾患为主。对于心主血脉的病症,应与心包经配合使用,心包经的内关、间使、郄门似优于此三穴。此三穴则侧重于心主神明的功能。

十四、尺泽 孔最 列缺

【位置】

尺泽 肺经腧穴,在肘区,肘横纹上,肱二头肌腱桡侧凹陷中。合穴。

孔最 肺经腧穴,在前臂前区,腕掌侧远端横纹上7寸,尺泽与太渊连线上。郄穴。

列缺 肺经腧穴,在前臂,腕掌侧远端横纹上1.5寸,拇短伸肌腱与拇长展肌腱之间,拇长展肌腱沟的凹陷中。络穴,八脉交会穴,通任脉。(图6-14)

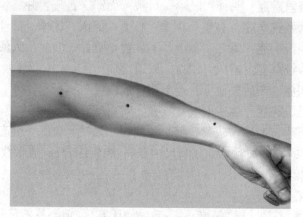

图6-14 尺泽 孔最 列缺

【取穴法】

尺泽 手掌向上,微屈肘,在肘横纹上,肱二头肌腱桡侧缘处取穴。

孔最 取此穴位时应让患者伸前臂仰掌,孔最穴位于人体的前臂部位,前臂内侧,在尺泽穴与太渊穴连线的上5/12处。腕横纹上7寸处。

列缺 在前臂桡侧缘,桡骨茎突上方,腕横纹上1.5寸处,当肱桡肌与拇长展肌腱之间;微屈肘,侧腕掌心相对取之。

【刺法】

尺泽 直刺0.5~0.8寸,局部酸胀,针感向前臂或手部放散。点刺出血,用于急性吐泻。

孔最 直刺0.5~0.8寸,局部酸胀,针感可向前臂部放散。

列缺 向上斜刺0.2~0.3寸,局部可有酸胀、沉重感向肘、肩部放散。向下斜刺0.3~0.5寸。

【主治】

1. **本经所过的肢体病症** 肩臂疼痛 肘臂挛痛 四肢暴肿 手不能伸 手指麻木 半身不遂

2. **头面五官病症**　偏正头痛　口眼㖞斜　面肌痉挛　面神经麻痹　三叉神经痛　咽喉肿痛　牙痛　暗哑

3. **呼吸系统病症**　咳嗽　气喘　感冒　发热恶寒　咯血　潮热　胸胁胀满

4. **消化系统病症**　腹痛　腹泻　痢疾　呕吐　吐血　噎膈

5. **泌尿生殖系统病症**　遗尿　经闭　溺血　小便淋涩疼痛　遗精

6. **心血管系统病症**　心胸疼痛　高血压

7. **神志病症**　悲愁不乐　小儿急慢惊风　抽搐痫痫

8. **其他病症**　丹毒　风疹

西医学中的中风后遗症、面神经炎、头痛、肺炎咳嗽、支气管炎、桡神经痛、胃痛等疾病可酌情选用此组穴位。

【明理与心得】

"肺手太阴之脉……从肺系,横出腋下,下循臑内行少阴、心主之前,下肘中,循臂内上骨下廉,入寸口,上鱼,循鱼际,出大指之端。其支者,从腕后,直出次指内廉,出其端。"根据"经络所过,主治所在"的原则,本组穴位可治疗其经络所过的肢体病症。肺经经脉不上头,但其经别上头。列缺为手太阴经络穴,通于手阳明大肠的经脉上头,并通过大肠经在大椎穴与各阳经经脉相交会,依据接经的主治规律,本穴是治疗头项五官病症的常用效穴之一。《四总穴歌》"头项寻列缺",即属此义。

另有一种观点"头项寻列缺"中的"项",有认为是"颈"形误。考肺经的循行达肺系即包括喉咙,八脉交会穴中有"列缺照海膈喉咙"之语,故"头颈寻列缺"之语可立。笔者倾向于这种观点。

肺主气,司呼吸。本组穴位为理肺气的要穴,是治疗各种肺疾的常用效穴。肺热不宣,则可见发热、小儿惊风、抽搐、丹毒、咽喉肿痛、咳嗽、气喘诸疾,自当属本穴主治范围。孔最为肺经郄穴,阴经的郄穴以治出血证为见长。因此本组穴位治疗支气管扩张而致的咯血疗效突出。

肺手太阴之脉,起于中焦,下络大肠,还循胃口。肺脉起于中焦胃脘部,本组穴位因具有宣肺理气和胃的功能,而可用于治疗腹痛、腹泻、痢疾、吐血等诸多消化系统之疾病。病急而正气未衰者,尺泽、委中刺络放血不失为急救之法。

肺为水之上源,肺气不利,则通调水道下输膀胱的功能失调,可导致小便失禁、遗尿。故通过宣肺利水的功能,可治疗多种泌尿系统病症。

列缺穴为八脉交会穴,通任脉,任主胞胎,因此本组穴位又可治疗生殖系统的疾病。心肺同居上焦,心主血脉,朝百脉,心与肺最易相互影响,通过利肺宽中,可治疗心胸疼痛、高血压等症。肺主皮毛,故通过散风解表亦可治疗风疹。对于中风病拇、食指不用,颈椎病中的桡神经痛当为必选穴之一。

十五、外关 支沟

【位置】

外关 三焦经腧穴,在前臂后区,当阳池与肘尖的连线上,腕背侧远端横纹上2寸,尺骨与桡骨间隙中点。络穴,八脉交会穴之一,通阳维脉。

支沟 三焦经腧穴,在前臂后区,当阳池与肘尖的连线上,腕背侧远端横纹上3寸,尺骨与桡骨间隙中点。经穴。(图6-15)

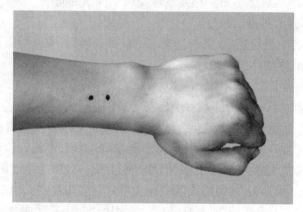

图6-15 外关 支沟

【取穴法】

外关 取此穴位时应让患者采用正坐或仰卧,俯掌的姿势,外关穴位于前臂背侧,当阳池与肘尖的连线上,腕背横纹上2寸,尺骨与桡骨之间。

支沟 正坐或仰卧,俯掌。在前臂背侧,当阳池与肘尖的连线上,腕背横纹上3寸,尺骨与桡骨之间。

【刺法】

直刺0.5~1.0寸,可灸。

【主治】

1. **本经所过的肢体病症** 肩臂腰背酸痛 肘臂屈伸不利 上肢筋骨疼痛 手颤 五指痛不能握物 半身不遂 胁肋疼痛 落枕

2. **头面五官病症** 头痛 目赤肿痛 耳鸣 耳聋 鼻衄咽肿 牙痛

3. **消化系统病症** 呕吐 腹痛 便秘 霍乱 泄泻 肠痈 纳呆 不思饮食

4. **神志病症** 急惊风 急躁易怒

5. **妇科病症** 经闭 产后血晕 痛经

6. **其他病症** 热病 感冒 疣

西医学中的脑卒中、偏头痛、血管性头痛、鼻出血、咽炎、便秘、腹泻、肠易激综合征、胃轻瘫、胃肠炎等病症可酌情选择此组穴位。

【明理与心得】

"三焦手少阳之脉,起于小指次指之端,上出两指之间,循手表腕,出臂外两骨之间,上贯肘,循臑外上肩。"根据"经络所过,主治所在"的原则,本组穴位可治疗其经络所过的肢体病症。"其支者,从膻中上出缺盆,上项,系耳后,直上出耳角,以屈下颊至频;其支者,从耳后入耳中,出走耳前,过客主人,前交颊,至目锐眦。"少阳之脉布于侧头、目、耳,故本经穴位为治疗头痛、目疾、耳疾的常用穴。

支沟穴与外关穴相比较,支沟穴专司行气,而外关穴则是行气开郁与解表退热并重。两穴治疗疾病是通过行气开郁而实现的,凡属肺郁气滞引起的胸胁胀满,胁肋疼痛,胃肠功能失调,郁闷不舒、急躁易怒者,皆为本组穴位的适应证。外关穴为八脉交会穴之一,通阳维脉。阳维脉维系一身之阳,故本穴为解表退热之穴,感冒、热病、疟疾皆以本穴为主穴之一。

十六、前臂内、外侧六针

【位置】

前臂内侧六针 当太渊、尺泽连线上,太渊上3寸处与尺泽四等分,中间三个等分点处取穴。当神门、少海连线上,神门上3寸处与少海四等分,中间三个等分点处取穴。此六个针刺点合称前臂内侧六针。(图6-16-1)

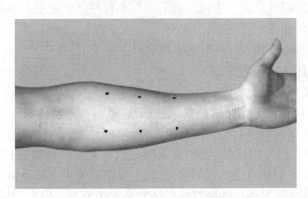

图 6-16-1 前臂内侧六针

前臂外侧六针 当阳溪、曲池连线上,阳溪上3寸与曲池四等分,中间三个等分点处取穴。当阳谷、小海连线上,阳谷上3寸与小海四等分,中间三个等分点处取穴。此六个针刺点合称前臂外侧六针。(图6-16-2)

【取穴法】

前臂内侧六针 先分别找到并定位太渊和尺泽,神门和少海这两组穴位及

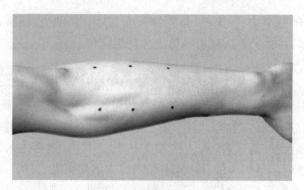

图 6-16-2　前臂外侧六针

体表标志,取前臂内侧六针时,将上述两组穴位或体表标志分别按组做连线,在两组连线之间均取三点作为针刺点,这六个针刺点合称为前臂内侧 6 针。

前臂外侧六针　先分别找到并定位阳溪和曲池,阳谷和小海这两组穴位及体表标志,取前臂外侧 6 针时,将上述两组穴位或体表标志分别按组做连线,在两组连线之间均取三点作为针刺点,这六个针刺点合称为前臂外侧六针。

【刺法】

斜刺或平刺 1~1.5 寸。进针方向应沿着三组连线向手腕部针刺。针刺过程中如针尖触及骨骼,应略改变针刺角度。可灸。

【主治】

经络所过的肢体病症　中风引起的上肢不遂　上肢痿痹　手肘无力　手臂肿痛　肘关节疼痛等

西医中的脑血管病、重症肌无力、肱骨外上髁炎、肱骨内上髁炎、前臂肌肉扭伤等可酌情选用此穴位治疗。

【明理与心得】

前臂六条经脉的循行路线可参见前篇,这里就不再赘述。依据"经络所过,主治所在"的原则,前臂内、外侧六针可治疗经络所过的肢体病症。在治疗关节、肌肉的劳损和扭伤性疾病时,我们常采用阻力针法配合静留针;治疗重症肌无力、脑血管病软瘫期和肌张力低的部位时候,我们常采用提插捻转、重刺激、不留针或静留针的方法;当治疗脑血管病硬瘫期和肌张力增高的部位时候,我们常采用缓慢进针、轻刺激、静留针、长留针的方法治疗。

十七、合谷　合谷透后溪

【位置】

合谷　大肠经腧穴,在手背,第 1、2 掌骨间,第 2 掌骨桡侧的中点处。原穴。(图 6-17-1)

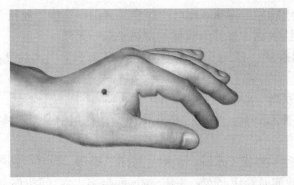

图 6-17-1　合谷

后溪　小肠经腧穴,在手内侧,第 5 掌指关节尺侧近端赤白肉际凹陷中。输穴,八脉交会穴,通督脉。(图 6-17-2)

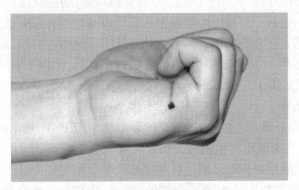

图 6-17-2　合谷透后溪

【取穴法】

合谷　①拇、食两指张开,以另一手的拇指关节横纹放在虎口上,当拇指尖到达之处是穴;②拇、食两指并拢,就出现一条竖着的纹,同时紧靠着竖纹,第 2 掌骨桡侧中点处;③拇、食两指张开,当虎口与第 1、2 掌骨结合部连线的中点,就是本穴。

后溪　在手掌尺侧,握拳,于第 5 掌指关节后缘,当手掌横纹头赤白肉际处取穴。

【主治】

1. 四肢病症　肩臂肘腕疼痛　指端麻木　半身不遂　痹证　痿证　肩凝症　落枕等

2. 头面五官病症　头痛　眩晕　目赤肿痛　雀盲　鼻渊　牙痛　牙关紧闭　痄腮　面肿　面疔　口眼㖞斜　耳聋　耳鸣　咽喉肿痛　失音

3. **消化系统病症** 胃痛 呕吐 腹痛 泄泻 痢疾 便秘

4. **呼吸系统疾病** 感冒 咳嗽 发热恶寒 无汗 多汗

5. **妇产科疾病** 经闭 痛经 滞产 胞衣不下 产后恶露不行 乳汁少 乳痈

6. **心血管疾病** 心痛 无脉症等

7. **全身及神志病症** 中风 小儿惊风 破伤风 晕厥 癫狂 痫证 抽搐 角弓反张等

8. **其他病症** 疟疾 水肿 消渴 尿闭 瘾疹 风疹 疥疮 丹毒

西医学中的脑血管病、牙痛、头痛、腰椎间盘突出症、腰扭伤、颈部扭伤、上呼吸道感染、痛经等症,可酌情使用。

【刺法】

《铜人腧穴针灸图经》:"妇人妊娠不可刺之,损胎气。"在临床上孕妇禁刺此穴,进针 0.5~1.0 寸,可灸。同时注意,本穴针感较强,幼儿及体弱怕针者,当慎用之。①直刺法:进针 0.5~1.0 寸,常用于治疗牙齿、口腔、头面疾患。②斜刺法:斜刺向三间,针感直达食指末端,斜刺向鱼际,针感可达拇指指端,常用于治疗中风后遗症、手指不利。③透刺法:合谷透后溪,镇痉息风,常用于中风后遗症、癫痫;合谷透劳宫,清心泻火开窍,常用于心火旺,心神不宁,痰火蒙蔽心神等神志疾病。

【明理与心得】

手阳明大肠经脉"其支者,从缺盆上颈,贯颊,入下齿中,还出挟口,交人中,左之右,右之左,上挟鼻孔。"手阳明大肠经经脉分布于面部,同时手足阳明经在面部迎香处相接,故手足阳明经的经脉和经筋几乎分布于整个面部,作为手阳明大肠经的原穴合谷穴,对头面疾患有很好的治疗作用,四总穴歌云"面口合谷收"。

手阳明经脉"起于大指次指之端,循指上廉出合谷两骨间,上入两筋之中,循臂上廉,入肘外廉,上臑外前廉,上肩,出髃骨之前廉",手阳明经筋"起于大指次指之端,结于腕。上循臂,上结肘外。上臑,结于髃。其支者,绕肩胛,挟脊。其支者,从肩髃上颈……"可见手阳明大肠经主要分布在上肢前外侧,主上肢屈曲与肩内收运动。其支脉绕肩胛,布肩胛上窝,肩胛脊柱间,主肩关节及上臂外展。另一支脉从肩前沿斜方肌上束到颈,有提肩胛作用。当过多频繁地做腕背伸、拇外展等运动时,可造成腱鞘损伤、急性炎症及粘连、狭窄等后果,从而使肌腱滑动不利而出现痹痛。强力的背伸或被动过度掌屈,也可牵拉诸肌起点,尤其是肱骨外上髁及周围筋膜,从而出现各肌起点的损伤和痹痛。各种致病性暴力损伤或持续劳损、牵拉伤等会损伤手阳明经筋而出现肩前外侧痹痛,本穴疏通经络较强,为治疗上肢痿、痹、瘫、痛的要穴,为治疗肩周炎疾病常用的穴位。

肺经与大肠经相表里,通过表里经相互作用,为治疗肺呼吸系统疾病的要穴,因此合谷穴可用于治疗消化系统和呼吸系统疾病。

就功能而言,合谷穴还具有以下作用。

开闭:常与太冲相配,合称"四关"以开窍启闭,为古今有效之名方,对中风、中暑、尿闭、便秘、乳汁不行、经闭、滞产、无汗、癔病晕厥、癫狂病证等闭证有开闭的作用,以上这些病症的具体病机可有多方面,但气机不通则是基本病机,临床上可与水沟、素髎、十宣、少泽等穴配合应用。

泻热:合谷为大肠经之原穴,功善调理大肠,能清泻大肠热邪,肺与大肠相表里,亦能清散肺热,《扁鹊玉龙经》"合谷名虎口,两指歧骨间。头疼并面肿,疟疾病诸般,热病汗不出,目视暗漫漫,齿龋鼻衄衄,喉禁不能言。"临床上可用于阳明热邪、热邪犯肺等引起的便秘、咽喉肿痛病症,前者可配合足三里、丰隆、太冲等穴,后者可配曲池、少商、商阳等穴。

解表:本穴能发表解热,疏散风邪,清泄肺气,用于治疗肺卫受感和气分病症,临床上常与大椎、风池、列缺、曲池、外关相配伍,以共奏疏风解表,调和营卫的作用

镇惊:对于各种神志病,如癫痫躁狂及小儿惊风抽搐、角弓反张有镇惊的作用,临床上常用合谷透后溪,水沟、内关、神门等穴,对于肝阳上亢、肝风内动等引起的眩晕,临床上常配合百会、神庭、太冲、丰隆等穴配伍作用。

止痛:由于本穴开泄作用甚大,故止痛作用甚强,为止痛要穴,但凡对于头痛、胃痛、痛经、心痛等各种痛症,有较好的止痛作用,止痛时,常配合太冲。现代研究电针刺激合谷的镇痛效果与经络的关系,研究了合谷所属经络和其他经络上穴位的镇痛效果及其与内源性镇痛物质的关系,结果表明电针刺激合谷可激活内啡肽作用于全身而产生镇痛效果。

益气固脱:把合谷看作只有开泄作用是不够全面的,合谷为阳明经之原穴,阳明经多气多血,补之可固脱回阳,当运用补法时,它对于回阳、救逆、复苏有着重要的作用,为回阳九针之一。对于脏腑气血津液损伤,阴阳衰竭等久病元气衰亡或中风、中暑、霍乱、大失血等急病阳气暴脱所致的脱证均可采用本穴为主穴,但本穴毕竟开泄作用甚大,临床应用之时,必须配以关元、气海、百会、足三里、神阙等穴,以共奏益气回阳固脱之功。

综上可见,合谷穴,不仅具有"经络所过,主治所在",治疗经络所过之处病症的作用,还具有很强的开闭、泻热、镇惊、止痛的作用,故此穴不仅用于肢体、头面五官,消化系统,呼吸系统等疾病,还常用于闭证、热证、痛证、脱证及神志病等,但对于某一疾病来说,是通过其中几个作用机制相互作用而达到治疗目的的。二间、三间、合谷三穴部位相近,穴性相近,常相互配合,替换使用,以减少针灸穴位的耐受性。

后溪为手太阳小肠经腧穴,亦为八脉交会穴之一,通督脉,在临床应用中,常选用合谷透后溪治疗多种疾病,主要表现在:①督脉主阳主表,合谷透后溪,为退

热的要穴,既用于实热证及疟疾,又用于阴虚盗汗;②因后溪穴通督脉,手太阳与足太阳相接,若用合谷透后溪,治疗急性腰扭伤疗效显著;③后溪为止痉要穴,合谷透后溪,对各种原因导致的抽搐,具有镇惊止痉的作用,故常用于癫痫等疾病;④用于治疗项强、落枕、肩臂疼痛。合谷透后溪在临床上还常用于治疗中风或类风湿关节炎导致的手指拘挛,手指屈伸不利。

十八、阳谷 阳溪 阳池

【位置】

阳谷 小肠经腧穴,在腕后区,手腕尺侧,尺骨茎突与三角骨之间的凹陷中。经穴。

阳溪 大肠经腧穴,在腕区,腕背侧远端横纹桡侧,桡骨茎突远端,解剖学"鼻烟窝"凹陷中。经穴。

阳池 三焦经腧穴,在腕后区,腕背侧远端横纹上,指伸肌腱的尺侧凹陷中。原穴。(图 6-18-1,图 6-18-2)

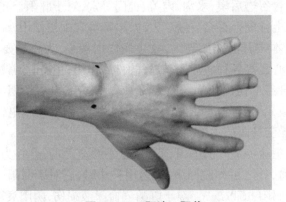

图 6-18-1 阳池 阳谷

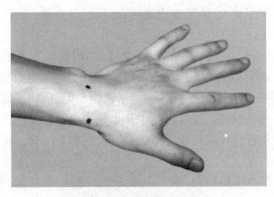

图 6-18-2 阳池 阳溪

【取穴法】

阳谷 侧掌,手心向前,由腕骨穴直上,相隔一骨(三角骨)的凹陷处取穴。

阳溪 拇指上翘,在手腕桡侧,当两筋(拇长伸肌腱与母短伸肌腱)之间,桡腕关节处取穴。

阳池 俯掌,于第3、4掌骨间直上与腕横纹交点处的凹陷中取穴;或于尺腕关节部,指总伸肌腱和小指固有肌腱之间处取穴。

【主治】

1. **本经所过的肢体病症** 颈颔肿 项肿 胁痛 肩臂疼痛 手腕痛 半身不遂 五指拘挛 掌中热

2. **头面五官病症** 目赤肿痛 目眩 耳鸣 耳聋 齿痛 口疮 目翳

3. **消化系统病症** 泄泻 消化不良 疳积 消渴 口干 便秘

4. **神志病症** 癫狂妄言 小儿舌强不吮乳 痫证 抽搐 狂言 喜笑

5. **泌尿系统病症** 遗尿

6. **其他病症** 痔瘘 疥疮 热病汗不出 疟疾 感冒

西医学中的腕管综合征、类风湿等病症可酌情选择此组穴。

【刺法】

直刺0.3~0.5寸,不宜瘢痕灸。

【明理与心得】

此三穴分属手三阳,属络脏腑各异,四肢分布区域各有不同,但均交会于大椎,分布于面部。手太阳经筋"其支者,后走腋后廉,上绕肩胛,循颈,出走太阳之前,结于耳后完骨。其支者,入耳中。直者,出耳上,下结于颔,上属目外眦";手少阳经筋"上肩走颈,合手太阳。其支者,当曲颊入系舌本。其支者,上曲牙,循耳前,属目外眦,上乘颔,结于角";手阳明经筋"其支者,上颊,结于頄。直者上出手太阳之前,上左角,络头,下右颔"。其经筋多有重叠或交会,故其主治有不少相似之处。

三穴均具有清热解毒、疏散风热、利咽消肿之功,主治因热邪所致头痛、咽喉肿痛、耳鸣、目赤痛,常配以合谷、风池等其他穴位,《千金要方》"阳溪、阳谷,主目赤痛"。

三穴分属大肠、小肠、三焦三条经脉,皆与消化有关,故此三穴均有治疗消化系统疾病的作用。另外,阳池可调节三焦气机和水液代谢,用以治疗消渴等证。

手三阳经筋于头面部均有分布,同时手三阳经与同名足三阳经于头面部交接,与头面五官的联系密切,同时,三穴均具有清热解毒、疏散风热的作用,故常用于治疗目疾鼻疾耳疾。

三穴位居腕关节,具有舒筋利节、通经活络、祛风湿、止痹痛之功,"经络所过,主治所在",三穴常配合用以治疗腕关节疼痛、肩周疼痛、活动不利、前臂肌痉挛或麻痹等。根据经脉所过部位,阳溪侧重于治疗肩臂内侧痛,阳谷常用以治疗肩臂外侧痛,阳池侧重于肩中痛,在临床上,三者常配合使用。此三穴位于手腕处,据生物全息论观点,此三穴正与颈项部相对应,故常用来治疗颈椎病、落枕等疾病,多施以互动式针法。

十九、二间　三间

【位置】

二间　大肠经腧穴,在手指,第2掌指关节桡侧远端赤白肉际处。荥穴。

三间　大肠经腧穴,在手背,第2掌指关节桡侧近端凹陷中。输穴。(图6-19)

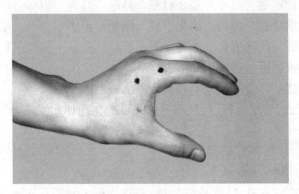

图6-19　二间　三间

【取穴法】

二间　仰掌,微握拳,在食指掌指关节前方桡侧,正当食指第1指骨小头的前方赤白肉际处。

三间　仰掌,微握拳,在食指掌指关节后方桡侧,正当第2掌骨小头的后方,赤白肉际处。

【主治】

1. **本经所过的肢体病症**　肩臂疼痛　指麻肿痛

2. **头面五官病症**　头痛　喉痹　颔肿　鼻衄目黄　目昏　齿痛　口眼㖞斜

3. **消化系统病症**　肠疾　大便脓血

4. **其他病症**　腰痛　多卧嗜睡　身热　口干

西医学中的牙龈肿痛、腱鞘炎、中风或类风湿关节炎导致的手指拘挛,屈伸不利等病症可酌情选择此组穴。

【刺法】

①直刺法:进针0.3~0.5寸,常用于治疗牙齿、口腔、头面疾患。②斜刺法:二

间斜刺向食指端,使针感直达食指末端,三间斜刺向合谷,针感亦可达到食指末端,常用于治疗中风后遗症,手指拘挛。③透刺法:三间透后溪,常用于治疗中风或类风湿关节炎导致的手指拘挛,屈伸不利。

【明理与心得】

二间为手阳明大肠经荥穴,水性寒凉克火,故有清热消肿功效,善于治疗风热或肺肠积热所致的五官诸窍病症。《天元太乙歌》"牙风头痛孰能调,二间妙穴莫能逃。"如临床上配天突、内庭、少商、合谷清热利咽,治疗喉痹;配阳溪、合谷、颊车、内庭清热消肿,治疗牙龈肿痛;配迎香、上星、太冲导热下行,治火盛鼻衄。三间为手阳明大肠经腧穴,具有清热通腑功效,可清阳明邪热,通大肠腑气,既可治疗阳明经病,又可治疗阳明腑病,临床多施以泻法。如临床配泻商阳、合谷清热泻火,治疗目痛齿痛;配泻商阳、阳溪、间使清热解郁,治疗咽中如梗;配泻商阳、内庭、天突清热利咽,治疗咽喉肿痛。二间、三间均归于手阳明经,有通调阳明气血、清利肠腑湿热之功,如配天枢、丰隆、大椎、大肠俞、上巨虚、下巨虚清热通腑,治疗便秘、大便脓血等。本经脉所过部位的疾患,亦常选用二穴治疗食指屈伸不利、疼痛、肩背痛。临床上,常三间透刺后溪,共奏通经活络、舒筋利节之效,治疗手背肿痛、手指拘挛。

二十、十宣

【位置】

十宣 经外奇穴,在手指,十指尖端,距指甲游离缘 0.1 寸(指寸),左右共 10 穴。(图 6-20)

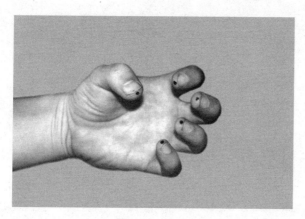

图 6-20 十宣

【主治】

诸症的急救 昏迷 卒中 晕厥 中暑 热病 癫狂 小儿惊厥 吐

泻 咽喉肿痛 乳蛾 指端麻木

西医学中的昏迷、脑卒中、癫痫等病症可酌情使用此组穴。

【刺法】

直刺 0.1~0.2 寸,或用三棱针点刺出血,不宜灸。

【明理与心得】

十宣为上肢部经外穴,位于手指尖端最敏感之处,功善宣闭开窍,有开窍醒神、泻热止痉之功,是治疗窍闭神昏之急救醒神要穴。如《乾坤生意》"凡初中风跌倒,卒暴昏沉,痰涎壅滞,不省人事,牙关紧闭,药水不下,急以三棱针,刺手十指十二井穴,当去恶血。又治一切暴死恶候。"在临床上常配水沟、风府、十二井穴、内关、丰隆、太冲平肝息风,开窍醒神,治疗中风闭证之昏迷;配水沟、劳宫、太冲清心开窍,治疗热传心包之神昏;《保命集》"大烦热尽不息,刺十指间出血",配水沟、印堂、大椎、合谷、太冲、后溪平肝息风,泻热开窍,治疗热盛动风之急惊风;配水沟、内关、太冲、曲泽、委中放血、十二井穴放血,清热祛暑,清心开窍,治疗中暑晕厥。此外,本穴点刺出血,有泻热通窍作用,用于治疗咽喉肿痛,指端麻木。总之,十宣穴是治疗窍闭神昏之急救醒神要穴,功同十二井穴,常配伍应用或交替使用,宜泻不宜补,宜针不宜灸。

二十一、四缝

【位置】

四缝 经外奇穴,在手指,第 2~5 指掌面的近侧指间关节横纹的中央,一手4 穴。(图 6-21)

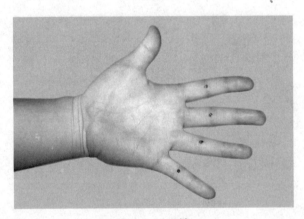

图 6-21 四缝

【取穴法】仰掌,于手食、中、无名、小指掌面之第 1、2 指间关节横纹中央处取之。

【主治】

小儿疳积

西医学中的消化不良、胃功能紊乱等病症可酌情选择此穴。

【刺法】

用三棱针点刺 0.1~0.2 寸,挤出黄白色黏性液体或出血数滴,不宜灸。

【明理与心得】

四缝为上肢部经外穴,是治疗小儿疳积、伤食泄泻之常用穴,临床多点刺挤出黄白色黏液。本穴有消食健脾除积之功,凡小儿伤食所致之脾胃诸疾,均可用之。亦常配合足三里穴用于因小儿疳积羸瘦虚弱引起的咳喘气逆、瘰、小儿腹泻,以及肠虫症、百日咳等其他病症。如临床上配合捏脊,消食除积,治疗小儿疳积;配艾灸身柱以强身;配中脘、建里、足三里消食除积,健脾止泻,治疗伤食泄泻。同时四缝能止咳平喘,尚能健脾化湿,杜绝痰湿之源,化痰止咳平喘。如临床配肺俞、足三里、太渊、丰隆健脾化湿,治疗痰浊阻肺之百日咳;配肺俞、定喘、列缺、合谷宣肺平喘,治疗食积内热之小儿哮喘。总之四缝性善消食除积,为治疗小儿伤食腹泻、疳积之要穴。

二十二、八邪

【位置】

八邪 在手背,第 1~5 指间,指蹼缘后方赤白肉际处,左右共 8 穴。(图 6-22)

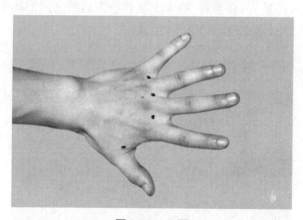

图 6-22 八邪

【取穴法】

于手五指歧缝间(即大都、上都、中都、下都四穴)握拳取之。左右共八穴。

【主治】

1. **头面五官疾病** 头风 咽痛 牙痛 眼痛睛欲出

2. **手部疾病** 手指运动受限 手背肿痛 五指痛麻 鹅掌风

3. **其他疾病** 大热 疟疾 毒蛇咬伤

西医学中的类风湿关节炎、腱鞘炎等病症可酌情选择此穴。

【刺法】

向手掌方向直刺0.5~0.8寸,当手掌侧可摸到针尖为度。

【明理与心得】

八邪为上肢部经外穴,是治疗风邪所致手背肿痛麻木之要穴。本穴善祛风通络,用于治疗手背肿痛麻木。《标幽赋》"拘挛闭塞,遣八邪而去矣。"《针灸大成》八邪治"手臂红肿"。八邪亦可治目疾,如《保命集》"目疾,晴痛欲出,赤,大刺八关。"临床上常配臂臑、曲池、外关、合谷祛风通络,治疗中风半身不遂之手背肿痛;配八风、血海、曲池、风池祛风除湿,活血通络,治疗类风湿关节炎。

针刺本组穴位要注意深度。当针尖透至手掌皮肤下时,针体先后穿过掌浅横韧带、骨间背侧肌和骨间掌侧肌。中风患者手指运动受限往往表现为内收和外展幅度过小。手指内收的肌群为骨间掌侧肌,手指外展的肌群为骨间背侧肌和小指展肌。如果针刺深度过浅,无法刺激到骨间掌侧肌,因而疗效欠佳。

二十三、落枕穴 中渚

【位置】

落枕穴 经外奇穴,手背部,在第2、3掌骨小头后凹陷中(左右共2穴)

中渚 三焦经腧穴,在手背,第4、5掌骨小头后缘之间凹陷中,当液门穴直上1寸处,输穴。(图6-23)

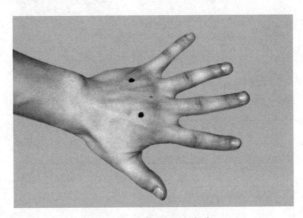

图6-23 落枕穴 中渚

【取穴法】

沿第2、3掌骨之间缝隙和第4、5掌骨之间由远心端向近心端推按,至两骨结合处即是落枕穴与中渚穴。

【主治】

落枕　手臂痛

西医学中的颈椎病、颈肌劳损、颈椎扭挫伤、颈椎小关节滑膜嵌顿、半脱位、或肌肉筋膜的炎症均可运用本穴治疗。

【刺法】

直刺 0.7~1.0 寸,采用运动针法,或三棱针点刺出血。

【明理与心得】

落枕穴为上肢部经外奇穴,善治落枕,故名落枕穴,是治疗落枕之主穴要穴。关于中渚穴治疗落枕的记载不多,笔者在临床中发现中渚治疗颈椎病有较好疗效。如同腰痛点有两处,落枕穴实际也是两处,且中渚与落枕穴的位置同腰痛二穴有对应关系,都在第 2、3 掌骨间及第 4、5 掌骨间。针灸疗效亦取决于治神法,亦称为守神法,是通过患者精神调摄和医者意念集中等,使针下得气甚而气至病所,提高临床疗效的方法。《灵枢·官能》篇说:"用针之要,勿忘其神。"治神要始终贯穿于针刺操作的全过程。临床上采用的"互动式针法"治疗落枕,亦是守神的体现。常针刺此穴得气后,同时可配以后溪等穴,让患者缓缓活动颈部,亦可配合做颈部保健操,治疗落枕,效果明显。

二十四、腰痛点

【位置】

腰痛点　在手背,当第 2、3 掌骨间和第 4、5 掌骨间,腕背侧远端横纹与掌指关节的中点处,一侧 2 穴。(图 6-24)

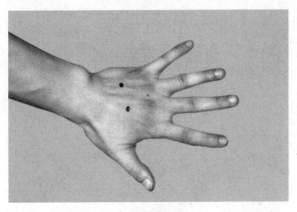

图 6-24　腰痛点

【取穴法】伏掌,或轻握拳,于第 2、3 掌骨间及第 4、5 掌骨间,当腕横纹与掌指关节终点处取穴,一侧 2 穴。

【主治】

腰痛

西医学中的急性腰扭伤、腰肌劳损、腰椎间盘突出症等产生的腰痛均可用此穴治疗。

【刺法】

由两侧向掌中斜刺 0.5~0.8 寸,采用运动针法。

【明理与心得】

腰痛点为上肢部经外奇穴,因本穴善治腰痛,故名腰痛点,是治疗腰痛之主穴要穴。临床上常采用"互动式针法"操作,配合阿是穴行阻力针法治疗急性腰扭伤。具体步骤为:针刺腰痛点得气后,活动受损腰部,若患者仍感觉疼痛不能活动,局部阿是穴行阻力针法后,可同时配以水沟、扭伤穴,得气后,让患者慢慢活动腰部。治疗急性腰扭伤,临床上效果立竿见影,配肾俞、昆仑、太溪等穴补肾强脊,常用于治疗肾虚腰痛。

第七节 下肢腧穴

一、冲门

【位置】

冲门 脾经腧穴,在腹股沟区,腹股沟斜纹中,髂外动脉搏动处的外侧。足太阴、厥阴经交会穴。(图 7-1)

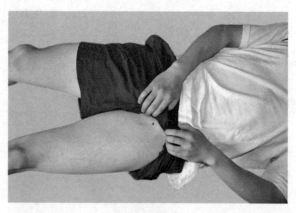

图 7-1 冲门

【取穴法】

仰卧位,腹股沟外侧,平耻骨联合上缘,股动脉搏动处外约 0.5 寸。

【主治】

1. 腿部疾病　大腿疼痛　膝关节疼痛

2. 腹部疾病　腹胀　腹中积聚疼痛

3. 妇科疾病及其他疾病　赤白带下　疝气　子痫　痔痛　胎气上冲

现代医学中腰椎病、股神经痛、膝关节炎、腹痛、精索神经痛、妊娠水肿、产后大出血、带下病、尿潴留、小便不利、睾丸炎、子宫内膜炎等出现上述症状时可酌情选用此组腧穴。

【刺法】

直刺 1~1.5 寸,使针感达膝关节。

【明理与心得】

《针灸甲乙经》:"治寒气腹满,癃,身热,腹中积聚疼痛,又主阴疝。"穴处动脉应手。脾经之气由此而上冲入腹,故治疗各种脾胃病症。对于腹胀、胎气上冲之候,以手按压此穴有效。脾主统血,主运化水湿,故本穴可治疗妇产科病症。正如《千金方》中记载该穴主乳难。《百症赋》中记载可治疗带下产崩、疝癖等。《针灸甲乙经》:"足太阴、厥阴之会。"而且《灵枢·经筋》:"足厥阴之筋,起于大指之上,上结于内踝之前,上循胫,结内辅骨之下,上循阴股,结于阴器,络诸筋。"故该穴对于尿潴留、睾丸炎、精索神经痛等前后二阴部位的疾病有很大的帮助。

本穴通过调节股四头肌的痉挛,达到缓解小腿前伸导致膝关节疼痛的作用。从膝局部取穴而言,当属从本治疗之法。此穴又是治疗股神经痛的主穴。犹环跳为治疗坐骨神经痛的主穴一样。临床中我们治疗下肢疼痛、膝关节炎时常用冲门配和大腿前九针和大腿后九针。

股神经是腰丛中最大的分支,自腰丛发出后,先在腰大肌与髂肌之间下行,在腹股沟韧带中点稍外侧,经腹股沟韧带深面、股动脉外侧到达股三角,随即分为数支。针刺冲门穴,取股动脉搏动处外约 0.5 寸。在此部位刺入 1.5~2.0 寸并且进行微调,可使针感放射传至大腿及膝关节。从解剖角度来看该穴浅层有旋髂浅动、静脉的分支或属支,第十一、十二胸神经前支和第一腰神经前支的外侧皮支。深层有股神经,第十一、十二胸神经前支和第一腰神经前支的肌支,旋髂深动、静脉。上述结构为冲门治疗相关疾病提供了解剖生理学基础。

二、大腿前九针

【位置】

大腿前九针　在大腿前部,自膝关节髌骨上缘至股骨大转子连线分为 4 等份,每等份交界取一弧线,共三条弧线。沿三条弧线再分 4 等份,每等份交界处

各取一处。（图 7-2）

【取穴法】

仰卧位。取穴时注意每三个穴位呈弧线。

【主治】

1. **膝关节病变** 膝部疼痛

2. **四肢相关疾病** 中风偏瘫 半身不遂 下肢乏力

西医学中的腰椎病、股神经痛、股外侧皮神经炎、膝关节骨性关节炎、膝关节退行性病变等病症可酌情选择此组穴。

【刺法】

向膝关节方向 45° 斜刺，且深刺 2.0~3.0寸，局部酸胀即可

【明理与心得】

大腿前九针主要功能是刺激大腿的伸肌。

大腿前九针主要是对于股四头肌的排

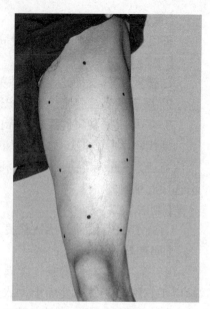

图 7-2 大腿前九针

刺。股四头肌是全身体积最大的肌肉，有 4 个头：股直肌起自髂前下棘；股内侧肌和股外侧肌分别起自股骨粗线内、外侧唇；股中间肌位于股直肌的深面，在股内、外侧肌之间，起自股骨体的前面。4 个头向下形成一强腱，包绕髌骨的前面和两侧，向下延为髌韧带，止于胫骨粗隆。故大腿九针内侧纵向三针其实是股内侧肌的排刺，外侧纵向三针是股外侧肌的排刺。而中间纵向三针则是股直肌和股中间肌的排刺。

由于股四头肌是膝关节强有力的伸肌，股直肌还可屈大腿。由此可见该九针刺激股四头肌，从而促进膝关节的屈伸，有助于中风半身不遂患者下肢的恢复。

临床之中大多数膝关节骨性关节炎患者由于膝关节的疼痛，而造成大腿肌肉长期处于牵拉紧张状态，致使肌张力增高。大腿前九针对大腿部肌肉深刺、排刺，可以降低肌张力，减小股四头肌对髌骨及髌韧带的压力。故治疗之时我们常配合冲门、血海、梁丘、内外膝眼等膝关节周围的穴位。

三、大腿后九针

【位置】

大腿后九针 在大腿后部，自腘窝至臀下横纹连线分为 4 等份，每等份交界取股二头肌、半膜肌、半腱肌处一横线，共三条横线。沿三条横线再分 4 等份，每等份交界处各取一穴，分左、中、右三穴，共九穴。（图 7-3）

【主治】

1. 膝关节病变

2. 下肢相关疾病　中风偏瘫　半身不遂　下肢乏力

西医学中的腰椎病、股神经痛、股外侧皮神经炎、膝关节炎等病症可酌情选择此组穴。

【刺法】

直刺或向膝关节方向 45° 斜刺，且深刺 1.5~2.5 寸，局部酸胀即可。

【明理与心得】

大腿后九针主要功能是刺激大腿的屈肌。

大腿后九针主要是对于股二头肌、半膜肌、半腱肌的排刺。股二头肌、半腱肌和半膜肌，均跨越髋关节和膝关节，常称之为"腘绳肌"，其作用：可以屈膝关节，伸大腿，屈膝时股二头肌可以使小腿旋外，而半腱肌和半膜肌使

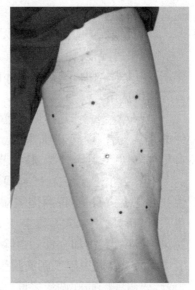

图 7-3　大腿后九针

小腿旋内。上述结构为大腿后九针治疗相关疾病提供了解剖生理学基础。大腿后九针常和大腿前九针配合使用，共同治疗膝关节病变。

四、风市

【位置】

风市　胆经腧穴，在股部，直立垂手，掌心贴于大腿时，中指尖所指凹陷中，髂胫束后缘。（图 7-4）

【主治】

1. 本经所过的肢体病症　下肢痿痹麻木　半身不遂　中风后遗症

2. 腰痛

3. 耳鸣

4. 风疹

西医学中的膝关节炎、坐骨神经痛、荨麻疹、股外侧皮神经炎等病症可酌情选择此组穴。

【刺法】

直刺 1.0~1.5 寸，局部酸胀。

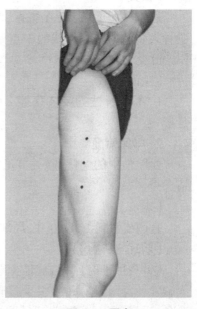

图 7-4　风市

【明理与心得】

《针灸大成》"主中风腿膝无力,脚气,浑身瘙痒,麻痹,厉风疮"。《医宗金鉴》"主治腿中风湿,疼痛无力,脚气,浑身瘙痒,麻痹"。凡带风字的腧穴都有散风的作用,如风池、风府,只是作用部位有所不同。全身的各部麻木、疼痛、荨麻疹、痹证等均可选用。

《灵枢·经筋》:"足少阳之筋,起于小指次指,上结外踝;上循胫外廉,结于膝外廉。其支者:别起外辅骨,上走髀,前者结于伏兔之上,后者结于尻。"由此可见足少阳经筋,可至外踝、膝关节及腰骶部。临床中常用的刺法是风市以及风市的上下各 2 寸,三针进行针刺,取得针感。即进行经筋刺法。古代治验《玉龙歌》说:"膝腿无力身力难,原因风湿致伤残,尚知二市穴能灸,步履悠悠渐自安(二市穴:风市、阴市二穴)。"《胜玉歌》说:"腿股转酸难移步,妙穴说与后人知。环跳风市及阴市,泻却金针病自除。"针刺风市穴主要依次刺入髂胫束、股外侧肌、股中间肌。髂胫束属于阔筋膜张肌,阔筋膜张肌位于大腿上部前外侧,起自髂前上棘,肌腹在阔筋膜两层之间,向下移行于髂胫束止于胫骨外侧髁,使阔筋膜紧张并屈大腿。又和髂腰肌同属于髋肌的前群。髂腰肌由腰大肌和髂肌组成。而股外侧肌与股中间肌属于股四头肌,是膝关节强有力的伸肌。所以该穴与腰部及腿的肌肉都有联系。

五、居髎

【位置】

居髎 胆经腧穴,在臀区,髂前上棘与股骨大转子最凸点连线的中点处。足少阳、阳跷脉交会穴。(图 7-5)

【主治】

1. 本经所过的肢体病症 腰腿痹痛
足痿

2. 中风偏瘫

西医学中的偏瘫、髋关节炎等病症可酌情选择。

【刺法】

直刺或斜刺 1.5~2.0 寸,局部酸胀。

【明理与心得】

《针灸甲乙经》"阳跷、足少阳之会",《铜人腧穴针灸图经》"治腰引少腹痛,肩引胸臂挛急,手臂不得举而至肩",《图翼》"主治肩

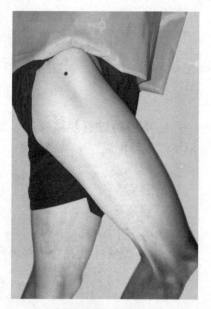

图 7-5 居髎

引胸臂挛急不得举,腰引小腹痛"。居髎穴的位置是负责屈髋的肌肉,所以深刺可以有助于屈髋动作恢复。

六、秩边　秩边透水道

【位置】

秩边　膀胱经腧穴,在骶区,横平第4骶后孔,骶正中嵴旁开3寸。

水道　胃经腧穴,在下腹部,脐中下3寸,前正中线旁开2寸。(图7-6)

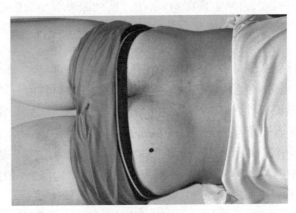

图7-6　秩边　秩边透水道

【取穴法】

秩边　俯卧,平骶管裂孔,旁开后正中线3寸处。与髂后上棘的距离向外翻一番处,在一垂线上。

水道　仰卧,在下腹部,当脐中下3寸,距前正中线2寸。

【主治】

1. **腰骶痛**　腰尻重不能举　下肢痿痹疼痛

2. **小便疾患**　阴痛　尿闭　遗尿　阳痿

3. **痔疾**

西医学中的腰椎病、坐骨神经痛、痔、便秘、睾丸炎、前列腺炎、前列腺增生、遗尿、阳痿、早泄、性功能减退、慢性结肠炎、膀胱炎等病症可酌情选用此组穴。

【刺法】

①秩边穴直刺3.0~4.0寸可刺中坐骨神经,治坐骨神经痛。呈约70°向上向内斜刺3.5~5.0寸。针感可达会阴部和肛门。治前列腺诸疾。导气手法,轻捻徐入,捻转角度<90°,导引经气,以"气至病所"为度,不留针。治疗前列腺炎、前列腺增生症时:针刺秩边穴下1寸的位置,针尖指向耻骨联合下缘,小幅度高频率轻捻徐入,深达约6寸。使针感发散至整个会阴部及龟头为度。治疗遗尿、阳痿、

早泄时:深刺秩边穴,针尖指向会阴部,深达4~5寸,行导气针法,使针感向尿道或会阴部放散。②秩边透水道,深刺秩边穴3~4寸向小腹部,即水道穴透刺,行导气针法,使针感向小腹。

【明理与心得】

《灵枢·经别》:"足太阳之正,别入于腘中,其一道下尻五寸,别入于肛,属于膀胱,散之肾,循膂,当心入散;直者,从膂上入于项,复属于太阳。"

本穴的针刺深度和角度不同,主治各异。直刺治疗下肢病症,向上斜刺、深刺治疗肛门前阴病症,再向上面深斜刺,治疗前列腺炎等小溲疾患。应做到"气至病所",方可收效。即针感传至下肢治疗下肢痹痛;针感传至前阴治疗前阴、肛门疾患,针感传至小腹治疗前列腺炎和妇科疾病。

传统针法针刺2.5~3寸,主要治疗腰骶疼痛和下肢痿痹。而深刺治疗前列腺疾患时,针穿坐骨大孔达盆腔抵前列腺区,深约5寸,可能涉及盆丛神经或直接刺激到前列腺被膜;治疗阳痿、早泄时,针穿坐骨小孔达盆腔,深约5寸,刺激了阴部神经及盆丛神经;治疗脱肛、痔、结肠炎时,针达肛周,深约5寸,刺激肛管及其周围的神经和肌肉组织等。所有这些,都可能刺激病位某些感受器,通过神经反馈到脊髓中枢或大脑皮质,最终起到良性的调节作用。一般疾病只求腧穴局部得气即可,而某些顽固性疾病,必须"气至病所",针达病处。

另外,针刺秩边穴,可使孕妇子宫收缩增强,即可效果显著,但起针后,作用消失。针刺引起子宫收缩的时间与静脉滴注催产素相似,故有人认为针刺与垂体后叶催产素的分泌有关。有报道,针刺百会、神道、命门、秩边,对隐性骶椎裂引起的排尿困难有一定疗效。深刺秩边穴向水道穴透刺,配中脘、气海、天枢,有补气升阳的作用,调整神经肌肉系统功能。

从解剖学观察所见秩边穴浅层布有臀中皮神经和臀下皮神经。深层有臀上、下动、静脉和臀上、下神经。秩边穴下3寸内,有臀大肌、梨状肌、臀下皮神经、骶3~骶4神经及坐骨神经等。

七、环跳

【位置】

环跳 胆经腧穴,在臀区,股骨大转子最凸点与骶管裂孔连线的外1/3与内2/3交点处。足少阳、太阳经交会穴。(图7-7)

【取穴法】

侧卧,伸下腿,屈上腿(成90°),拇指略加压力向骶管裂孔方向滑动,有明显凹陷处为本穴。

【主治】

1. 半身不遂 下肢痿痹

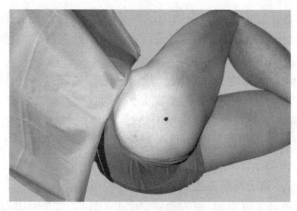

图 7-7　环跳

2. **腰脊痛**　腰胯疼痛　膝踝肿痛　挫闪腰痛

3. **水肿**

4. **风疹**

西医学中的腰椎病、坐骨神经痛、髋关节及周围软组织疾病、风疹、荨麻疹等病症可酌情选用此穴。

【刺法】直刺 2.5~3.0 寸。据临床验证，由于环跳穴既是足少阳胆经的穴位，又交会足太阳膀胱经。其针感有两种：①针尖微向后，针感可沿下肢后侧向下传导，沿足太阳膀胱经走行，自臀部正后方传至腘窝，再传至足跟和足底，符合坐骨神经——胫神经的分布；②针尖微向前，针感可沿下肢外侧向下传导，沿足少阳胆经走行，自臀部正后方传至腘窝，再沿腘窝外侧缘向外下方行，至小腿前面，并传至足背，符合坐骨神经——腓总神经的分布。临床之中难以达到下针即达气至病所，必须仔细"微调"方可达预期目的。所以根据疼痛部位不同，应做到气至病所，以达"刺之要，气至而有效"的目的。

【明理与心得】

《素问》王冰注："足少阳、太阳二脉之会。"本穴为足太阳、足少阳的交会穴，胆经又与阳维脉、阳跷脉相交会。《针灸甲乙经》："腰胁相引痛急，髀筋瘈胫，腰痛不可屈伸，痹不仁，环跳主之。"根据经络所过，主治所在的规律，本穴为治疗坐骨神经痛、痹证、痿证等下肢诸疾和腰脊痛的常用穴之一。主治腰痛时配委中；主治坐骨神经痛时配殷门、阳陵泉、委中、昆仑，有疏通经络、活血止痛的作用。

《铜人腧穴针灸图经》"治冷风湿痹，风疹，偏风半身不遂，腰胯痛不得转侧"，《针灸大成》"主冷风湿痹，不仁，风疹遍身，半身不遂，腰胯痛，寒膝，不得转侧伸缩"，《医宗金鉴》"主治腰、胯、股、膝中受风寒湿气，筋挛疼痛"。主治风寒湿痹证时配居髎、委中、悬钟，有祛风除湿散寒的作用。主治遍身风疹时配风池、曲池,有祛风活血止痒的作用。主治中风半身不遂时,可先侧卧位用快针分别刺出该穴的两种针感后出针,再平卧位进行常规醒脑开窍针刺法治疗。对于促进患肢屈膝屈髋动作,有很大的帮助。

《灵枢·终始》"太阳之脉,其终也,戴眼,反折,瘛疭,其色白,绝皮及绝汗则终矣。"本穴为四阳九针穴之一,凡诸阳欲脱者均宜取之。

以往文献有将坐骨神经痛分为足太阳型、足少阳型、足阳明型。根据我们体会,分为足阳明足少阳型和足太阳足少阴型为宜,当然也有以上均有的混合型。刺中胫神经时,相当于足太阳和足少阴的针感,刺中腓总神经时,相当于足少阳和足阳明的针感。临证时应根据病情,做到分经得气,有的放矢。要想达到预期目的,笔者难以达到下针即得,百发百中,但只有微调,总是可以实现的。只有这样才能效著。

本穴针感较强,应视患者的年龄、体质、病情及针刺后的反应,有的放矢地调整针感强度。例如秩边、承扶、殷门等皆应如此。

八、殷门

【位置】

殷门 膀胱经腧穴,在股后区,臀沟下6寸,股二头肌与半腱肌之间。(图7-8)

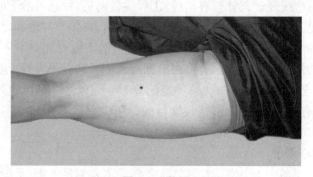

图7-8　殷门

【取穴法】
沿着大腿外侧向内侧推寻,在股二头肌肌腱的内侧缘取该穴。

【主治】
腰脊痛　腿痛

西医学中的坐骨神经痛、下肢静脉闭塞症等可酌情选用此穴。

【刺灸】　针尖向外侧呈80°斜刺,针刺时有向脚背和脚心的放射针感。

【明理与心得】
《针灸甲乙经》殷门治"腰痛得俛不得仰",《针灸大成》治"外股肿"。

殷门穴深层分布有坐骨神经,可以与环跳穴交替使用,或者在环跳穴无明显针感时作为替代,其刺法与驾驭针感法参照环跳穴。

九、承扶

【位置】

承扶　膀胱经腧穴,在股后区,臀沟的中点。(图 7-9)

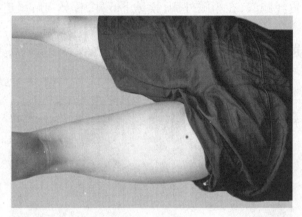

图 7-9　承扶

【取穴法】

以往的各书籍中记载在臀横纹中点取穴。经过临床观察,臀横纹变异较大,难以准确定位。先取殷门穴后,在委中与殷门穴连线与臀横纹交点上取承扶穴。本书中所述取穴法,简便准确。

【主治】

1. **腰、骶、臀、股部疼痛**　背痛

2. **痔疾**

西医学中的下肢瘫痪、腰椎病、坐骨神经痛、小儿麻痹后遗症、尿潴留等病症可酌情选用此穴。

【刺法】

直刺 1.5~2.5 寸,可灸。

【明理与心得】

承扶主治及操作可以参照环跳和殷门。足太阳膀胱经经络所过,主治所在。《针灸甲乙经》"阴胞有寒,小便不利,承扶主之。"《铜人腧穴针灸图经》承扶治"小便不利"。《针灸大成》治"久痔尻臀肿"。

十、阳明四穴

【位置】

梁丘 胃经腧穴,在股前区,髌底上2寸,股外侧肌与股直肌肌腱之间。郄穴。

足三里 胃经腧穴,在小腿外侧,犊鼻下3寸,犊鼻与解溪连线上。合穴。

上巨虚 胃经腧穴,在小腿外侧,犊鼻下6寸,犊鼻与解溪连线上。大肠下合穴。

下巨虚 胃经腧穴,在小腿外侧,犊鼻下9寸,犊鼻与解溪连线上。注:在胫骨前肌上取穴,横平外丘、阳交。小肠下合穴。(图7-10)

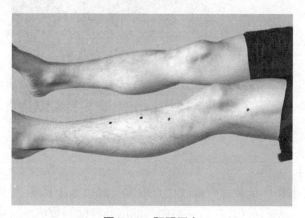

图7-10 阳明四穴

【取穴法】

关于足三里的位置,在《腧穴名称与定位》GB/T12346—2006中的内容为"在小腿外侧,犊鼻下3寸,犊鼻与解溪连线上"。我们认为这种取穴法除临床中依据患者同身寸很难把握,不便取穴外。有两个问题:一是从犊鼻下3寸取穴不方便,尤其是冬天,折算起来麻烦;二是这种连线太靠近胫骨了。我们的取穴法是沿着胫骨嵴向上推到约上1/5处有一隆起,此处即胫骨粗隆,在其下缘处胫骨嵴外缘旁开一横指即是此穴。《腧穴名称与定位》GB/T12346—1990中的内容为"胫骨嵴旁开一横指(中指),"亦欠准确,当为胫骨嵴的外缘旁开一横指。且书中多记载足三里在犊鼻与解溪连线上,不做特殊说明,只能认为是直线,而与临床实际有区别。我们在临床实践中对部分患者下肢进行了X线检查,发现按照犊鼻与解溪的连线上取足阳明胃经的腧穴,有时候足阳明胃经的腧穴会落在胫骨上,故我们认为足阳明胃经的腧穴应该是位置在胫骨嵴外缘旁开一横指的位置上,并非直线,而是一条弧线。上巨虚、下巨虚按照骨度折量后均距离胫骨嵴外缘一横指。

【刺法】

足三里、上巨虚、下巨虚穴均可直刺 1~2 寸。①下肢无力中风等病症患者可以使针尖向小腿中心的方向针刺,以获得向脚背放射的针感,即足阳明经的针感,此为腓深神经肌支分布区域。②胃肠疾患针刺时以捻转手法为主,针感以局部酸胀为主,根据患者的病情以及耐受程度亦可以行提插手法使针感传导至足背。③强壮保健常用温灸法。

【主治】

1. **本经所过的肢体病症**　中风下肢不遂　胫痹不仁　足背肿痛　腰膝酸痛　屈伸不利　下肢水肿

2. **头面五官病症**　目不明　鼻部疾患　耳聋　耳鸣　咽喉肿痛　太阳穴处疼痛

3. **消化系统病症**　腹痛　泛酸　腹胀　噎膈　反胃　呕吐　呃逆　肠鸣　泄泻　痢疾　食不下

4. **心血管系统病症**　心悸　胸闷气短　卒心痛

5. **呼吸系统病症**　咳嗽　哮喘　痰多　肺痿

6. **泌尿系统病症**　遗尿　尿频　小便不利

7. **生殖系统病症**　产后血晕　产后腹痛　带下　子宫脱垂　妊娠恶阻

8. **神志病症**　癫狂　痫证　脏躁　失眠

9. **皮外科病症**　水肿　荨麻疹　肠痈　乳痈

10. **其他病症**　脏气虚惫　真气不足　五劳羸瘦　七伤虚乏暑病　伤寒热不已汗不出　壮热身反折　黄疸　脚气　小肠胀气　少腹肿痛　胁下满痛

西医学中的急慢性胃炎、消化性溃疡、胃下垂、胃痉挛、胃扩张、腹泻、腹痛、便秘、肠炎、癫狂、乳腺炎、膈肌痉挛、胸闷、胸痛、急慢性支气管炎引起的咳嗽痰多、失眠、癫痫、荨麻疹、膝关节炎、慢性疲劳综合征、中暑及亚健康等心脏、肺脏、肾脏等相关疾患都可以酌情选用。

【明理与心得】

人身之气来源于先天之精所化生的先天之气(即元气)、水谷之精所化生的水谷之气及自然界清气三种。

从气的来源可知,人身之气的充足与否有赖于全身各个脏腑的综合协调作用,其中与肾、脾胃和肺的功能密切相关。肾为气之根,脾胃为气血生化之源,肺为气之主。若肾、脾胃和肺等脏腑的生理功能的任何环节异常或失去协调配合,都会影响气的生成及其功能的发挥。

脾胃居人体之中焦,合称为后天之本,是食物受纳腐熟之所,水谷之气所生之处。胃经为多气多血之经脉,脾胃是人体气血生化之源,针刺胃经腧穴能补气、行气、补血、行血,从而达到调理人体一身气血之作用。临床上阳明四穴的运用,可通过调整后天之气,而达补益先天之气和宗气的作用。

阳明四穴所治疗的疾病无外乎通过以下三个途径即:①"经络所过,主治所在"的肢体病;②调理脾胃;③补气、行气、补血、行血来达到治疗的目的。

临床实践证实"胃病足三里,虚实皆可宜",本穴既是补虚的重要腧穴,又是泻实的重要腧穴,临床上不可不知。足三里是治疗各种胃脘乃至脾胃诸疾的首选穴。诸如四总穴歌"肚腹三里留"。现代文献更视之为治疗脾胃病的中坚,但研习古代文献可知,治疗脾胃诸疾绝非此一穴。我们临床观察也证实了这一点,此四穴之所以称为阳明四穴,就是由于此四穴作用相同或者相近,可单独应用,亦可组合应用,起到调整人体之中气的作用。对于胃痛、呕吐、噎膈、腹胀、腹泻、痢疾、便秘等胃肠疾患有良好的调整作用。中气是指中焦脾胃之气,具有对饮食物的消化输布、升清降浊的生理功能。《灵枢·四时气》:"肠中不便,取三里;善呕,呕有苦,长太息,心中憺憺,恐人将捕,邪在胆,逆在胃,胆液泄则口苦,胃气逆则呕苦,故曰呕胆,取之三里以下胃气。"以及"视其络脉与厥阴小络结而血者,肿上及胃脘取三里。"

胃经"以下髀关,抵伏兔,下入膝髌中,下循胫外廉,下足跗,入中指内间;其支者,下膝三寸而别,以下入中指外间",小腿胫骨嵴外缘一横指的部分正是胃经所过。此间分布有腓总神经,对于腓总神经痛、坐骨神经痛及中风病引起的下肢不遂等疾患有较好的疗效。阳明四穴亦可治疗中风病足内翻。杨继洲《针灸大成》医案中对于足三里治疗中风病有明确的记载。足内翻可能是由于胫骨前群肌肉无力而导致,我们临床上选用阳明四穴可以改善胫骨前肌肉的无力。现代解剖看,针刺足阳明胃经腧穴可以刺激腓总神经的腓深神经的肌支,对于治疗胫骨前肌无力,疗效显著。阳明四穴是治疗下肢诸疾的首选穴位,四穴同用,穴经同治。

足阳明经别"上通于心",阳明四穴又具生血行血之功,可以治疗由脾胃失调导致的心悸、胸闷气短、卒心痛等心脏疾患,为治疗上述病症的辅穴。

足阳明经"起于鼻",历代注家皆注释为足阳明经起于迎香穴有悖于原意。此处的"鼻"应当是指整个鼻部。按照我们的理解,阳明四穴治疗鼻部疾患一目了然。

阳明四穴可通过健脾化痰以奏化痰之功效,以治疗由于痰邪所引起的神志疾患,如癫狂、妄笑、脏躁、失眠等。也可以作为治疗脾虚咳嗽咳痰的治本之法,常可选为配穴。

子宫脱垂可以应用阳明四穴补中气,此乃治本之法。尤在泾在《金匮要略心典》中提到:"欲求阴阳之和者,必于中气,求中气之立者,必以建中也。"阳明四穴可益气养血、健脾养胃,与小建中汤同义,二者与"中气法"有异曲同工之妙。

五劳七伤的治疗也可以运用阳明四穴。"真气者,所受于天,与谷气并而充身者也。"中医学的生理功能是以五脏为核心,唯六腑中的胃腑例外,将脾胃并称为后天之本,犹中药之人参也,入脾肺经补元气,通过补后天而达到补先天的目的。

遗尿、尿频及小便不利等可以运用阳明四穴补中气以补元气。

太阳穴处疼痛、胀痛等,单针刺足三里穴每可获效。

足阳明胃经为多气多血之经脉,选用阳明四穴可以治疗高血压,多采用泻法。

阳明四穴治疗乳痈,是因为乳房为足阳明"经络所过,主治所在"。《针灸大成》梁丘治"乳中痛",《针灸甲乙经》中阳明四穴为治疗乳房疾患的常用穴。

荨麻疹多是由于肠胃湿热所导致,选取阳明四穴以达到和胃化湿之目的。

古今文献,足三里应用最多,但临床中切勿只局限于足三里穴。足三里是胃的下合穴,上巨虚为大肠下合穴,下巨虚为小肠下合穴,此三穴分别侧重于治疗胃、大肠、小肠病症,亦可参,根据我们的体会,阳明四穴对于胃肠疾患的治疗基本一样,凡胃肠诸疾皆可应用。以阳明四穴可以组合应用,也可以任选其中 1~2 穴应用,还可以结合本书中"中气法"及背部脾胃区联合运用,远近结合,以期佳效,但是不应局限于此。

"郄",空隙意,本是气血集。病症反应点,临床能救急,以后的书籍中沿用此观点,现代的医家多把郄穴的作用局限化了,不符合临床实际。临床上郄穴不仅可以治疗急性病,也可应用于慢性病的治疗。故胃经郄穴梁丘可治疗上述慢性疾病。

十一、阳陵泉　陵下穴

【位置】

阳陵泉　胆经腧穴,在小腿外侧,腓骨小头前下方凹陷处。合穴,筋会。

陵下穴　经外奇穴,腓骨小头下方,腓骨颈处。(图 7-11)

【取穴法】

阳陵泉穴定位于胫骨嵴下缘与前缘的交点处。陵下穴先定位腓骨小头,然后沿腓骨小头直下腓骨颈处。

【刺法】

阳陵泉穴直刺或向下斜刺 1.0~1.5 寸,陵下穴浅刺 0.3~0.5 寸。①治疗下肢疾患可以刺中腓总神经,而产生向下放射至足背的胆经针感。②对于胆腑疾患,可以使得针刺局部有胀感即可。

【主治】

1. 本经所过的肢体病症　膝肿痛　下肢痿痹　下肢麻木　中风下肢不

遂 膝关节酸软 坐骨神经痛 肩周炎

2. **消化系统病症** 胸胁胀满疼痛
黄疸 口苦 呕吐 胃脘疼痛 吞酸
脘腹胀满 不思饮食

3. **神志病症** 胸闷不舒 烦躁易
怒 失眠

4. **妇科病** 月经愆期 乳房胀痛
少腹胀痛

5. **头面五官病症** 眩晕 耳鸣
耳聋

6. **其他病症** 心悸

西医学中的黄疸、呕吐、心律失常、
胃炎、膝关节炎、坐骨神经痛、中风偏瘫、

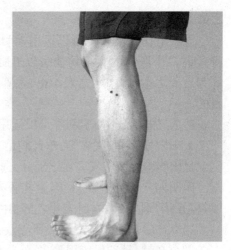

图 7-11 阳陵泉 陵下穴

肩周炎、月经不调、乳房疾患、失眠、眩晕、耳鸣、耳聋等都可以酌情选用。

【明理与心得】

阳陵泉具有疏肝理气、清利肝胆湿热的功能。其经脉循行过肝胆、胁肋，而
且胆经经筋系膺乳。阳陵泉对于肝胆病引起的胸胁胀满疼痛、黄疸、口苦、呕吐、
抑郁等有很好的疗效。肝主疏泄，与胆腑相表里，且胆为中正之官。阳陵泉为
胆经的合穴，因而对于肝胆疾患可以选用。《灵枢·邪气脏腑病形》："胆合入于阳
陵泉，胆病者善太息，口苦呕宿汁，心下澹澹，恐人将捕之。"《针灸甲乙经》卷八
"胆胀"。

阳陵泉对于胸闷不舒、烦躁易怒、失眠等可以酌情选用。肝胆属东方甲乙木，
喜条达，恶抑郁，故情志病可以选用。类似于逍遥散、小柴胡汤及柴胡疏肝散的
方剂作用。

阳陵泉对于肝胃不和及肝脾不和等引起的胃脘疼痛、吞酸、脘腹胀满、不思
饮食等有良效。

阳陵泉对于妇科疾患如月经愆期、经前乳房胀痛及少腹胀痛等均有良效。
女子以血为先天，而肝脏主藏血，为治本之法，可选用。

胆经"以下循髀阳，出膝外廉，下外辅骨之前，直下抵绝骨之端，下出外踝之
前，循足跗上，入小指次指之间。""经络所过，主治所在"。《玉龙歌》："膝盖红肿
鹤膝风，阳陵二穴亦堪攻。"《席弘赋》："最是阳陵泉一穴，膝间疼痛用针烧。"阳
陵泉为膝肿痛、下肢痿痹、下肢麻木、中风下肢不遂、膝关节酸软、坐骨神经痛、肩
周炎等疾患的常用选穴。阳陵泉治疗肩周炎侧重于肩周炎的疼痛明显期，而条
口透承山和丰隆透承山治疗肩周炎侧重于其凝结证期。

阳陵泉为胆经的合穴，与肝脏相表里。胆经经别入心，经筋系膺乳。因此对

于心悸、乳房疾患都可以酌情选用。

陵下穴功能与阳陵泉相似，主要治疗腓总神经及其分支腓浅神经和腓深神经所引起的疼痛。文献中曾有陵下穴，位置在阳陵泉穴直下 2 寸凹陷处之压痛点，以治疗胆囊炎为主，此陵下穴非本文陵下穴也，乃笔者个人经验穴。

十二、膝三角

【位置】

犊鼻 胃经腧穴，在膝前区，髌韧带外侧凹陷中。又名外膝眼。

内膝眼 经外奇穴，在膝部，髌韧带内侧凹陷处的中央。

鹤顶 经外奇穴，在膝前区，髌底中点的上方凹陷中。（图 7-12）

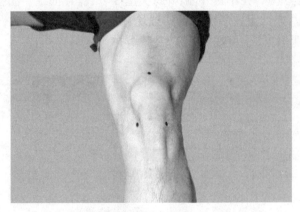

图 7-12 膝三角

【取穴法】

文献皆云：“内外膝眼取穴法为屈膝 45° 髌骨内、外下方的凹陷中。”其实临床实践证实，直腿取穴亦可达到屈腿取穴的效果。而鹤顶在髌骨正上方凹陷中。

【刺法】

直刺 1.0~1.5 寸，向着鹤顶的方向针刺。操作该穴位时一定注意消毒彻底，避免引起膝关节的关节腔滑液感染，造成不必要的事故，引起患者的更多疼痛。①毫针向膝关节中间刺。②火针局部点刺。

【主治】

膝痛 屈伸不利 下肢麻痹 膝酸软

西医学中脑血管病所致下肢运动障碍、膝关节炎、膝关节韧带损伤等，可以酌情选用。

【明理与心得】

《灵枢·杂病》"膝中痛，取犊鼻，以员利针，发而间之。"《针灸甲乙经》卷十一"犊鼻肿,可刺其上,坚勿攻,攻之则死。"《备急千金要方》卷三十"膝中痛不仁,难跪。"《针灸大成》卷六"膝中痛不仁,难跪起,脚气,膝髌肿溃者不可治,不溃者可治。若犊鼻坚硬,勿便攻,先洗熨,微刺之,愈。"《外科大成》"膝眼穴,治鹤膝风。穴在膝关骨下两旁陷中。"《医学纲目》"两足瘫痪,两腿无力:鹤顶(在膝盖骨尖上。灸七次。)"《外科大成》"膝眼穴治鹤膝风。"膝三角为治疗膝痛、屈伸不利、下肢麻痹、膝酸软等膝关节疾患的常用穴。

十三、小腿外侧八刺

【位置】

足三里 胃经腧穴,在小腿外侧,犊鼻下 3 寸,犊鼻与解溪连线上。合穴。

悬钟 胆经腧穴,在小腿外侧,外踝尖上 3 寸,腓骨前缘。髓会。

小腿外侧八穴 足三里和悬钟连线均分三段的四点为四穴,在腓骨后缘与上述四穴相平处各一穴,两线共八穴。(图 7-13)

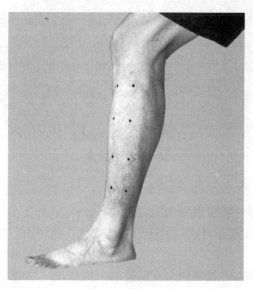

图 7-13 小腿外侧八刺

【取穴法】

小腿外侧八穴:将足三里与悬钟连线,在足三里和悬钟之间均刺 2 针,在腓骨后缘与上述四穴相平处各针刺一穴。与悬钟相平的一穴其实是跗阳穴。合称为小腿外侧八刺。

【刺法】

直刺 1.0~1.5 寸。针刺不宜过快、过强、过深,以免损伤血管和神经,引起腓肠肌痉挛。

【主治】

本经所过的肢体病症　下肢痿痹　中风下肢不遂　足内翻　足下垂　坐骨神经痛　腓总神经痛

西医学中的脑血管病、重症肌无力、足下垂等都可选取本组腧穴进行针刺。

【明理与心得】

"足少阳之筋,起于小指次指,上结外踝;上循胫外廉,结于膝外廉。其支者,别起外辅骨,上走髀,前者结于伏兔之上,后者结于尻。其直者,上乘䏚,季胁,上走腋前廉,系于膺乳,结于缺盆。直者上出腋,贯缺盆,出太阳之前,循耳后,上额角,交巅上,下走颔,上结于頄。支者,结于目外眦,为外维。"而"足阳明之筋,起于中三指,结于跗上;邪外加于辅骨,上结于膝外廉;直上结于髀枢……其支者,结于外辅骨,合少阳。"由足少阳之筋和足阳明之筋的分布循行,可以看出胃经的经筋占据了胆经的位置。

胆足少阳之脉,"其直者……以下循髀阳,出膝外廉,下外辅骨之前,直下抵绝骨之端,下出外踝之前,循足跗上,入小指次指之间。"而足阳明之脉,"其支者,以下髀关,抵伏兔,下膝膑中,下循胫外廉,下足跗,入中指内间。其支者,下膝三寸而别,下入中指外间。"由足少阳之脉和足阳明之脉及下巨虚、外丘、阳交的腧穴位置,以及光明、阳辅的腧穴位置,可以看出胆经的经脉循行占据了胃经经脉循行的位置。古人在无形中证实了腓深神经和腓浅神经都属于腓总神经。

我们临床运用小腿外侧八穴对于治疗下肢痿痹、下肢不遂、足内翻、足下垂等疾患有很好的疗效,属于经筋刺法的临床应用。《针灸甲乙经》卷七"胫股腹痛",《席弘赋》"脚痛膝肿针三里……髋骨腿疼三里泻,腰连胯痛急必大,便于三里攻其隘"。

十四、阳辅　悬钟　悬钟配丰隆

【位置】

阳辅　足少阳胆经腧穴,在小腿外侧,外踝尖上4寸,腓骨前缘。经穴。

悬钟　足少阳胆经腧穴,在小腿外侧,外踝尖上3寸,腓骨前缘。髓会。

丰隆　足阳明胃经腧穴,在小腿外侧,外踝尖上8寸,胫骨前肌的外缘。络穴。(图7-14)

【主治】

1. **本经所过肢体病症**　颈项强痛　胸胁胀满　下肢痿痹

2. **神志病症**　郁闷不舒　急躁易怒　情志不畅　痴呆　髓海不足　癫狂

3. **其他病症**　头痛眩晕

西医学中的关节炎、中风后遗症、颈椎病、落枕、紧张性头痛、血管神经性头

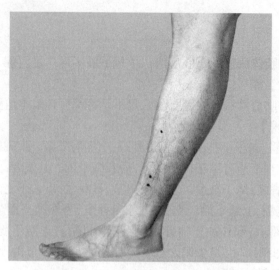

图 7-14 阳辅 悬钟 悬钟配丰隆

痛、高血压、脑动脉硬化、梅尼埃病、癫痫、痴呆、抑郁症、精神分裂症、便秘、腹痛等均可以酌情选用。

【刺法】

悬钟 ①在治疗颈椎病、落枕等颈项部疾患时先直刺 0.5~0.8 寸,然后嘱患者活动颈部行互动式针法;②患者下肢麻木时要求针感到达脚背,且非此针感不效。其余两穴均直刺 1.0~1.2 寸。

【明理与心得】

悬钟,《针灸甲乙经》:"在足外踝上三寸动者脉中,足三阳络,按之阳明脉绝乃取之。"悬,悬挂。钟即踵,指足跟。《释名·释形体》:"足后曰跟……又谓之踵。踵,钟也。钟,聚也。体之所钟聚也。"穴在其上,跟垂于下。故名。穴近腓骨下 1/4 折点处,此处因腓骨的上 3/4 段被腓骨长肌覆盖,骨骼在此形如断绝,所以又名"绝骨"。然其描述的解剖位置与阳辅穴更为相近,故笔者体会阳辅穴为髓海更为精确。然我们在临床中发现二者主治作用相近,故可交替使用,以期得到更好的疗效。

悬钟对于颈项强痛、下肢痿痹等疾患疗效较好。《针灸甲乙经》载"悬钟为足三阳络。"我们将其理解为足三阳交会穴。然足三阳经都与颈项及下肢有关,有注家认为足阳明经在水突穴有一分支连通于大椎穴,由此足阳明经布于颈项部,且足阳明经"以下髀关,抵伏兔;下膝髌中,下循胫外廉,下足跗,入中指内间。"足太阳经"从巅入络脑,还出别下项……从腰中,下挟脊,贯臀,入腘中……挟脊内,过髀枢……以下贯腨内,出外踝之后,循京骨至小指外侧。"足少阳经"下耳后,循颈……以下循髀阳,出膝外廉,下外辅骨之前,直下抵绝骨之端,下出外踝之前,循足跗上,入小指次指之间。"根据"经络所过,主治所在",故悬钟穴可治疗颈项部及下肢部疾患等。《铜人腧穴针灸图经》:"治心腹胀满,胃中热不嗜食,膝胻痛,筋挛足不收履,坐不能起。"《医宗金鉴》:"主治胃热腹胀,胁痛脚气,脚胫湿痹。"悬钟穴用于治疗下肢疾患尤其是脚麻的病人时要求针感传向脚背,且非此针感不效,故临床常配合使用足三里、陵下,因其两穴针感常只能传到踝部而不至足部,临床疗效证明三者配合使用效果显著。

足阳明经别"上通于心",足太阳经别"当心入散",足少阳经别"贯心"。由此可知,此三经皆与心有关,而悬钟为足三阳络,故悬钟穴用治诸神志疾患,临床证明疗效甚佳。

悬钟穴治头痛有一针多穴之功。本穴为足三阳经交会穴,足之三阳均在头部循行,故悬钟穴治头痛、头晕等头部疾患疗效显著。虽然我们发现头痛的分经(即阳明头痛—前额痛、少阳头痛—偏头痛、太阳头痛—后枕痛、厥阴头痛—巅顶痛)治疗对于临床实际意义不大,但使用此三经交会穴疗效出众。

悬钟配丰隆是治疗痴呆、髓海不足、癫狂等神志疾病的常用对穴,旨在疏肝化痰,而痰气郁结为各类神志病的重要成因之一。丰隆为祛湿主穴,本书多有描述,类似于二陈汤。悬钟为髓会,且为足三阳络,阳主热,本穴与丰隆相配,其效类于温胆汤,既可化痰,又兼清热利湿。故凡由痰湿与肝胆热邪相合而致痴呆、癫狂、眩晕等疾患,皆可选取此二穴合治之。

十五、光明

【位置】

光明 胆经腧穴,在小腿外侧,外踝尖上 5 寸,腓骨前缘。络穴。(图 7-15)

【刺法】

直刺 1.0~1.5 寸。

【主治】

1. **妇科疾病** 乳房胀痛 乳汁少

2. **头面五官病症** 目痛 目痒

3. **其他病症** 偏头痛 狂犬伤毒不出 小儿龟胸 下肢痿痹 中风半身不遂

西医学中的青光眼、近视眼、白内障、夜盲症、视神经萎缩偏头痛、乳腺增生等都可选取本穴进行治疗。

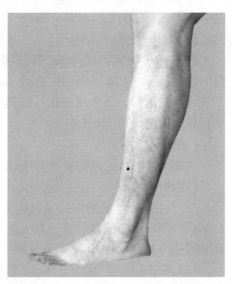

图 7-15 光明

【明理与心得】

对于本经所过的胫部疾患可以参照《针灸甲乙经》："实则厥,胫热时痛,身体不仁,手足偏小,善啮颊,光明主之。"

光明穴治疗回乳及乳房疾患,是因足少阳经筋系于膺乳。

光明穴的主治特异性是治疗乳房和眼部疾患,治疗眼部疾患由其穴位名称就可知晓。足少阳经筋,结于目外眦,为外维。临证中遇到眼部疾患可以配合谷运用。《席弘赋》："睛明治眼未效时,合谷、光明安可缺。"

十六、阴陵泉

【位置】

阴陵泉　脾经腧穴,在小腿内侧,胫骨内侧髁下缘与胫骨内侧缘之间的凹陷中。合穴。(图7-16)

【主治】

1. **下肢病症**　腰痛　半身不遂　腿膝肿痛

2. **消化系统病症**　腹胀　腹痛　不思饮食　呕吐　泄泻　黄疸

3. **生殖系统病症**　月经不调　痛经　带下　阴挺　遗精　阴茎痛

4. **泌尿系统病症**　小便不利　水肿　尿失禁　淋证

5. **其他**　虚劳　头痛

西医学中类风湿关节炎、胃肠炎、消化不良、黄疸、腹水、尿闭、尿失禁、遗精、阳痿、月经不调、痛经、附件炎等生殖泌尿系统疾病出现以上症状时可酌情选用此穴位治疗。

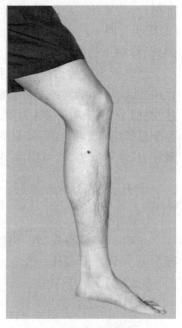

图 7-16　阴陵泉

【刺法】

直刺 1.0~2.0 寸,局部酸胀,针感可向下扩散。

【明理与心得】

"经络所过,主治所在",又因脾主肌肉,阴陵泉为足太阴脾经合穴,主治下肢病症、半身不遂、腿膝肿痛。足太阴之筋"其内者着于脊",足太阴脾经从脊背联系膀胱经及督脉,故阴陵泉可为治疗腰背部疼痛的配穴。

《景岳全书》云:"水为至阴,故其本在肾……水惟畏土,故其治在脾。"阴陵泉为足太阴脾经之合穴,五行属水,功能健脾化湿,淡渗利湿,主治一切水湿病证,为治湿之要穴。《百症赋》"阴陵水分去水肿之脐盈。"《杂病穴法歌》"心胸痞满阴陵泉""小便不通阴陵泉"。临床上常与治疗水病之要穴水分配伍,分利水湿、利水消肿;与治痰要穴丰隆配伍共奏理气和中、化痰降浊之功。脾主大腹,本穴所治消化系统病症以腹胀不思饮食为主。该穴为临床上治疗脾胃病的主穴。

"足太阴之筋……上循阴股,结于髀,聚于阴器。"《针灸甲乙经》云:"妇人阴中痛,少腹坚急痛,阴陵泉主之。"阴陵泉善治生殖泌尿系统疾病,以湿邪所致者宜之。

十七、三阴交　复溜　太溪

【位置】

三阴交　脾经腧穴,在小腿内侧,内踝尖上 3 寸,胫骨内侧缘后际。足太阴、厥阴、少阴经交会穴。

太溪　肾经腧穴,在踝区,内踝尖与跟腱之间的凹陷中。原穴,输穴。

复溜　肾经腧穴,在小腿内侧,内踝尖上 2 寸,跟腱的前缘。经穴。(图 7-17)

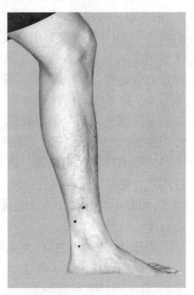

图 7-17　三阴交　复溜　太溪

【取穴法】

现文献皆言太溪在跟腱与内踝尖之间取穴,是在跟腱的前缘呢,还是后缘或是跟腱之间呢?均未明确,故穴位位置难以确定。考《针灸甲乙经》本穴"在足内踝后跟骨上动脉陷者中",取本穴时应在内踝仔细压摸,揣摩动脉跳动,动脉旁即为此穴,也正逢内踝后缘,无须以跟腱作为取穴标志。此法简便准确。

【主治】

1. **泌尿生殖系统病症**　癃闭　五淋　遗尿　白浊　遗精　阳痿　月经不调　崩漏　带下

2. **下肢病症**　中风半身不遂　下肢麻痹疼痛　内踝痛

3. **消化系统病症**　呕吐　心腹胀满　胃脘疼痛　饮食不化　不思饮食　肠鸣　腹痛　泄泻　痢疾　便秘

4. **头面五官病症**　咽喉干痒疼痛　中风失语　鼻衄　咳嗽　气喘

5. **神志病症**　癫狂痫　不寐　痴呆　善惊易恐

西医学中肾炎、肾衰竭、前列腺炎、前列腺增生、遗精、阳痿、功能性子宫出血、阴道炎、胃肠炎、胃肠功能紊乱、痢疾、便秘、消化不良等可酌情选用此穴位治疗。

【刺法】

三阴交　①直刺 0.5~1.0 寸。②治疗中风下肢麻痹时沿胫骨后缘与皮肤成

45°角向后方斜刺0.5~1.0寸至下肢抽动。太溪、复溜：宜浅刺0.2~0.3寸，今文献多云应刺入0.5~0.8寸，而我们认为浅刺0.2~0.3寸即可循经得气，过深反而不能得气。针感可酸麻、麻木、走窜，适应不同病情。

【明理与心得】

三阴交，所谓"三"，指三条经脉，即足太阴、足少阴、足厥阴，"交"指交汇。就穴性而言，因脾主生血、统血，肾藏精，肝藏血，故此穴为精血之穴，瘀血、失血之候皆为本穴适应证。

脾主运化水湿，肝主疏泄，肾主水，各种水溲病，无不与此三脏功能失调相关，故本组穴为治疗遗尿、淋证等泌尿系统病症的常用穴。小腹部为膀胱、子宫所居之所，足三阴经交会于中极、关元，又有任脉系于睾之说，故此穴为治疗小腹诸疾的主穴。后人在四总穴歌基础上增加为八总穴歌，其中有"小腹三阴交"，即指此处病症。本穴对癃闭、淋证、遗尿、白浊、遗精、阳痿、月经不调、崩漏、带下等男女生殖系统疾病疗效显著。

足三阴经均循行至咽喉部，脾经"挟咽，连舌本，散舌下"，肾经"挟舌本"，肝经"循喉咙之后"，故三阴交是治疗咽喉部诸疾之主穴，对于阴虚所致慢性咽炎、中风失语的疗效尤为显著。就古文献而言，本穴只治疗局部病症。现今学者抓住本穴为足三阴交会穴这一特点将其功能、主治大大展开，是对腧穴主治的一大发展，而有不少腧穴，古文献记载的主治内容甚多，而现今应用则甚少，这些内容有待于今后努力发掘。

心藏神，为君主之官，足太阴经"其支者，复从胃别，上膈，注心中。"三阴交又为足三阴经交会穴。脾主思，肝主疏泄，肾藏志，故该穴为治疗中风、癫狂痫、不寐、痴呆等神志疾病的主穴之一。

三阴交所处胫骨内侧缘后方，深层布有胫神经，采用沿胫骨后缘与皮肤成45°角向后方斜刺的方法刺激胫神经，对治疗中风偏瘫下肢痿痹疗效显著，为"醒脑开窍"针刺法主穴之一。

肾原太溪，肾藏精，精血同源，肾精为营血化生之本，虽不是交会穴，仍是填精补血之要穴，作用类似于三阴交。太溪为肾经之原，能调节元阴元阳，固护先天之本，故亦为回阳九针之一。现代著名针灸专家张世杰著有应用太溪穴专著，可参。

太溪穴擅长滋阴，用于治疗一切阴虚之证。《针灸甲乙经》言："消瘅，善喘，气走咽喉而不能言，手足清，溺黄，大便难，嗌中肿痛，唾血，口中热，唾如胶，太溪主之。"《通玄指要赋》言："牙齿痛，吕细堪治（《针灸聚英》称太溪穴为'吕细'）。"

我们的临床经验表明太溪对于癔性失明有特效，可能与少阴为"枢"有关，但原理有待进一步研究探讨。

复溜穴以治疗汗证、闭经为特点。本穴属金，与肺相应，肺主皮毛，又因其为足少阴经经穴，"经主喘咳寒热"(《难经·六十八难》)，具有温肾利水、调和营卫的作用。《针灸甲乙经》"骨寒热无所安，汗出不休，复溜主之。"《玉龙歌》"伤寒无汗泻复溜。"对于汗出过多，无汗，盗汗，水肿等都疗效显著。同时复溜穴是足少阴肾经经穴，五行属金，为肾经母穴。《难经》"虚者补其母，实者泻其子"，对于治疗闭经的法则，《难经》则曰："损其肺者，益其气；损其心者，调其荣卫；损其脾者，调其饮食，适其寒温；损其肝者，缓其中；损其肾者，益其精。"故补复溜对于肾经亏虚所致闭经效果突出。

三阴交、太溪、复溜三穴的主治，古今文献中既有相同或相近之处，又各有侧重，据此我们体会，此三穴位置相近，针效相似，都处于胫神经分布区，三穴可组合或交替使用。

十八、地机　血海

【位置】

地机　脾经腧穴，在小腿内侧，阴陵泉下 3 寸，胫骨内侧缘后际，足太阴脾经郄穴。

血海　脾经腧穴，在股前区，髌底内侧端上 2 寸，股内侧肌隆起处，足太阴脾经腧穴。(图 7-18)

【取穴法】

髌骨内上缘上 2 寸，当股内侧肌最高点处取穴，或医生面对病人，用手掌按在病人髌骨上，掌心对准髌骨顶端，拇指向内侧，当拇指尖所到之处即为血海。

【主治】

1. **皮外科病症**　皮肤湿疹　荨麻疹　瘙痒　丹毒　股内廉者诸疮

2. **生殖泌尿系统病症**　月经不调　痛经　经闭　崩漏　带下　遗精

3. **消化系统病症**　腹胀肠鸣　呕吐　泄泻　不思饮食

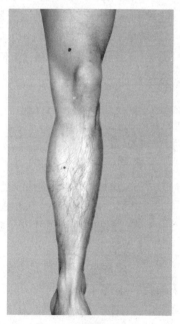

图 7-18　地机　血海

4. **下肢病症**　下肢痿痹

西医学中荨麻疹、湿疹、皮肤瘙痒、月经不调、痛经、功能性子宫出血、阴道炎、遗精、精液缺乏等可酌情选用此穴位治疗。

【刺法】

地机　直刺 0.5~1.0 寸。

血海 直刺 0.7~1.2 寸。

【明理与心得】

血海，海，水之归也。功善扶脾统血、养血、活血、理血。《针灸甲乙经》："妇人漏下，若血闭不通，逆气胀，血海主之。"地机，足太阴之郄穴，气血之所聚，能活血理血，健脾利湿。《百症赋》言："妇人经事常改，自有地机、血海。"血海治血已达共识，据观察地机此作用类于血海，故将此二穴合并介绍，均能活血理血，为血证之要穴，主要治疗与血相关诸疾。经验证明，地机治疗痛经优于三阴交。地机养血活血，尤善活血，故常与血海相伍为用，治疗血分相关之月经不调、痛经、经闭、崩漏等。

两穴比较而言，地机尤善治胞宫精室之血证。血海理血统血效用更著，善治皮肤湿疹、荨麻疹、瘙痒、丹毒等，取"治风先治血，血行风自灭"之意。如《胜玉歌》言："热疮臁内年年发，血海寻来可治之。"

地机、血海均为足太阴脾经腧穴，"经络所过，主治所在"，故两穴合用功能健脾利湿，治疗腹胀、泄泻等脾失健运之中焦诸证。《针灸甲乙经》："溏瘕，腹中痛，脏痹，地机主之。"《针灸大成》谓地机"主腰痛不可俯仰，溏泄，腹胁胀，水肿腹坚，不嗜食，小便不利，精不足，女子癥瘕，按之如汤沃股内至膝。"为治疗消化系统疾病之常用穴。

十九、蠡沟　中都

【位置】

蠡沟 肝经腧穴，在小腿内侧，内踝尖上 5 寸，胫骨内侧面的中央。络穴。

中都 肝经腧穴，在小腿内侧，内踝尖上 7 寸，胫骨内侧面的中央。郄穴。（图 7-19）

【主治】

1. 泌尿生殖系病症 睾丸肿痛　疝气　阳强　小便不利　月经不调　崩漏　赤白带下　阴挺　小腹胀痛

2. 消化系统病症 泄泻　痢疾　腹胀黄疸

3. 本经所过的肢体病症 腿部酸痛　屈伸困难　胁肋疼痛

西医学中睾丸疝气、肾炎、泌尿系感染、泌尿系结石、月经不调、痛经、功能性子宫出血、子宫脱垂、阴道炎、胆囊炎、胆石症、黄

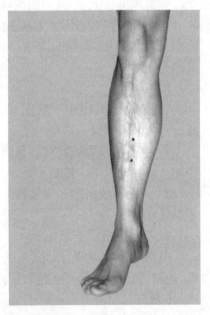

图 7-19　蠡沟　中都

疝、胃肠炎、消化不良等出现以上症状时可酌情选用此穴位治疗。

【刺法】

蠡沟 向上平刺 0.5~0.8 寸。

中都 向上平刺 0.5~0.8 寸。

【明理与心得】

蠡沟为足厥阴肝经别走足少阳胆经之络穴,善调两经经气,疏肝解郁,清热利胆,《灵枢·经脉》谓足厥阴经"……入毛中,环阴器"。足厥阴络脉蠡沟"其别者,循胫,上睾,结于茎。"《铜人腧穴针灸图经》谓蠡沟"治卒疝少腹肿,时少腹暴痛,小便不利如癃闭……"故本穴用于治疗湿热下注所致前阴疾病。临床常用于治疗淋证、赤白带下、睾丸肿痛、小腹胀痛等。

中都为足厥阴肝经之郄穴,善治血证,功能疏肝理气,活血调经。常用治疗肝郁不舒所致月经不调、痛经、疝气、小腹疼痛等。

此二穴常用于肝气郁结、疏泄失司、血脉瘀滞所导致月经不调、崩漏、赤白带下等泌尿生殖系病症,亦可用于治疗胆石症。

二十、腘下四穴

【位置】

委中 膀胱经腧穴,在膝后区,腘横纹中点。合穴,膀胱下合穴。

合阳 膀胱经腧穴,在小腿后区,腘横纹下 2 寸,腓肠肌内、外侧头之间。

承筋 膀胱经腧穴,在小腿后区,腘横纹下 5 寸,腓肠肌两肌腹之间。

承山 膀胱经腧穴,在小腿后区,腓肠肌两肌腹与肌腱交角处。(图 7-20)

【取穴法】

关于承山的定位现代文献皆云"在小腿后区,腓肠肌两肌腹与肌腱交角处。"在临床实践中应用该穴时,我们让患者伸直小腿或足部跖屈,腓肠肌肌腹下出现尖角凹陷(即腓肠肌内、外侧头分开的地方,呈"人"字形沟),即是此穴。

【主治】

1. **本经所过的肢体病症** 腰背疼痛 腰骶重痛 风湿痿痹 下肢不遂 蠕筋痉挛 膝痛不可以屈伸

2. **消化系统病症** 霍乱 心腹痛 呕

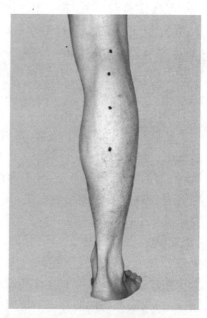

图 7-20　腘下四穴

吐　腹泻便秘　痔

3. 神志病症　中风昏迷　癫疾瘛疭　风痫转筋

4. 皮科病症　发背　丹毒　湿疹　乳痈　阴门瘙痒　大麻风

5. 泌尿系统疾病　癃闭　遗尿

6. 其他病症　热病汗不出　暑病　疟疾　衄血不止　咽喉肿痛　自汗盗汗

西医学中的腰椎间盘突出症、坐骨神经痛、急性腰扭伤、痢疾、肠炎、便秘、痔、下肢急性淋巴管炎、湿疹、急性乳腺炎、阴道炎、外阴炎，各种原因引起的尿潴留及无尿症等都可酌情选用此穴。

【刺法】

关于委中穴可以用三棱针点刺腘静脉出血，并可加拔罐疗法。直刺约 0.5 寸左右，便可循经得气，刺深了反而不得气。用提插手法刺激胫神经，从而取得向下放射的针感。合阳：直刺 0.5~1.0 寸。承筋：直刺 1.0~1.5 寸。承山：直刺 2.0~2.5 寸，均可循经得气。

【明理与心得】

该组穴深层均分布有胫神经，其中委中为"醒脑开窍"针刺法主穴之一，对于小腿后部及膝关节的疾患诸如下肢不遂、下肢无力、足下垂等腰腿部疾患均可选用之。如《针灸甲乙经》：委中"䯏厥膝急，腰脊痛引腹，篡阴股热，阴暴痛，寒热，膝酸重。"《备急千金要方》合阳治"膝股重。"

足太阳经别"……其一道下尻五寸，别入于肛"。故此组穴有理气调肠的功能，治疗消化系统病症，以治疗肛肠疾患为主。如《太平圣惠方》合阳治"痔疮"。《针方六集》承山治"风痹，痔漏，便血，脏毒"。《百症赋》"刺长强于承山，善主肠风新下血。"《玉龙歌》"九般痔疾最伤人，必刺承山效若神。"《肘后歌》"五痔原因热血作，承山须下病无踪。"《玉龙赋》"长强、承山，灸痔最妙。"治疗痔疾，不单只承山，此四穴作用相同。

膀胱经"从腰中，下挟脊，贯臀，入腘中……从膊内左右别下贯胛，挟脊内，过髀枢，循髀外后廉下合腘中……以下贯踹内，出外踝之后……"此组穴皆属膀胱经，为治疗腰脊强痛、半身不遂的常用穴。其中，委中治疗腰背疼痛、腰骶重痛等有佳效。委中刺络放血更可活血祛瘀、通络止痛。如《灵光赋》"五般腰痛委中安。"《席弘赋》"委中专治腰间痛……委中腰痛脚挛急，取得其经血自调。"《玉龙歌》"更有委中之一穴，腰间诸疾任君攻……腰软如何去得根，神妙委中立见效。"此外，《四总穴歌》"腰背委中求"人人耳熟能详，但根据我们的临床经验，委中治疗腰痛疗效佳，治疗背痛效果差。总结委中、承山、跗阳、至阴等穴位的功用主治，我们发现他们的主治部位与穴位所在部位可以以臀部水平做一对称轴，得出的对应关系为头顶—至阴；项—跗阳；背—承山；腰—委中。

委中别名血郄,在本穴放血,可起醒神、泻热、解毒、舒筋活血的作用,常用于急性腰痛、急性吐泻、荨麻疹等皮外科病症及各种瘀血证,对中风昏迷、中暑、咽喉肿痛等疗效亦显著。

足太阳经脉"上额,交巅……从巅入络脑"。腘下四穴可为治疗中风昏迷、癫疾瘛疭、风痫转筋等神志疾病的常用配穴。

就文献而言,此四穴治疗各有侧重,据我们临床体会,因其同属膀胱经,且均可刺中胫神经,故治疗腰背、下肢诸疾的功效接近,可交替组合使用。

二十一、条口透承山　丰隆透承山

【位置】

条口　胃经腧穴,在小腿外侧,犊鼻下 8 寸,犊鼻与解溪连线上。

丰隆　胃经腧穴,在小腿外侧,外踝尖上 8 寸,胫骨前肌的外缘。(注:犊鼻与解溪连线的中点,条口外侧一横指处。)络穴。(图 7-21-1)

承山　膀胱经腧穴,在小腿后区,腓肠肌两肌腹与肌腱交角处。(图 7-21-2)

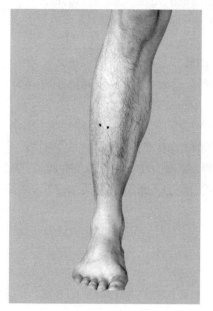

图 7-21-1　条口　丰隆

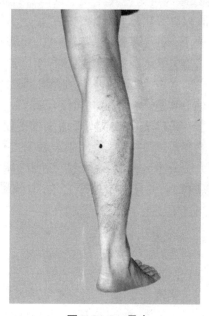

图 7-21-2　承山

【取穴法】先定条口穴,承山在委中下 8 寸,条口、丰隆、承山在同一水平线上。

【主治】

1. **上肢病症**　肩臂痛　肩凝症　中风肩不能举

2. **下肢病症**　下肢痿痹

3. **腰部病症**　腰痛

西医学中的肩周炎、颈肩综合征、肩手综合征，以及膝关节炎等都可酌情选用此穴。

【刺法】

上述各个适应证都可由条口或者丰隆进针向承山的方向直刺3.0~4.0寸，依据患者胖瘦不同而定，使进针穴位（条口或丰隆）及承山穴皆有得气的感觉，即双重得气法。同时采用互动式针法，注意针感不可过大，可单独使用，也可结合使用，即为傍针刺法。

【明理与心得】

根据我们临床体会，运用透刺法能使作用范围扩大，具有穴经皆调的作用。

胃经"以下髀关，抵伏兔，下入膝髌中，下循胫外廉，下足跗，入中指内间；其支者，下膝三寸而别，以下入中指外间。"虽然只是寥寥数语，但是以穴定经，可知小腿胫骨脊外缘一横指的部分为"胃经所过，主治所在"，对于下肢痿痹、腰酸、腰痛可为主穴。关于条口，《针灸甲乙经》"胫痛，足缓失履，湿痹，足下热，不能久立"，《备急千金要方》"胫寒不得卧，膝股肿，胻酸转筋"，《针灸大成》"足麻木，风气，足寒膝痛，脚痛胻肿，足缓不收"。

文献记载条口透承山和丰隆透承山对于四肢疾患有良效，我们应用于肩痛、肩部无力、颈肩屈伸不利等肩部疾患的治疗亦有良效，且不仅仅局限于肩周炎、对中风偏瘫肩不能举同样有效。

条口透承山或丰隆透承山不仅是治疗肩凝症的主穴，而且是接经治疗作用的典范。足阳明、足太阳经并未走行于肩胛部和上肢部，而此部恰是手阳明、手太阳分布区，同名经相接，细观临床，本组穴以治"凝"的疗效突出。针此二穴之一者，或可见立竿见影之效，但效果持续较短，需连续施治。言其治"疼"，远端当选阳陵泉与合谷，近端宜取阿是。

二十二、丰隆

【位置】

丰隆　足阳明胃经腧穴，在小腿外侧，外踝尖上8寸，胫骨前肌的外缘。（注：犊鼻与解溪连线的中点，条口外侧一横指处。）络穴。（图7-22）

【主治】

1. **本经所过的肢体病症**　下肢痿痹　肿痛　胫枯足不收

2. **头面五官病症**　头痛　眩晕　咽喉疼痛　失音

3. **消化系统病症**　腹中切痛　泄泻　痢疾　便秘

4. **呼吸系统病症**　咳嗽　哮喘　痰多

5. **心血管系统病症**　心痛　胸胁痛

6. **泌尿系统病症**　癃闭　四肢肿　身重　面浮肿

7. **妇科病症**　经闭　血崩　带下

8. **神志病症**　癫狂　痫证　善笑　烦心　中风　失眠

9. **其他病症**　脚气

西医学中的偏瘫、肩周炎、胃病、便秘、冠心病、肥胖、月经不调,昏迷等病症可酌情选用此穴。

【刺法】

直刺 0.5~1.0 寸。

【明理与心得】

丰隆为治痰之要穴,已为医门同道所共识,其治疗的病症多与痰有关。丰隆为胃经络穴,属胃而络脾,脾主运化,脾虚水湿不

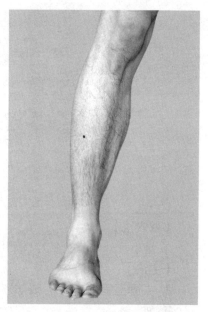

图 7-22　丰隆

化,聚而成痰。积于肺则咳喘而有痰;痰湿阻遏心阳,则心痛,胸胁痛,或癫狂痫,失眠,健忘等诸神志病;流窜于经络之中,在上则头痛眩晕,在下则痿痹不仁。总之,本穴为最常用的治痰穴。由痰湿而成以上诸症者,皆以本穴以治本。《灵枢·经脉》"气逆则喉痹瘁喑,实则狂巅,虚则足不收,胫枯,取之所别。"《针灸甲乙经》丰隆治"厥头痛,面浮肿,烦心,狂见鬼,善笑不休,发于外有所大喜。"《备急千金要方》"胸痛如刺,腹若刀切痛,大小便涩难,四肢肿,身湿。"《针灸大成》"厥逆,怠惰,腿膝酸,屈伸难,风痰头痛,风逆四肢肿,足青,登高而歌,弃衣而走,癫狂见鬼,好笑。"

足阳明络脉上络头项,合诸经之气,下络喉嗌,足阳明经别上通于心,为丰隆治疗头面五官病症和心血管病症提供了经络学的依据。

丰隆又为通便要穴。概因丰隆为胃经络穴,泻之能引阳明热邪外出,腑气得降,大便始通。

二十三、至阴

【位置】

至阴　膀胱经腧穴,在足趾,小趾末节外侧,距甲根角侧后方 0.1 寸(指寸)。井穴。(图 7-23)

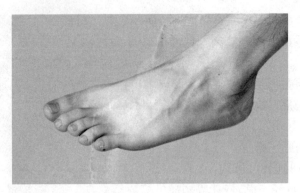

图7-23 至阴

【取穴法】

在足小趾外侧,相当于沿爪甲外侧画一直线与爪甲基底缘水平线交点处。

【主治】

1. 头面五官病症 头顶部疼痛 颈项强痛 目痛 目翳 胬肉攀睛 鼻塞 鼻衄

2. 妊娠病 胎位不正 滞产

西医学中的紧张性头痛、情绪性头痛、血管性头痛、神经性头痛、血管神经性头痛、丛集性头痛、颈椎病等出现头顶部疼痛和(或)颈项强痛,流行性(出血性)结膜炎、翼状胬肉、角膜基质炎、白内障等眼科疾病及急慢性鼻炎、鼻出血等耳鼻喉科疾病,孕 28~32 周期间发现的胎位异常及足月妊娠临产时总产程超过 24 小时的宫缩无力所致的难产可酌情使用。

【刺灸法】

①治疗头部病症时可浅刺 0.1 寸。治疗时,采用运动行针法,边捻转边嘱患者注意力集中,体会针感和头的感觉。②治疗胎位不正可用灸法,在孕 28~32 周时施治效果较好。嘱孕妇排空小便后松开裤带,用灸法,每日治疗 2 次,每次 10 分钟,一旦胎位转正后即停止。治疗滞产时,可与三阴交、合谷等穴配合使用。

【明理与心得】

至阴为足太阳膀胱经之井穴,"膀胱足太阳之脉,起于目内眦,上额,交巅",巅即指头顶最高处,《素问·缪刺论》"邪客于足太阳之络,令人头项肩痛,刺至阴立已",可见头痛为至阴的主治范围。《针灸甲乙经》载至阴可治疗"头重"。依据头顶部经络的循行可见到达巅顶的经络有督脉"上巅",足太阳经"上额交巅",足厥阴经"与督脉会于巅",手少阳经别"别于巅",足少阳经筋"交巅上",因此治疗头顶部疼痛,不应拘泥于足厥阴肝经与头顶部的联系。我们在临床中治疗头顶痛的患者尤其是头痛兼目不欲睁者时,依据上病下取的原则,发现与其他治疗头顶痛的穴位相比,至阴穴最有效。

目前剖宫产手术作为一项重要的手术助产法已经非常广泛地应用于妇产科临床,在一定程度上保证了母亲和胎儿的安全,但可能会有大出血或麻醉及术后伤口感染化脓等并发症。与剖宫产相比,自然分娩则益处多多,一方面有利于胎儿出生后建立正常呼吸,另一方面有利于产妇的身体恢复,避免剖宫产的并发症和后遗症。至阴为足太阳膀胱经之井穴,膀胱经从头走足贯通全身,其支脉"从腰中,下挟脊",《灵枢·五音五味》中记载:"冲任二脉皆起于胞中,上循脊里",可见膀胱经与冲任二脉的关系密切,针刺或艾灸至阴可使足太阳经气血通畅,经气充足,任脉通,冲脉盛,胎气顺达,胎位可期转正。

现代研究表明,针刺或艾灸至阴可使子宫活动加强,宫缩频率加快,子宫紧张度升高,胎儿心率加快。因此,在人们越来越崇尚自然分娩的今天,一旦存在胎位异常及宫缩无力的情况,酌情灸至阴穴仍可为孕妇选择自然分娩的方法之一。

二十四、丘墟透照海

【位置】

丘墟　胆经腧穴,在踝区,外踝的前下方,趾长伸肌腱的外侧凹陷中。原穴。(图 7-24-1)

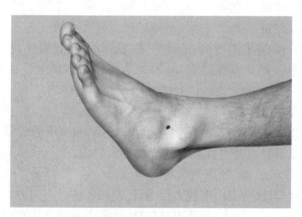

图 7-24-1　丘墟

照海　肾经腧穴,在踝区,内踝尖下 1 寸,内踝下缘边际凹陷中。八脉交会穴,通阴跷。(图 7-24-2)

【取穴法】仰卧位,在足外踝前下方,趾长伸肌腱外侧凹陷处。笔者体会沿外踝前下方找到跗骨窦,跗骨窦是跟骨与距骨相连结之后,由跟骨沟与距骨沟围成的间隙。该间隙的外侧份开阔并不规则,其外口当为丘墟穴,而该间隙的内侧为一狭窄的骨性管道,其内口当为位于内踝尖下方凹陷处的照海穴。如何选择最佳针刺点,解决这个问题仍需借助于跟骨。取跟骨沟内口的中点,再取中关节

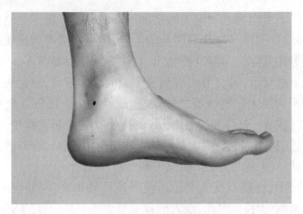

图 7-24-2　丘墟透照海

面与后关节面之间的中点,连结这两点,并向外延长,该延长线与跟骨的前外侧角(跟骨前缘与外侧缘相交处)相交之点。与跟骨沟内口的中点连一线可看作跟骨沟的平分线。原则上说,这条平分线外侧任何点均可作为针刺点。

【主治】

1. **胸胁部病症**　胸胁乳房胀满疼痛　心悸　心痛　怔忡等

2. **神志病**　失眠　心烦　心惊胆怯　郁闷不舒　急躁易怒

3. **下肢局部病症**　下肢痿痹　外踝肿痛　脚气转筋

西医学中的冠心病、心绞痛、心律失常、乳腺疾病、胆囊炎、胆结石、失眠、抑郁症、精神分裂症、脑血管病后遗症、踝关节扭伤时出现上述症状时可选用此对穴。

【刺法】

要求针灸针通过跗骨窦,且关键在于通过内侧的狭窄的骨管。按取穴法中介绍的方法选取进针点并明确照海的准确定位后,透针一般并无多大困难便能顺利透过,并要求在丘墟、照海两穴均达酸、胀针感。但因操作的熟练程度不同及解剖上的差异,对成功率仍有较大影响,仍需调整进针方向方能透过。然而调整进针方向的角度不宜过大,依笔者临床体会,调整角度在 10° 以内为宜。此透穴法的针感要求取得丘墟、照海的双重得气,透至照海皮下即可,不必穿透皮肤,进针 2~3 寸。

【明理与心得】

丘墟属足少阳胆经,足少阳胆经"下胸中,贯膈,络肝、属胆,循胁里""从缺盆下腋,循胸,过季胁",足少阳经别"入季胁之间……贯心",足少阳经筋"系于膺乳"。照海属足少阴肾经,又为阴跷脉交会穴,肾经"从肺出,络心,注胸中",阴跷脉"上循胸里"。此二穴连系四条经脉:足少阳胆经、足少阳经别、足少阴肾经、阴跷脉,这些经脉都与心、胸部位有联系,此二穴对于心胸疾病、乳腺诸疾、胆石症等的疗效等于或大于内关,或是内关穴所不能替代之穴。

二十五、商丘　照海

【位置】

商丘　脾经腧穴,在踝区,内踝前下方,舟骨粗隆与内踝尖连线中点凹陷处。经穴。

照海　肾经腧穴,在踝区,内踝尖下1寸,内踝下缘边际凹陷中。八脉交会穴,通阴跷。(图7-25)

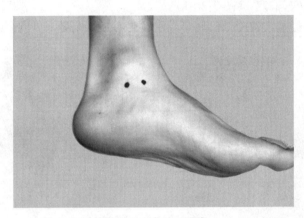

图7-25　商丘　照海

【取穴法】

商丘取穴关键是找到舟骨结节,在足部内踝前方的骨性隆起即是,再按其定位描述便不难取穴。照海取穴关键是找到内踝尖,由其向下推,至其下缘凹陷中即是。

【主治】

1. **舌咽部病症**　吞咽困难　构音困难　舌痛　舌强语謇

2. **足踝部病症**　足踝肿痛

西医学中的脑血管病后遗症、抑郁症中出现吞咽困难、构音障碍、梅核气可选用本组穴治疗。此外踝关节及周围软组织疾患亦可选用本组穴。

【刺法】

直刺0.5~1.0寸。

【明理与心得】

商丘为足太阴脾经经穴,足太阴经“挟咽,连舌本,散舌下”,足太阴经别“上结于咽,贯舌本”,《灵枢·卫气》“足太阴标在背腧与舌本也。”汉语字典中“本”有6种基本理解,其中一为草木的根,二为草的茎和树的干,联系本文此处舌本既指舌根又指舌体。照海为足少阴肾经穴,足少阴经"循喉咙,挟舌本",足少阴经别"系舌本",由此可见脾、肾二经与舌咽部的关系十分密切。又因为舌咽部在颈部,从生物全息律的角度来看,颈部与腕踝关节附近的腧穴相对应,而商丘、照海二穴正在该处,故此组穴为治疗舌咽部病症的主要腧穴之一。

二十六、太冲透涌泉

【位置】

太冲 肝经腧穴,在足背,第 1、2 跖骨间,跖骨底结合部前方凹陷中,或触及动脉搏动。原穴,输穴。(图 7-26-1)

涌泉 肾经腧穴,在足底,屈足卷趾时足心最凹陷处。井穴。(图 7-26-2)

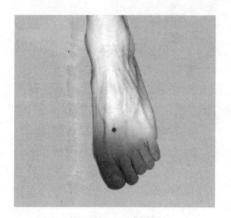

图 7-26-1 太冲

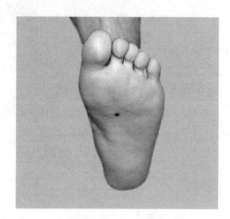

图 7-26-2 涌泉

【取穴法】

依太冲的定位,笔者体会从第 1、2 跖骨间向后推移至底部的凹陷处即是。"涌泉"即按其定位取穴便可。

【主治】

1. **头面五官病症** 眩晕 头胀痛 视物不清 两目干涩 目赤肿痛耳鸣 耳聋

2. **神志病** 失眠健忘 郁闷不舒 急躁易怒

3. **胸胁病症** 胸闷不舒 胸胁胀满疼痛或隐痛

西医学中的紧张性头痛、情绪性头痛、血管性头痛、神经性头痛、血管神经性头痛、丛集性头痛、高血压、梅尼埃病、神经官能症、神经性耳聋、抑郁症、围绝经期综合征、神经衰弱及眼科的干眼症、结膜干燥症及眼底退行性病变等病出现以上症状,并辨证为肝肾阴虚、肝阳上亢时可酌情选用此组穴位治疗。此透穴法的针感要求取得太冲、涌泉的双重得气。

【刺法】

先直刺太冲,得气后将针提至皮下,向外斜刺,使针尖达涌泉处,进针1.0~1.2寸,然后行捻转提插之补法或平补平泻法使二穴均得气,亦是在本书中不断强调的透穴均应双重得气。

【明理与心得】

太冲属足厥阴肝经,其经脉"起于大指丛毛之际……布胁肋……连目系,上出额,与督脉会于巅"。涌泉为足少阴肾经之井穴,为肾经经气所出之处。足少阴肾经"从肾上贯肝膈……络心,注胸中",《肘后歌》"顶心头痛眼不开,涌泉下针定安泰。"太冲透涌泉适用于肝肾阴虚、肝阳上亢之证。肾藏精,肝藏血;肾属水,肝主木。从生理上讲,二者为母子关系,病理上可以母病及子,亦可子盗母气,无论哪脏先病均可导致肝肾阴虚同病之证。用此二穴,双重得气后,既滋阴又潜阳,既滋肾水又涵肝木,为治疗肝肾阴虚、肝阳上亢之证的常用效穴,分别针刺太冲和涌泉不能代替本组透穴的疗效。

二十七、太冲　行间

【位置】

太冲　肝经腧穴,在足背,第1、2跖骨间,跖骨底结合部前方凹陷中,或触及动脉搏动。原穴,输穴。

行间　肝经腧穴,在足背,第1、2趾间,趾蹼缘后方赤白肉际处。荥穴。(图7-27)

【取穴法】 太冲取穴法详见"太冲透涌泉"一讲,行间的取穴依其定位便可。

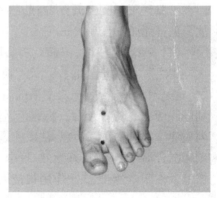

图7-27　太冲　行间

【主治】

1. **头面五官病症**　头目胀痛　眩晕　耳鸣　目赤肿痛　青盲　咽喉干痛　耳聋

2. **神志病**　心烦　失眠多梦　急躁易怒　烦闷不舒　善太息

3. **胸胁病症**　胸闷不舒　胸胁胀满疼痛

4. **小腹病症**　月经过多　崩漏　痛经　经闭　带下　疝气　小便不利　遗尿　尿频　尿痛

西医学中的紧张性头痛、情绪性头痛、血管性头痛、神经性头痛、血管神经性头痛、丛集性头痛、急性咽炎、急性喉炎、扁桃体炎,流行性(出血性)结膜炎、干眼症、结膜干燥症、眼底退行性病变、神经性耳聋、耳鸣、急性期脑血管病、癫痫、神经官能症、失眠症、抑郁症、强迫症、功能失调性子宫出血、子宫内膜异位症、原发或继发性闭经、生殖器炎症（前列腺炎、精囊炎、附睾炎、睾丸炎、尿道炎）、急性尿路感染、膀胱炎、男性不育、性功能障碍、腹股沟疝、股疝、精索扭转等出现上述症状时，可选用此组穴治疗。

【刺法】

直刺 0.5~0.8 寸。

【明理与心得】

足厥阴肝经"起于大指丛毛之际……循股阴，入毛中，环阴器，抵小腹……布胁肋……连目系，上出额，与督脉会于巅""从目系下颊里，环唇内"，又与任脉交会于中极、关元。《灵枢·根结》"厥阴根于大敦，结于玉英，络于膻中。"此处玉英指胸部、膻中指心之外围。

依据经络所过、主治所及的原则，肝经的经络循行为太冲、行间二穴主治头面五官病和神志病提供了经络学基础。但仍需强调的是，虽然肝经达巅顶，可应用此组穴治头顶痛无疑，但循行至巅顶的经络绝非只有肝经，故治疗头顶痛不可只局限于肝经此二腧穴，这在本书治疗篇中将详述。

现代文献中见肝气郁滞之病机皆只云胁肋疼痛，而不言胸满烦闷。但临床所见肝郁之候，以胸膺满闷为主，胁肋胀满次之。文献记载与临床所见不符的原因在于只局限于肝经循行"布胁肋"，却忽视了肝经根结"结于玉英，络于膻中"，故只见其症而不言其状。

《针灸甲乙经》"女子疝及少腹肿，溏泄，癃，遗溺，阴痛，面尘黑，目下眦痛，太冲主之""腹痛上抢心，心下满，癃，茎中痛，怒瞋不欲视，泣出，长太息，行间主之"这是对太冲、行间二穴主治的高度概括，此二穴均有疏肝解郁、平肝潜阳、清利肝胆湿热之功效，因此，临床上常用其主治因肝气不疏、肝阳上亢所致的一系列病症。针对小腹部病症，常以此远端二穴与小腹局部穴位如胞宫五刺、净腑五刺相配合治疗，亦有良好疗效。现今多以行间侧重治目疾，太冲则主治范围较广。据笔者临床体会，此二穴作用很接近，可交替应用。

二十八、隐白

【位置】

隐白 脾经腧穴，在足趾，大趾末节内侧，趾甲根角侧后方 0.1 寸（指寸）。井穴。（图 7-28）

【取穴法】

隐白在足大趾内侧甲根角侧后方（即沿角平分线方向）0.1 寸，相当于沿爪甲内侧画一直线与爪甲基底缘水平线交点处取穴。

【主治】

1. **下肢病症** 下肢痿软 活动不利

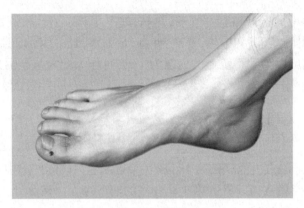

图 7-28　隐白

2. **月经病**　月经过多　崩漏

3. **腹部病症**　腹胀　腹泻

4. **神志病**　癫狂　梦魇　多梦　失眠

5. **妇产科疾病**　胎位不正

西医学中的脑血管病后遗症、多发性神经根炎、急性感染性多发性神经炎及运动神经疾患和周围神经损伤所引起的下肢瘫痪，妇科疾病中功能性子宫出血及其他原因引起的子宫出血，消化系统疾病如上消化道出血、急性胃肠炎、腹膜炎、胃肠功能紊乱、溃疡性结肠炎，不全性肠梗阻等出现腹胀、腹泻的症状，精神神经系统疾病如精神分裂症、神经衰弱、强迫症、焦虑症、抑郁症等，孕 28~32 周期间发现的枕后位、臀位、横位等的胎位异常，可酌情使用此穴治疗。

【刺法】

浅刺 0.1~0.2 寸，或用三棱针点刺出血。①治疗脑血管病后遗症，可浅刺本穴。②治疗神志病时多浅刺后进行快速捻转。③治疗腹部病症时可用三棱针点刺，出血 7~10 滴，左右交替，每日 1 次。④治疗月经病时可用灸法，每日或隔日 1 次。

【明理与心得】

隐白为足太阴脾经之井穴，穴内布有足背内侧皮神经的分支，趾背神经和趾背动、静脉。笔者在临床中治疗脑血管病后遗下肢瘫痪的患者时发现，针刺患侧此穴可以使下肢迅速直腿抬高，这对患者神经功能的康复有良好的促进作用，为治疗中风下肢不遂的腧穴之一。

隐白亦为十三鬼穴之一，有"鬼眼""鬼垒"之名，为古方治疗一切以癫狂为主要表现的神志病的腧穴。

五脏中脾主运化，主统血，脾的功能失调后可见运化失司，统血无权，患者多出现腹胀或脘腹疼痛及诸多出血之症。历代医家应用隐白穴的治疗经验可由

《针灸甲乙经》中的记载概括："气喘,热病,衄不止,烦心善悲,腹胀,逆息热气,足胫中寒,不得卧,气满胸中热,暴泄,仰息,足下寒,膈中闷,呕吐,不欲食饮,隐白主之。"现临床以治脾不统血的崩漏为主,亦可作为配穴与至阴共同治疗胎位不正。

二十九、太白　公孙

【位置】

太白　脾经腧穴,在跖区,第 1 跖趾关节近端赤白肉际凹陷中。输穴,原穴。

公孙　脾经腧穴,在跖区,第 1 跖骨底的前下缘赤白肉际处。络穴,八脉交会穴,通冲脉。(图 7-29)

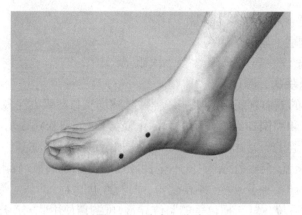

图 7-29　太白　公孙

【取穴法】

太白在跖区,找到第 1 跖骨骨干后,沿赤白肉际向第 1 跖趾关节方向滑推至凹陷处即是。公孙亦在跖区,找到第 1 跖骨骨干后,沿赤白肉际向足跟方向滑推至凹陷处即是。

【主治】

1. **腹部病症**　腹胀　腹泻　胃痛　呕吐　便秘　纳呆
2. **心胸部病症**　心痛　心悸　胸闷胁胀
3. **舌咽部病症**　吞咽困难　构音困难　舌痛　舌强语謇

西医学中的消化系统疾病如急慢性胃炎、消化性溃疡、急性肠炎、肠结核、克罗恩病、吸收不良综合征、痢疾、结肠炎、肠易激综合征、溃疡性结肠炎、冠心病、心绞痛、心律失常、脑血管病后遗症抑郁症等出现上述舌咽部病症时可交替选用本组穴治疗。

【刺法】

直刺 0.5~1.0 寸。

【明理与心得】

太白、公孙为足太阴脾经腧穴,脾主大腹,脾经属脾络胃,此二穴可主治由于脾功能失调而产生的以腹胀痛、不思饮食、泄泻为主的一系列病症。如《针灸聚英》中记载"烦心连脐胀,呕吐及便脓,霍乱脐中痛,神针太白攻。"《标幽赋》"脾冷胃疼,泻公孙而立愈。"公孙又为八脉交会穴之一,通冲脉,《素问·骨空论》"冲脉为病,逆气、里急。"此二穴亦可主治以心痛、心烦,胸闷胁胀为主要表现的心胸部病症。

笔者在临床工作中体会,应用此二穴治疗消化系统疾病疗效确切,治疗冠心病、心绞痛、心律失常时也取得了满意的效果。足太阴脾经"上膈,注心中……挟咽,连舌本,散舌下"。此外,足太阴经别"上结于咽,贯舌本",《灵枢·卫气》"足太阴标在背腧与舌本也。"可见足太阴经脉与舌咽部的联系密切,用此二穴治疗西医学中的脑血管病后遗症、抑郁症等出现吞咽困难、构音困难、梅核气、舌痛、舌强语謇等舌咽部病症时亦有显著疗效。

三十、内庭　陷谷

【位置】

内庭　胃经腧穴,在足背,当第 2、3 趾间,趾蹼缘后方赤白肉际处。荥穴。

陷谷　胃经腧穴,在足背,当第 2、3 跖骨间,第 2 跖趾关节近端凹陷中。输穴。（图 7-30）

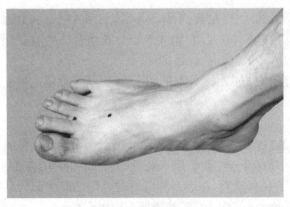

图 7-30　内庭　陷谷

【取穴法】

内庭依照定位方法不难取穴,陷谷取穴则需明确第 2 跖趾关节的定位,在其近端凹陷中即是。

【主治】

1. **头面五官病症**　齿痛　咽喉肿痛　鼻衄　眼痛

2. **腹部病症**　腹胀　腹痛　便秘　痢疾

西医学中的龋齿、牙髓炎、牙周炎、齿龈炎、急性扁桃体炎、单纯性鼻出血、外睑腺炎、急慢性胃炎、急慢性肠炎、便秘、趾跖关节痛等，可酌情选用本组穴治疗。

【刺法】

直刺或向上斜刺 0.5~1.0 寸，施提插捻转泻法。

【明理与心得】

内庭为足阳明胃经之荥穴，"胃足阳明之脉，起于鼻，交頞中……入上齿中，还出挟口，环唇……循喉咙……循腹里。"足阳明之经别"上通于心，循咽，出于口……系目系"。《针灸甲乙经》中记载"四厥手足闷者，使人久持之，逆冷胫痛，腹胀……嗌中引外痛，热病汗不出，下齿痛，恶寒目急，喘满寒栗，断口噤僻，不嗜食，内庭主之。"这是对内庭主治病症的概括总结。笔者在临床工作中应用本穴配合谷交替使用主治牙龈肿痛。此外《针灸甲乙经》中记载"面肿目痈肿，刺陷谷出血立已"，笔者在辨证治疗头面五官病症时常将内庭与陷谷交替使用，亦可收异曲同工之效。目前文献中内庭的应用概率远大于陷谷，陷谷的定位类似太冲，而太冲为临床常用穴已为共识。根据笔者临床体会，内庭与陷谷的主治作用难分伯仲。

三十一、地五会　足临泣　丘墟

【位置】

地五会　胆经腧穴，在足背，第 4、5 跖骨间，第 4 跖趾关节近端凹陷中。

足临泣　胆经腧穴，在足背，第 4、5 跖骨底结合部的前方，第 5 趾长伸肌腱外侧凹陷中。输穴，八脉交会穴，通带脉。

丘墟　胆经腧穴，在踝区，外踝的前下方，趾长伸肌腱的外侧凹陷中。原穴。
（图 7-31）

【取穴法】

地五会、足临泣的取穴关键是找到第 4 跖趾关节和小趾伸肌腱，第 4 跖趾关节近端凹陷处可取地五会，第 4、第 5 跖骨结合部的前方，在 2~5 趾抗阻力伸展时，在足背可见趾长伸肌腱，在小趾伸肌腱的外侧凹陷中即为足临泣，此二穴只有一筋之隔。丘墟的取穴法如"丘墟透照海"中所述。

【主治】

1. **头面五官病症**　偏头痛　目赤肿痛　目视不明　耳聋耳鸣　目眩

2. **胸胁部病症**　胸胁胀满疼痛　乳房胀痛

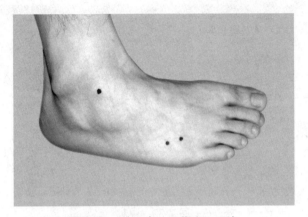

图 7-31 地五会 足临泣 丘墟

3. 下肢病症 下肢痿软 活动不利 脚气肿痛

西医学中的紧张性头痛、情绪性头痛、血管性头痛、神经性头痛、血管神经性头痛、丛集性头痛、高血压、梅尼埃病、神经官能症、神经性耳聋,眼科的流行性(出血性)结膜炎、干眼症、结膜干燥症及眼底退行性病变、乳腺纤维腺瘤、乳腺炎、乳腺癌、乳腺增生、乳腺囊肿等乳腺病,抑郁症、神经官能症,心脏疾病等出现胸胁部胀满疼痛、脑血管病后遗症、足踝部扭伤,以及各种神经血管因素导致的下肢活动不利可酌情选用本组穴位组合使用或交替使用治疗。

【刺法】

足临泣、地五会两穴可用直刺 0.3~0.5 寸,丘墟可直刺 0.5~0.8 寸。

【明理与心得】

依据"经络所过,主治所在"的原则,足临泣、地五会、丘墟三穴均可治疗足少阳胆经循行所过之处病症。《针灸甲乙经》中记载"胸中满……头眩……季胁下支满……胸胁腰腹膝外廉痛"及"胸痹心痛,不得息,痛无常处",临泣主之。《针灸大成》中记载地五会"主腋痛,足外无膏泽,乳痈"。笔者在临床治疗中常将此三穴交替使用,丘墟为原穴,足临泣为八脉交会穴,目前此二穴的应用概率较大。现今文献中地五会未见在治疗学中出现,有被冷落之感。其实则不然,经我们多年临床体会,地五会与三焦经的中渚配,是治疗头面五官、胸膺诸疾的有效对穴,与外关、足临泣相配所达到的疗效亦难分伯仲。

三十二、中封

【位置】

中封 肝经腧穴,在踝区,内踝前,胫骨前肌肌腱的内侧缘凹陷中。经穴。(图 7-32)

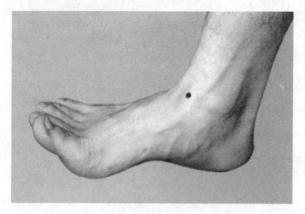

图 7-32 中封

【取穴法】

本穴的取穴关键是找到胫骨前肌腱,由于胫骨前肌起自胫骨外侧面,胫骨前肌腱向下经伸肌上、下支持带的深面,止于内侧楔骨内侧面和第1跖骨底。胫骨前肌收缩时可伸踝关节(背屈),使足内翻。因此,当足背屈并内翻时,在足踝部内侧可见一隆起的胫骨前肌腱,其内侧的凹陷处即为"中封"穴。笔者在临床中体会,此穴需反复揣摩仔细体会方能准确取穴。

【主治】

1. **小腹部病症**　疝气　腹痛　小便不利　遗精

2. **足踝部病症**　下肢痿痹　足踝肿痛

西医学中的泌尿生殖系统疾病如尿道炎、前列腺炎、附睾炎、睾丸炎、精囊炎、肾结石、肾绞痛等可选用本穴并配合其他腧穴治疗。足踝部局部病症亦可选用本穴治疗。

【刺法】

直刺 0.5~1.0 寸。

【明理与心得】

中封为足厥阴肝经经穴,位于足踝部,足厥阴经脉"环阴器,抵小腹",足厥阴经别"上至毛际",足厥阴经筋"结于阴器,络诸筋",依据"经络所过、主治所在,腧穴所在、主治所在"的原则,可用中封治疗小腹部病症及足踝部病症。《医宗金鉴》"主治梦泄遗精,阴缩,五淋,不得尿,鼓胀,瘿气",《千金方》"治失精筋挛,阴缩入腹相引痛,灸中封五十壮",《针灸甲乙经》"身黄时有微热,不嗜食,膝内廉内踝前痛,少气,身体重,中封主之。"这些记载均是对"中封"主治病症的总结概括,值得我们仔细在临床工作中借鉴运用。

国医大师贺普仁曾用中封治疗肾结石、肾绞痛,问其故,答曰:"肝主疏泄,此病乃湿热所结故也。"

三十三、解溪

【位置】

解溪 胃经腧穴,在踝区,踝关节前面中央凹陷中,踇长伸肌腱与趾长伸肌腱之间。经穴。(图 7-33)

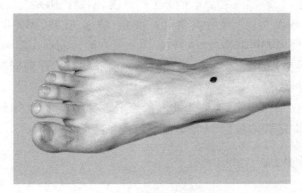

图 7-33 解溪

【取穴法】

令足趾上翘,可见足踝区隆起的踇长伸肌腱与趾长伸肌腱,解溪位于两肌腱之间。也可由外踝开始沿足背与小腿交界处的横纹向内滑推,首先触及的一束肌腱即为趾长伸肌腱,其内侧即为解溪。

【主治】

1. **足踝部病症** 下肢痿痹 足踝肿痛
2. **腹部病症** 腹胀 便秘
3. **神志病症** 癫狂 头痛 眩晕

西医中的脑血管病后遗症、多发性神经炎、糖尿病周围神经病、腓总神经损伤等导致的足下垂、踝关节挫伤及其周围软组织疾患、急慢性胃肠炎、胃肠功能紊乱、精神分裂症、神经性头痛、神经官能症、失眠症、抑郁症等出现上述症状时,可用本穴治疗。

【刺法】

直刺 0.5~1.0 寸。①治疗足踝部病症时,要求紧贴趾长伸肌腱的内侧浅刺进针,针尖向外侧略偏斜,须刺中腓深神经,使针感向足背放射,临床中发现治疗下肢痿痹及由于神经损伤导致的足下垂,应取得此种针感,否则无效。②治疗腹部病症及神志病时,可直刺取得酸胀针感,此时需与其他穴配合治疗,如配昆仑、太溪治疗踝部痛;配商丘、血海治疗腹胀;配承光治疗风眩头痛;配内庭治疗癫疾等。

【明理与心得】

解溪为足阳明胃经经穴,五行属火,具有理脾、化湿、清胃热之功。《灵枢·经脉》中详细记载了足阳明胃经的经脉病症,具体可概括为胃肠、头面、五官病、神志病及经脉循行部位的其他病症。根据解溪的穴性及主治特点,在临床中常用其治疗足踝部病症,头面五官病和神志病,如《针灸甲乙经》"热病汗不出,善噫腹胀满,胃热谵语,解溪主之。"《千金方》"解溪、阳跷主癫疾"。《百症赋》"惊悸怔忡,取阳交、解溪勿误"。《针灸聚英》"商丘、解溪、丘墟,脚痛堪追。"当然,需与他穴相配合使用方可取得较好疗效。因笔者在治疗前额头痛时发现手少阳三焦经之中渚、足少阳胆经之悬钟、头临泣透目窗亦均可治疗前额痛,故不应局限于应用阳明经的穴位。

笔者在临床工作中发现,应用此穴治疗足踝部病症时,必须取得局部麻感,并使此种针感向足背部放射,才能收到良好的治疗效果。

三十四、八风

【位置】

八风 经外奇穴,在足背,第1~5趾间,趾蹼缘后方赤白肉际处,左右共8穴。(图7-34)

【取穴法】

第1、2、2、3、4、5趾间穴分别为行间、内庭、侠溪,再加第3、4趾蹼缘后方白肉际处即为左右八穴,一般按定位取穴即可。

【主治】

1. 足部病症 足趾疼痛 足跗肿痛

2. 神志病症

西医学中的风湿、类风湿关节炎、下肢急性网状淋巴管炎、失眠、抑郁症、精神分裂症

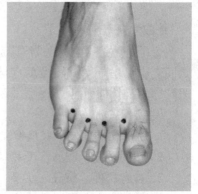

图7-34 八风

等出现上述症状时可选用本穴与八邪相配合使用。

【刺法】

斜刺0.5~0.8寸,或用三棱针点刺出血。①治疗风湿性关节炎和类风湿关节炎时,多斜刺。②治疗下肢急性网状淋巴管炎时多用三棱针点刺出血。

【明理与心得】

八风为治疗足部病症的常用经外奇穴,具有祛风通络、清热解毒的功效。笔者在临床上常用其治疗风湿性关节炎和类风湿关节炎,配合其他通经活络,祛风

除湿的穴位,取得了较好疗效。

笔者在临床治疗失眠、抑郁症、精神分裂症时,将八风与八邪相配合使用,因八风、八邪的组成中包含了行间、内庭、侠溪、液门等穴,针刺八风与八邪可使全身经气畅通,经气通则神气得养,神气养则神明得安,神明安则诸烦乱不眠可除矣。

第八节 阿 是 穴

阿是穴作为腧穴名称,首见于《内经》,如《灵枢·经筋》篇在治疗经筋病时就采用"以痛为腧"的方法。但明确提出"阿是穴"的是孙思邈《千金方·卷二十九·灸例》:"有阿是之法,言人有病痛,即令捏其上,若果当其处,不问孔穴,即得便快或痛处,即云阿是,灸刺皆验,故曰阿是穴也。"从这里看出,阿是穴是疾病的反应点,当人体生病时,医生用切压的方法进行诊察,患者感到疼痛或舒适的部位就是阿是穴。所谓"不问孔穴"是指阿是穴既可能恰好是经穴或奇穴,也可能是经穴、奇穴之外的压痛点。因此,孙思邈的阿是穴是包括了经穴和奇穴在内的敏感点和反应点,也可以看成是广义的阿是穴。而我们现在所说的阿是穴,是经穴和奇穴之外的局部痛点,是狭义的阿是穴。

一、阿是穴的由来

《素问·骨空论》说:"腰痛不可以转摇,急引阴卵,刺八髎与痛上。"其中"痛上"为压痛点,同篇又说:灸寒热之法"缺盆骨上切之坚痛如筋者灸之",王冰注:"缺盆骨上切之坚痛如筋者,经缺其名,当随其所有而灸之"。因此,"缺盆骨上切之坚痛如筋"处为阿是穴。

《千金要方》卷十九中:"有阿是之法,言人有病痛,即令捏其上,若果当其处,不问孔穴。即得便快成痛处,即云阿是,灸刺皆验,故曰阿是穴也。"《辞海》注:"阿,吴方言中作语助,表询问,相当于北方话的'可',如:阿是? 阿好?"可,用在疑问句里,有增加疑问语气的作用。"阿是"系吴语地区常用的问询语,至今仍是南京使用频率极高的问语,意为"是不是"。阿,当是施针者手指试压病人痛处时,病人发出的疼痛声;是,指明病者疼痛的位置。

唐代孙思邈的《备急千金要方·灸例》篇中"凡孔穴在身,皆是脏腑、荣卫、血脉流通,表里往来,各有所主,临时救难,必在审详……又以肌肉文理、节解缝会宛陷之中,及以手按之,病者快然,如此仔细安详用心者,乃能得之耳。"又说:"凡人吴蜀地游官,体上常须三两处灸之,勿令疮暂差,则瘴疠、温疟、毒气不能著人也,故吴蜀多行灸法,有阿是之法,言人有病痛,即令捏其上,若果当其处,不问孔穴,即得便快成(成,据明代《普济方》作'或')痛处,即云阿是,灸刺皆验,故曰阿是穴也。"此篇论述中，孙思邈不仅提出了腧穴所应具备的特点，乃是脏腑荣卫、血脉流通，表里往来的通路，同时也告诉我们，阿是穴的取穴方法与《内经》中的"揣穴"方法有异曲同工之处，二者对于疼痛感都是十分重视的。

由于阿是穴在临床上的广泛使用，因此医学史上有不少医学家根据各自的细心观察和反复实践做了记载（定名不一）。记载的名称虽然不同，但取穴的方法和治疗的疾病特征是一致的。如宋代王执中著《针灸资生经》云："须按其穴酸痛处灸之方效，按其骨突处酸痛方灸之，不痛不灸也。"

元、明代称之为不定穴，如王国瑞在《玉龙歌》里写道："浑身疼痛疾非常，不定穴中须审译，有筋有骨须浅刺，灼艾临时要度量。"指出了在全身疼痛的情况下，需要仔细找出几个最痛的部位，再根据痛点所在的位置，决定给予针刺的深浅，或者用灸法治疗。王国瑞撰写的《扁鹊神应针灸玉龙经》云："不定穴又名天应穴，但疼痛处便针。"吴昆撰写的《针方六集》中也载为"不定穴"。

明·楼英撰写的《医学纲目》云："浑身疼痛，但于痛处针，不怕经穴，须避筋骨，穴名天应穴。"杨继洲著《针灸大成》云："不定穴即是痛处。"李梴著《医学入门》说："浑身疼痛，但于疼处针，不拘经穴，须避筋骨，穴名天应。偏正头痛取阿是穴针之即愈。"清·廖润鸿撰《勉学堂针灸集成》云："阿是穴即天应穴。"

当代李经纬等主编的《中医大辞典》："凡以压痛点或其他病理反应点，做穴治病者，名阿是穴。"张晔主编的《实用临床针灸学》说："选取病变部位，按之有快感或痛者谓之阿是穴……因其没有固定部位，故又称为不定穴、天应穴。"陈全新的《针灸临床选要》云："阿是穴又称天应穴、不定穴、压痛点。无固定位置……以局部出现明显的压痛点或反应点为穴。"安徽中医学院教研组编著的《针灸疗法入门》说："阿是穴——此穴在周身各处，即哪里痛便在哪里扎针或者施灸，别名'天应穴'。"还有的医书称为"神应""痛应"等。日本医学书籍中则称这一穴位为"扪当穴"。从这些穴位的名称含义可以看出，它们与"阿是穴"的名称含义是不谋而合的。"天应""神应""痛应"都是医家根据病人疼痛的特点为取穴依据的。"不定穴"是表述这一穴位的位置不是固定的，是根据病人的疼痛点来确定的。"扪当穴"更是显而易见，说明取穴位置是根据医家以手试寻疼痛处而选定穴位治疗的。其治疗的疾病都是痛症，治疗的方法都是针灸患处。

二、阿是穴出现的原因

《灵枢·百病始生》中明确指出："夫百病之始生也，皆生于风雨寒暑，阴阳喜衰，饮食居处。大惊卒恐，则血气分离，阴阳破败，经络厥绝，脉道不通。阴阳相逆，卫气稽留，经脉空虚，血气不次，乃失其常。"健康人阴阳调和，卫实营充，升降有常，气血循环正常，不会出现什么反应点。如果由于风寒暑湿燥热侵袭，七情失常，外部伤害，使局部或全身的气血循环受到阻碍，人体各个部位都可以出现反应点(阿是穴)。

三、阿是穴的表现

《灵枢·本藏》有云:"经脉者,所以行血气而营阴阳,濡筋骨,利关节者也。"经脉具有运行气血,联络脏腑器官,贯通上下,沟通内外的功能。当人体有病邪时,人体正气就会驱邪外出,经络就是病邪往体表传注的途径。当脏腑功能失调、病邪传注到体表时,在其相关的经络上经常会出现压痛点或结节、条索等异常反应点(物),有时相应部位的皮肤色泽、形态、温度也会发生相应的变化,而这些异常反应点(物)等也是调节相关脏腑功能失常的良效刺激部位。阿是穴也可协助诊断疾病,临床诊断工作中可在病变部位或附近压痛点、硬结或条索状物及敏感点等作为诊断的线索或参考体征。

(一)斑疹

人们患有疾病,有时会在某些相关部位出现自发痛或其他不适,因为代谢原因,在皮肤上可出现红、黑、黄、白、棕、灰、蓝、青紫等不同颜色的皮疹或色斑(我们把它称为病理反应点,简称"反应点")。在人体有病伤状态,或即将产生疾病时才会出现反应点,体现了中医的"有诸内,必形诸外"的理论。

人体各个部位都可以出现反应点(阿是穴)。如眼眶周围的压痛点,虹膜、巩膜的多种斑点,血丝状改变。人的手指甲上出现凹凸变,红白灰黑、铅笔线样变等,人中部、耳壳上的红斑、结节隆起,脱屑等。上唇系带粟粒样反应点,腰部附近红、灰色点对于痔疮、肛周疾病有诊治意义。

例如,颈椎病患者常在颈、背部(多在大椎穴周围或颈椎增生部位)出现"党参花样变""花斑样变"的反应点。此反应点一般为圆形或椭圆形,呈豆粒或花生米大小,约有1mm宽的边,边缘较为整齐,边的颜色稍深于正常皮肤,且反光弱。刺激反应点可以治疗颈椎病,如果"党参花样变"恰好在痛点上,治疗效果会更好。

(二)经筋

明·张介宾指出:"十二经脉之外而复有经筋者,何也?"临床中如胆经的肩井穴为治疗乳痈的常用效穴,但是胆经的经脉并不分布于乳房,而其经筋"系于膺乳",这不仅为肩井穴治疗乳痈提供了依据,并为我们对经筋理论能有效地指导治疗提供了一定的佐证。经筋是附属于十二经脉的筋肉系统,十二经筋在体表的分布规律与十二经脉大体相同,即手六经的经筋分布于人体的上半身,足六经的经筋分布于人体的下肢、躯干及头面。其循行分布均起于四肢末端,结聚于关节、骨骼,走向头面。

人一生劳作，尽筋承力，维筋劳损，重叠反复，易致经筋病。在经筋病候中，主症多是痛证，《灵枢·经筋》中明确言痛者占多半，其次是转筋病。阿是穴通常位于经筋容易发生损伤的部位，其分布有如下 6 个特点。

1. **韧带等软组织的应力集中点**　当人体的活动超过一定阈值或持续足够长的时间后，就会产生经筋的损伤，出现筋挛、筋短、筋缩、筋结的病理改变。这些发生病理改变的部位往往就位于肌肉、韧带等软组织的应力集中点上，如肌肉、韧带的起、止点或肌腹，即经筋"结""聚"之处。长期的应力刺激可致筋膜和肌肉产生紧张、痉挛，甚至代偿性增生、肥大，这些病理改变处往往就是阿是穴所在。

2. **人体功能活动的应力集中点**　某些起主要作用的肌肉、韧带所受的应力比起辅助作用的肌肉、韧带受到的应力集中，所以损伤往往出现在所受应力集中的肌肉、韧带上。

3. **起协同或拮抗作用的肌肉及相关韧带**　长期的慢性损伤及劳损则可累及协同或拮抗作用肌肉及相关韧带，引起肌肉起止点、肌腹及相关韧带的损伤，因而阿是穴也就出现在这些损伤处。

4. **腱鞘、脂肪垫、滑囊、滑车、籽骨等处**　腱鞘、脂肪垫、滑囊、滑车、籽骨等作为运动系统的辅助和保护性结构，一般位于关节、肌肉功能活动较频繁的部位，起到保护相关肌肉、肌腱、韧带、骨关节的作用。当功能活动超过一定阈值或受到暴力损伤时，这些部位又往往成为损伤的高发部位，出现疼痛或（和）功能障碍。如各种腱鞘炎、腱鞘囊肿、脂肪垫炎、滑囊炎等，而这些位置也是阿是穴的常见部位。

5. **神经出口处**　神经出口处是指神经在分布走行途中，经过的各种管道，如各种骨纤维管道、皮神经穿出筋膜处等，这些部位软组织的缓冲能力较差，局部受到摩擦碰撞的机会较多，因而容易卡压其内走行的神经而引起神经功能障碍，出现一系列神经分布区不同程度的感觉障碍、自主神经功能障碍、营养障碍，甚至运动功能障碍等。如各种皮神经卡压综合征、胸廓出口综合征、腕管综合征均属于这一类病证。这些神经的出口处也往往是阿是穴的位置。

6. **肌筋膜附着处**　肌筋膜的功能首先是能减少肌间摩擦，保证每块肌肉或肌群能够单独运动，其次是供骨骼肌附着，以扩大骨骼肌的附着面积，将骨骼肌的拉力传向骨骼。在外伤及慢性损伤时，肌筋膜附着处及发生相对运动的肌间，往往会发生炎症、粘连，甚至发生挛缩、增生肥厚，进而产生各种临床症状。再者，外伤、劳损也可使筋膜间室的压力增高，使筋膜表面张力增高和筋膜代偿性增生肥厚，引发疼痛、麻木、拘挛等临床症状。这些发生炎症、粘连、挛缩、增生肥厚的筋膜处也是阿是穴常出现的部位。

（三）阳络—青筋

《灵枢·经脉》："胃中寒，手鱼之络多青矣。"《医林改错》说："青筋暴露，非筋也，现于皮肤者，血管也。血管青者，内存瘀血。"青筋凸起，说明血液回流受阻碍，压力增高，表现为曲张、凸起、扭曲，最后变色，说明是人的身体内的一种瘀血、瘀湿、热毒、积滞等生理性废物不能排泄出体外，是人体内废物积滞的表现。

现代医学对瘀血的定义是：器官或者局部组织经脉血液回流受阻，血液淤积于小静脉或者毛细血管内。有文献认为，古代中医的瘀血应该指现代医学中的瘀血、血栓、血管痉挛、栓塞、充血、贫血、炎症、组织变性、组织坏死、高黏血、高血脂、血液动力学异常和血液流变性异常等。可见古代中医的瘀血，包含了更广泛的范围。

如果儿童鼻根部"青筋暴露"。则说明其可能患有积滞或惊风之证。患儿多有食欲不佳、腹胀、大便不调、夜睡不安、手脚心热、出汗等症状。可以服用保和丸、化积口服液、消积散等。也可针刺四缝穴，以达到消积导滞的目的。小孩有积滞一般都在鼻梁上出现青筋，但是 3 岁以后往往就不在鼻梁上出现，而是在手上出现青筋。一般某部位出现青筋，表示相应内脏腑组织有积滞。一般下肢和足背是最容易显露青筋的地方，其次是腘窝部和手背部。太阳穴附近、舌下静脉也是显露青筋比较多见的部位。

清·郭右陶《痧胀玉衡》："风痧有青筋，紫筋或现于数处，或现于一处，必须用针刺之，无去其毒血，然后据痧用药。"可见，青筋处可选用刺血法，去其毒邪。一般选取三棱针或者火针刺血，除外井穴和合穴外，有资料认为，临床多选十五大络，其原因是：十五大络是容易出现浮络的地方，因为除去长强、鸠尾和大包三个地方以外，其余十二个地方都分布在四肢、手腕、足踝附近。这些地方远离心脏，所以是最容易产生瘀血的地方。另外，还要注意经络的循行，例如，头痛中巅顶痛的放血疗法，要考虑足厥阴肝经和督脉均通过巅顶，因此在这两经循行路线上选择阳性血络为最佳放血部位。

（四）阿是穴的分布规律

1. 和病灶相关　明·薛立斋《外科心法》"中府隐隐而微痛者，肺疽也。"江瓘《名医类案》"张景岳治一姻家，年力正壮，素饮酒，常失饥伤饱，偶饭后胸胁大痛……用手按揉其处，觉肋下一点按着痛连胸腹，细为揣摩，正在章门穴……"这些均是出现在病灶局部或者附近的痛点。

2. 和脏腑经脉相关　病变的反应点一般出现在脏腑所在的部位和经络循行路线上，患心脏病的人，心前区或左肩有压痛，或者可以在心俞、至阳、膻中、灵道、内关、天池找到反应点；阑尾炎的患者在足阳明经的循行路线上，足三里穴之下有反应点；患胆病的人，在足少阳胆经的循行路线上，阳陵泉穴的下方可有反应点；肾绞痛在肾俞、子宫、肓俞等处有反应点；妇女赤白带下常于带脉穴出现压痛反应。

3. **和疾病相关**　同一疾病压痛往往见于不同点上：如王执中发现痫症多于风池有压痛，而日本代田文志发现痫症多于身柱、筋缩、膻中、心俞、肝俞、至阳、百会等穴有压痛（《针灸临床治疗学》）。不同疾病有时会在同一个点有压痛：古人认为出血诸症在命门穴有压痛，但诸多肾虚患者，如阳痿、遗精、遗尿等多于命门也有压痛。

4. **和治疗相关**　针灸治疗过程中，压痛点可以逐渐转移甚至消失，那就意味着疾病趋向痊愈，詹永康在《针灸经穴的压痛诊断与治疗关系》一文中记载：“一遗精患者，横骨有压痛，第一次刺三阴交、肾俞、精宫、关元（患者畏针，未刺横骨），针后横骨压痛未消失而遗精停止了，患者便停止针刺，但未到一个月又复发，再针刺横骨、三阴交、命门……三次，横骨压痛完全消失，遗精自此也不再发了。”可见，压痛点的消失也是衡量疾病是否真正治愈的标志。

5. **阿是穴在不同疾病的分布**

（1）**躯体疾病**：对于位于身体表面的大多躯体疾病来说，例如各种软组织损伤或关节炎，可以直接刺激患部痛点，当局部取穴因某些原因受到限制，也可以在远隔或者邻近部位取穴。

（2）**内脏疾病**：内脏疾病的最佳刺激部位是在它邻近或者远隔反射区的反应点。一般背部是比较容易出现反应点的位置，因其靠近相应的内脏，出现的阳性反应最可靠，而且针刺相对容易和安全。如哮喘病时的肺俞、肝胆病时的肝俞、膈俞、胆俞等。此外，四肢肘膝关节以下的远端也是内脏反应点的常见部位，如冠心病时的内关穴，胃肠病时的足三里穴等。

牵涉痛也是一种内脏病的反应形式，如胆绞痛时右侧肩胛（天宗穴）部疼痛，胃病时前额部（印堂穴）疼痛等。

（3）**中枢疾病**：一般在头部和背部中线区是阳性反应点最常见的部位，如：癫痫时头部的百会、印堂，背部的筋缩等。另外，手足部的阴阳面交界处，也是经常用来治疗中枢疾病的刺激部位。

四、阿是穴的临床应用

1. **三叉神经痛痛点**

【主治】三叉神经痛、偏头痛、眼部疾病、高血压、眩晕、高热等。

【操作】

（1）**毫针法**：点刺痛点及周围。

（2）**火针法**：火针点刺痛点 3~5 针，深度约 5mm。

（3）**三棱针刺血法**：点刺出血 5~10ml，血出不够，可加拔火罐。

【明理与心得】

三叉神经第 1 支（眼神经支）痛，在眶上缘内 1/3 与外 2/3 交界凹陷周围可找到自觉痛点或者压痛点。眶上神经是三叉神经第一支的末梢支，较表浅，眶上神经痛时，查体可见眶上神经出口处眶上切迹有压痛。额部头痛时可以在额神经区、眶上神经区找到压痛点。颞下颌关节紊乱综合征疼痛可放射至额部，以双侧耳部和嚼肌区压痛最为常见。另外，皱眉肌是前额的主要肌肉，皱眉肌损伤时也表现为额部压痛。

三叉神经第 2 支（上颌神经）痛点位于鼻翼外缘至外眼角连线中点，即眶下孔位置，相当于四白穴的附近，三叉神经痛和面瘫的患者都可以选择此点进行点刺治疗。

三叉神经第 3 支（下颌神经）痛点位于口角下一横指，或在下颌骨体上下缘之间正对第二前磨牙处，即颏孔位置，相当于地仓穴直下方 5~8mm 处。三叉神经痛、面瘫、牙痛等患者都可选用此点进行治疗。

《灵枢·经筋》中"手太阳之筋……本支者，上曲牙，循耳前，属目外眦，上颌，结于角，其痛当所过者支转筋。"因而，三叉神经痛痛点处多属于中医的"面痛""头痛""偏头痛""眉棱骨痛"等。主要病因为外邪（风寒）客于经络（如《灵枢·经筋》中指出"颊筋有寒，则急引颊移口"），或忧思恼怒而致肝胆之气郁滞，或脾胃实热、血瘀滞于上、经络气血不畅而致。

三叉神经的疼痛局限于一侧三叉神经一支或多支分布区，以右侧及二、三支区多见，两侧疼痛者少见。往往有明确的触发点如上唇、鼻外侧、舌侧缘等，这些区域称之为"触发点"或者"扳机点"。病情顽固者用一般的针刺方法收效甚微，采用火针疗法，以纯阳之力驱散风热或寒邪，加强局部血液循环，解除局部肌肉紧张痉挛，气血得以畅通，"通则不痛"，故可收效，治愈率高，针后无瘢痕，痛苦少。

《针灸大成》曰："太阳二穴在眉后陷中，太阳紫脉上是穴。治眼红肿及头痛，用三棱针出血。"《太平圣惠方》：太阳主"理风，赤眼头痛，目眩涩"，因太阳穴临近眼部，三棱针点刺太阳穴周围阳性血络，能疏通眼组织的血液循环，消除炎症，因此多可以治疗睑腺炎、急性结膜炎等效果显著，如《玉龙歌》："两眼红肿痛难熬……太阳出血自然消"治天行赤眼，"须得太阳针血出，不用金刀疾自平"。而且此法对血管性头痛和神经性头痛也有很好的作用。高血压所致头晕的患者一般在太阳穴周围出现静脉怒张，刺血后，病人血压多可下降；高热患者，点刺太阳周围血络出血，依据"热则疾之"的原则采用点刺放血法，可使邪热随血外泄，而达到热退病除的显著效果。

2. 耳周及下颌部痛点

【主治】牙痛、颞颌关节紊乱症、腮腺炎等。

【操作】

（1）**毫针法**：毫针刺痛点及周围。

（2）**火针法**：火针点刺痛点及周围。

【明理与心得】

牙痛，属中医学"牙宣""骨槽风"范畴，《临证指南医案》认为："牙证不外乎风、火、虫、虚，此言其痛耳。"张景岳指出："齿牙之痛有三证：一曰火，二曰虫，三曰虚。"止痛是牙痛患者就诊的主要目的，也是治疗全过程的首要任务，依照"通则不痛"的原理，首先必须给邪以通畅的出路，因此，可通过针刺起到通络止痛的作用。一般取颊车附近痛点，现代医学认为，颊车穴附近深部分布有面神经、耳大神经及咬肌神经等，针刺刺激能一定程度阻滞神经传导而起到止痛作用，有的患者可在督脉身柱穴与筋缩穴之间寻找压痛点进行治疗。针灸对于牙痛有显著的效果。

颞颌关节紊乱症，属中医"痹证""历节风"范畴，患者多因风寒侵袭、劳累损伤、致使气血痹阻不畅、筋骨脉络失养而造成局部关节开合失利、酸痛或疼痛等症。绝大多数是在下颌运动时产生疼痛、关节弹响，颞下颌关节的前面10~12mm处可扪及咀嚼肌深部的三角区，常有酸痛或疼痛反应，用手按压下颌角内侧，可有疼痛反应。治宜温经通络为法，以毫针或火针刺痛点为主，直达病所，可疏导局部经气，气顺则通，气血调和，脉络通畅，通而不痛。可以缓解颞下颌关节的肌肉痉挛，松解粘连，从而起到镇痛消炎作用。

流行性腮腺炎，属于中医"痄腮""蛤蟆瘟"范畴，由于外感时行温毒，加之痰火积热，郁滞少阳，少阳经脉失于疏泄。一般以耳垂为中心，向前、后、下方扩展，边缘不清。《灵枢·小针解》对痰火壅阻经脉提出了"宛陈则除之"的治疗原则，故采用"多出恶血"的方法治之。治疗以刺血法为主。治疗取局部硬点采用捻转泻法，不留针并令针孔出血，使邪热随针及血流而达表，起到清泄热毒、软坚散结、消肿止痛功效，能较快地解除局部肿胀热痛。

3. 面部黑色粉刺、丘疹、脓疱、结节等损害处

【主治】痤疮。

【操作】

（1）**毫针法**：在皮损处针刺，结痂处选择在痂皮四周刺。

（2）**三棱针法**：轻微的粉刺，可以用三棱针挑刺；较明显的丘疹或脓疱，取三棱针点刺皮损中心，已成脓者以脓栓排出为佳。

（3）**火针法**：若皮损为丘疹、黑头、脓疱，常点刺一下即可，稍加挤压把皮疹上的黑头粉刺或脓疱分泌物、脓栓、脓血清除；若为结节坚硬者，则应在其中心和

周围多处点刺,其深度以针尖透过皮肤病变组织,刺入结节中部为宜;若为囊肿,刺破囊壁时则有落空感,然后用棉签轻轻挤出囊内容物。

【明理与心得】

痤疮属于中医"粉刺""酒刺""风刺""肺风粉刺""面疮"等范畴,《医宗金鉴·外科心法·肺风粉刺》指出:"此证由肺经血热而成,每发于面鼻,起碎疙瘩,形如黍屑,色赤肿痛,破出白粉汁。"主要是由于肺卫积热上熏颜面发于肌肤,或脾胃湿热内生于肌肤,或气血不畅瘀滞肌肤而成。火针点刺局部,主要是借助它穿刺之力,"以热引热",开门祛邪以泻实,起到行气解毒、祛瘀消肿、软坚散结之功,使局部气血郁滞可疏,血分之郁热得消。火针有散结、敛疮、排脓等局部作用,点刺局部能使皮损很快消退、再生,且火针的高温有直接杀菌作用,防止或减轻瘢痕形成,促进皮肤修复,新肉再生。只要注意无论何种皮损,都先浅后深,一般不留疤,无色素沉着。因此,可以作为治疗痤疮很好的一种方法推广使用。

4. 面部色素沉着斑

【主治】雀斑、黄褐斑、老年斑等。

【操作】

(1) **毫针法**:毫针沿色素沉着斑处围刺。

(2) **火针法**:多头火针赞刺色素沉着斑处。

【明理与心得】

雀斑是一种浅褐色小斑点,针尖至米粒大小,常于鼻部和眶下多见,但颈部、手背、小腿亦可累及,甚至腰背,胸胁亦可出现;黄褐斑的皮损一般限于面部,以两颊和前额部位为主,可分布于颧、额、颊、鼻、口周,老年斑好发于面颈及手臂部,随年龄增长逐渐高出皮肤,色泽逐渐加深,数量逐渐增多,是一种常见的损美性疾病。治疗均以毫针围刺和多头火针赞刺为主,火针法主要通过针体高温烙烫色斑,使色斑表面干烙坏死结痂,并刮出色斑根部的色素组织达到根治目的。痛苦较小,且疗效确切,只要术者掌握针的温度和深度,操作起来简单安全,不失为针灸美容的一种良方。

5. 扁平疣处

【主治】扁平疣。

【操作】

火针法:平头火针点刺扁平疣处。

【明理与心得】

扁平疣属中医之"疣"的范畴,《外科启玄》又叫"千日疮""扁瘊"。《灵枢·经脉》曰:"手少阳之别,名曰支正……虚则生疣。"扁平疣多发于免疫力低下者,发于青少年面部和手背等暴露部位。

可通过火针的高温直接破坏疣体,点刺时可发出"啪"的清脆音,一般灼治后皮损处痂皮自然脱落。治疗后早期患者面部色素加深,一般在数日后可完全恢复到原皮肤色。平头火针没有锐利的针尖,比较容易控制针体,控制深度,不容易造成真皮部分的损伤,因此只要操作得当,治疗后不会留下瘢痕,因此,可作为临床一种很好的治疗方法。

6. 鼻部红斑处、丘疹、脓疱等处

【主治】酒渣鼻。

【操作】

(1) **火针法**:多头火针赞刺出血为度。

(2) **三棱针法**:快速点刺典型皮损处,多用于鼻赘期酒渣鼻。

【明理与心得】

酒渣鼻,本病中西医病名相同,又称"红鼻头""酒糟鼻""玫瑰痤疮",病变多集中于额面中心,尤以鼻头及其两侧最为明显,男、女均可发病,多见于青壮年。本多为肺经血热外蒸,又遇风寒外袭,血瘀凝结而成,治疗当以泻肺清热,活血化瘀。

一般用多头火针赞刺治疗,治疗几次后鼻部即可以出现正常颜色,疗效显著。鼻赘期酒渣鼻患者皮损典型,证型属于酒渣鼻的后期,是因血瘀热毒聚结所致,用三棱针刺血泄热散瘀排毒,可获良效。

7. 口腔溃疡处

【主治】口腔溃疡、口腔黏膜扁平苔藓。

【操作】

火针法:平头或者三头火针点刺溃疡处。

【明理与心得】

口腔溃疡,又称为"口疮"。本病责之心脾,心开窍于舌,脾开窍于唇,由于心脾积热、阴虚火旺,脾胃虚弱及肝气郁结等脏腑失衡而产生,当邪循经上行,搏结于口舌,热盛内腐,则致口舌生疮,好发于唇、颊、舌缘等部位。

火针点刺疮面可起通经散火、祛腐生肌敛疮、杀菌止痛之功,临床治疗一般1~2次即愈,效果肯定,可以作为治疗口疮的一种不错的方法。另外,此法还可适用于口腔黏膜扁平苔藓的治疗。

8. 扁桃体处

【主治】乳蛾。

【操作】

三棱针法:用压舌板压住舌体,暴露扁桃体,持三棱针在扁桃体隐窝口周围作点刺、挑割,深度控制在 0.5cm 以内,每侧 4~5 下,伴少量出血,以吐 2~3 口血为适度。

【明理与心得】

乳蛾是指因外邪侵袭,邪毒积聚喉核,或脏腑亏损,咽喉失养,虚火上炎所致的咽部疼痛、咽干不适、异物感,喉核红赤肿起,表面有黄白脓点为主要临床表现的咽部疾病。

清代康熙年间的孙伟在其所撰的《良朋汇集》中提到:"(治乳蛾神方)将病头上看有红点,用针挑破即愈。"说的就是在扁桃体上刺血治疗乳蛾。直接在扁桃体上放血,可使邪热外泄,咽喉脉络疏通,气血壅滞祛散,症状改善而痊愈。通过点刺,可使隐窝口扩大,隐窝变浅,里面的堆积物得以排泄,病灶得以解除。

9. 瘢痕疙瘩处

【主治】瘢痕疙瘩。

【操作】

(1) **火针法**:粗火针点刺瘢痕处。

(2) **梅花针法**:叩刺瘢痕处。

【明理与心得】

西汉马王堆出土的《五十二病方》及《太平圣惠方·灭瘢痕诸方》《普济方》《刘涓子鬼遗方》都有治疗瘢痕的记载。病名多宗局部形态特征,明代《证治准绳·疡医》称黄瓜痈,清代《医宗金鉴·外科心法要诀》称"肉龟",近代名医赵炳南据本病与刀伤关系密切,命名为"锯痕症",此外,还有"蟹足肿""肉蜈蚣"等名称。主要由气血壅滞,经络痹阻,痰湿搏结,或三者相辅相成所致。治疗上亦多采用活血化瘀,攻毒散结,通络止痛之法。

火针点刺具有消散坚肿、促进慢性炎症吸收的作用,其优点是疗程短、瘢痕软化快、松解粘连,对结块高凸、色暗红、肿胀疼痛者,效果尤其显著。

梅花针法有疏散凝滞、活血止痛、导闭消肿之效。从现代医学角度而言,梅花针直接松解胶原纤维,能改变胶原的组织结构和形态,抑制瘢痕的增生,减轻挛缩。

10. 颈部瘰疬点

【主治】瘰疬等。

【操作】

(1) **火针法**:火针速进速出,新病宜深刺,刺至核之中心,以 2/3 深度为宜,久病宜浅刺,点刺至皮下为宜。

(2) **毫针法**:毫针围刺病灶四周,并于其顶部点刺一针。

【明理与心得】

瘰疬好发于颈项及耳前、耳后,也有延及颌下、缺盆、胸腋等处。因其结核累累如贯珠状,故名瘰疬。

毫针围刺法疏通局部经气,消肿散结,且有限制扩散之义,用于坚硬难消者效果甚好。

明代《外科正宗》："治瘰疬、痰核……将针烧红,用手指将核握起,用针当顶刺四五分,核大者再针数针也妙,核内或痰或血随即流出,候尽以膏盖之。"火针法借助于火针的阳热之性,不仅能补益阳气,祛除寒邪,且能发散郁火,疏通凝滞之津液而化痰,疮口比自溃者易收敛,结核消散也快,无论寒热虚实之证均可用之。我们临床体会,火针治疗此病疗效确切,值得推广。

11. 面颈部粉瘤处

【主治】面颈部粉瘤。

【操作】

火针法:快速刺入粉瘤中点,深度以刺透囊壁为度,将皮脂腺完全挤出,取出包膜。

【明理与心得】

粉瘤,是由皮脂腺囊管口闭塞或狭窄所引起的皮脂腺郁积形成的,其囊壁由上皮细胞构成,囊外为纤维结缔组织。火针法主要借助火力灼烧,借针穿刺之力,开门祛邪,行气散毒,给人体以火热灼伤的温暖性刺激和针刺的机械性刺激,使病灶逐渐变性、液化、坏死、脱落,从而起到穿刺引流、化腐生新、祛瘀消肿、软坚散结的作用,达到消除肿物的目的,并可以成功地取出囊壁。具有创面小、痛苦轻、方法简便易掌握等特点,只要选准适应证,治疗方法正确,治愈率极高。

12. 风池穴周围

【主治】头痛、枕神经痛、周围性面神经麻痹、落枕、颈部扭伤、颈椎病等。

【操作】

(1)**毫针法:**垂直刺入痛点1针,并在痛点左右各取1点,针刺方向均倾斜向痛点。

(2)**火针法:**痛点进行点刺,进针不宜太深。

【明理与心得】

枕大神经卡压、头夹肌损伤、项韧带损伤都可以引起头痛,以巅顶痛为主,但多伴枕部不适。枕神经痛患者可以在位于枕外隆突和乳突连线中点稍内侧找到枕大神经压痛点,在位于胸锁乳突肌后缘找到枕小神经压痛点;周围性面神经麻痹局部反应点常出现在以翳风穴为中心半径为5cm左右的区域;落枕或颈部扭伤患者,局部出现压痛、硬结或条索状反应点;颈椎病的局部反应点多出现在项后,邻近反应点多出现在肩胛上部,椎动脉型颈椎病可引起头各部位的疼痛,也可单独表现为巅顶痛。

以上治疗均可采用毫针刺法或者火针刺法。

13. 颈项部痛点、软组织痉挛处、党参切片花样斑

【主治】颈椎病、落枕等。

【操作】

（1）**毫针法**：点刺痛点及其上下。

（2）**火针法**：单头火针点刺痛点 3~5mm。多头火针点刺党参切片花样斑 1~3mm。

【明理与心得】

颈椎是脊柱中体积最小、灵活性最大、活动频率最高的节段，随着年龄的增长，在颈部肌肉、韧带受损的基础上可引发颈椎病。颈椎病分为功能性颈椎病和器质性颈椎病。功能性颈椎病并无任何器质性改变，多是可逆的，经过及时、有效的治疗和功能锻炼，可以完全恢复。器质性颈椎病是逐渐出现椎间盘膨出或者突出，颈椎骨质增生，颈部前后韧带肥厚或骨化、钙化等，多是不可逆的，但却可以通过物理治疗有效地改善、减轻各种临床症状，从而达到临床治愈。

落枕是临床常见疾病之一，多因睡姿不正而受寒引起经络气血受阻，"寒性凝滞，主收引"，《素问·举痛论》云："寒气入经而稽迟，泣而不行……客于脉中则气不通，故卒然而痛""寒则气收""寒气客于脉外则脉寒，脉寒则缩绻，缩绻则脉绌急，绌急则外引小络，故卒然而痛。"故而致使颈部、头部不能自如左右旋转。

颈椎病患者一般先根据疼痛放射的部位估计病变的位置：①颈 4~5 适应证：上臂外侧疼痛或麻木。②颈 5~6 适应证：上臂外侧，前臂桡侧疼痛、麻木；拇指、食指麻木。③颈 6~7 适应证：上臂外侧，前臂桡侧疼痛、麻木；食指、中指麻木。④颈 7~ 胸 1 适应证：上臂、前臂尺侧、小指、无名指麻木。颈部阿是穴的取法可结合 X 线片，尤其是颈椎左右斜位片所见椎间孔变小（窄）颈椎节段，与手指按压颈部寻找痛点，多表现为局部疼痛，即为阿是穴，一般为 3~5 个，治疗以毫针刺为主。

操作时，嘱患者转动颈项部，以转动时颈肩部最痛处为痛点，嘱患者再次转动头颈部，找出新的痛点，施以针刺治疗，直至新的痛点疼痛明显缓解为止。如此反复寻找痛点，待患者转动头颈部，不再出现新的痛点后为止。

14. 棘上韧带、棘间韧带痛点

【主治】棘上韧带炎、棘间韧带炎。

【操作】

（1）**毫针法**：在损伤的痛点及其上下进行毫针刺。

（2）**火针法**：点刺压痛点深 0.5~3cm。

【明理与心得】

棘上韧带跨过各棘突顶点，纵贯脊柱全长。整个脊柱的棘上韧带大多数终止于腰 3、4 棘突。棘上韧带炎属"腰背部伤筋""痹证"等范畴，主要由于跌打、扭挫而致痹阻经脉，气血瘀阻不通所致。其痛点固定不动，夜间加重。

棘间韧带是连接两个相邻棘突的腱性组织，由胶原纤维和弹性纤维组成，柔软易弯曲,便于关节活动。一般有慢性劳损病史,40 岁以上人群中棘间韧带退变达 90%,腰棘间韧带炎成为下腰痛的重要原因。

急性者用双手拇指触摸棘突时可以触到棘上、棘间韧带条索状剥离物或有钝厚感,压痛明显。慢性者触摸可发现韧带成片状或条索状剥离,局部压痛不明显,或者仅有酸胀感。韧带炎可见于很多部位,除了棘上韧带、棘间韧带炎外还有颈椎韧带炎、脊柱韧带炎、膝盖韧带炎等,一般都会出现局部的固定性疼痛和压痛。

治疗均以毫针刺或者火针刺痛点。火针法"以痛为腧",直刺病灶,达到温通经脉、活血化瘀之效。

15. 背部痛点及条索状改变

【主治】背肌筋膜炎等。

【操作】

(1) **毫针法**:毫针排刺。

(2) **火针法**:细火针点刺痛点深约 2cm。

【明理与心得】

背肌筋膜炎,属于"痹证"范畴,多责之于外感风寒湿邪或外伤、劳损等所致经络痹阻不通、气血凝滞不畅,不通则痛。一般在背部有固定压痛点或压痛较为广泛,肌肉僵硬,沿竖脊肌行走方向可触到条索状改变。

选取固定压痛点,如压痛广泛,则选取较明显的 3~5 个压痛点;如有条索状改变,则在条索上选取 3~5 点。毫针以排刺为主。火针通过加热的针体,由腧穴将火热直接导入人体,激发经气,鼓舞血气运行,温壮脏腑阳气;同时,通过灼烙人体腧穴腠理,开启脉络之门,给贼邪出路,使风寒湿等邪气均从针孔直接排出体外,具有扶正驱邪双重功效。

16. 带状疱疹处

【主治】带状疱疹。

【操作】

(1) **毫针法**:在皮损边缘处用毫针沿皮下围刺,针尖朝向皮损区中心。

(2) **火针法**:多头火针赞刺,出血为度,快速加拔火罐。

(3) **梅花针法**:用梅花针沿神经线走行叩打,并加拔火罐。

【明理与心得】

在胁肋部的带状疱疹,中医称"缠腰火丹",它的水疱和皮损多沿某一周围神经分布,排列成带状发生于身体一侧,不超过躯体中线,治疗以毫针围刺、梅花针叩刺、火针赞刺为主,无疱疹有疼痛需要多头火针浅刺。本病发病部位可见于全身,可侵犯头、面、耳及上下肢等部位,治疗同上。

值得注意的是,我们用火针法治疗带状疱疹,和常用的避开疱疹毫针围刺不同,火针法是在水疱上直接点刺,然后快速加拔火罐,加大出血量。经过临床观察,带状疱疹患者要及早(在水疱期)采用多头火针点刺,此法刺疱出血,毒邪去而正气复,能迅速止痛,消肿而痊愈,且一般不遗留神经痛,临床可参考使用。

17. 腰部痛点、条索状物或硬结、阳性血络

【主治】腰椎周围软组织病变引起的腰痛。

【操作】

(1) **毫针法**:选取 2~3 寸毫针于痛点及周围深刺,行提插捻转手法。

(2) **火针法**:点刺(局部痛点及周围,或硬结、条索状物处),可适当深刺。

(3) **刺血法**:三棱针或梅花针在痛点及周围散刺 3~5 下,有阳性血络者点刺出血,在局部立即拔火罐,加大出血量。

【明理与心得】

腰椎周围软组织病变引起的腰痛包括:腰扭伤、腰肌劳损、腰段棘上韧带损伤、棘间韧带损伤、腰肋韧带损伤、第 3 腰椎横突综合征、关节突综合征、骶棘肌下段损伤、髂腰韧带损伤、臀上皮神经卡压、腰脊神经后内侧卡压综合征、髂骨脊综合征、腹内斜肌损伤、慢性腰背筋膜炎、腰椎间盘突出症、腰椎关节突综合征、腰椎后关节嵌顿症、筋膜脂肪疝等。

软组织损伤所致的腰痛,多具有固定性痛点。

(1) **椎棘突上痛点**:腰 1、腰 2 痛点可出现向双臀部放散。腰 5、骶 1,痛点可向单或双下肢放散,放散路线:臀部环跳、大转子部、股外、小腿外侧放散。

(2) **腰椎椎旁痛点**:腰后正中线旁开 1.5~2.0cm,相当于夹脊穴的位置。腰椎间盘脱出症、腰椎小关节紊乱症、肥大性脊椎炎、腰椎滑脱症、腰肌劳损等,均可在此出现痛点,即神经根性疼痛的原发痛点以腰 4、腰 5、骶 1 旁多发。因其部位不同,症状各异,但总的规律是均有不同程度的下肢放射痛。

(3) **背伸肌中间痛点**:腰脊旁 3~4cm,此区域为背阔肌及腰背筋膜,髂棘肌分布区,有胸神经后支外侧支穿出筋膜。临床如肌筋膜炎、肌纤维炎、腰背肌肉筋膜炎、腰肌劳损等多在此处出现痛点。急慢性腰背痛,急性发作以单侧为多见,酸沉乏力、凉痛、不能久坐,甚至转体活动受限,午夜频频翻身不能入睡,晨僵明显,劳累后加重。可伴有肌紧张,压痛、板状腰。一般体征少而症状多,经久不愈,X 线检查正常。

(4) **腰 3 横突痛点**:腰 3 横突尖端。腰 3 横突最长,腰 2、腰 5 次之,腰 1、腰 4 最短,腰 3 横突位于腰部中段受力大,最易损伤,腰 1~3 腰神经的后支穿过横突的肌筋膜行于横突背侧。临床症状常以慢性劳损所致,很少有外伤史,主要表现为单侧或双侧腰痛,不能弯腰及久坐久立,腰活动受限为主要症状。伴有下肢痛,痛向臀部、下肢股外侧或股内侧至膝,少数者可放射到小腿后,腰 3 横突端压痛明显,并可触及结节。

（5）**肋肌处痛点**：第 12 肋下缘与髂棘肌交角处。相当于胃俞穴附近。此处为下后锯肌、腰髂肋肌、腰背筋膜前叶及腰方肌等附着处，第 12 胸神经后支外侧支及第 12 肋下神经和其伴行的动、静脉在此通过。症状：肋弓痛或上腰部痛；急性损伤可有下肢窜痛，抬腿时牵拉腰痛；长期疼痛者少数可触及细条索。

（6）**腰眼痛点**：髂嵴缘与骶棘肌交叉处。髂嵴上缘内 1/3 处是髂棘肌下附着处，臀肌起于下缘，由髂后上棘向前弧形长度 6~7cm。再向前为臀中肌起始部。臀上皮神经在腰眼处穿出浅筋膜布于臀部。症状：腰及臀部痛，向下肢放散不过膝，即出现臀上皮神经痛的临床症状。此痛点为臀上皮神经痛的痛点之一。

（7）**髂腰角痛点**：髂后上棘上 3cm 处。症状：下腰部痛，伴有臀部及下肢痛，多有急性扭伤史，反复发作。多裂肌损伤时，可出现会阴部、外生殖器和下腹部痛。脊柱可有侧弯，向健侧弯腰痛，直腿抬高试验阳性，临床上常误诊为腰 5 骶1 椎间盘脱出症。

"腰痛"一词首见于《黄帝内经》，乃指腰部疼痛为主要症状之痛证，腰椎周围软组织病变引起的腰痛大多可由风湿、风寒、湿热等外邪为患，或跌打损伤所至，以上诸因皆可致气机不畅、经络不通、气血不行。"不通则痛""不荣则痛"。

毫针操作时根据患者的体型，直刺为主，可深刺。可以松解肌肉痉挛、粘连等，达到解除炎症致痛、痉挛缺血致痛、卡压致痛等目的。

火针可以由腧穴将火热直接导入人体，激发经气，鼓舞血气运行，温壮脏腑阳气，给贼邪出路，使风寒湿等邪气均从针孔直接排出体外，具有扶正驱邪的双重功效。

刺血法对于寒湿或瘀血所致的疼痛之证，也有其独特的疗效。《针灸甲乙经》曰："腰痛不可以顾，顾而有似拔者，善悲，上下取之出血，见血立已。"《循经考穴编》："三阳络：挫闪腰疼，宜弹针出血。"

因此，腰部软组织损伤以毫针刺、火针刺、三棱针放血治疗均可，也可以几种方法配合使用。

18. 胸肋部疼痛点

【**主治**】肋间神经痛、肋软骨炎、胸壁岔气等。

【**操作**】

（1）**毫针法**：沿肋骨下缘平刺，针尖触及肋骨，进针 0.5~1 寸，施以捻转泻法。

（2）**梅花针法**：梅花针对选定区域做由轻而重的叩刺。

（3）**火针法**：多头火针在疼痛区域进行赞刺。

【**明理与心得**】

肋软骨炎属于中医"胸痹""胸痛"的范畴。其基本病机是气血不和，经脉失养，是由于内伤、外感等病因，导致气滞血瘀，瘀血阻滞经络，"不通则痛"。一般在 2~10 肋近胸骨处发病，两侧均可发生，病变侵犯 2~4 肋软骨，尤以第 2 肋软骨多见。

肋间神经痛,属于中医的"胁痛"范畴。《医述》曰:"胁痛者,瘀血。"瘀血者,经脉气血运行不畅,不通则痛。临床上多见由邻近器官或组织病变如脊柱关节炎、胸段脊柱的侧突和畸形、胸部手术瘢痕及带状疱疹等引起的继发性肋间神经痛。

胸壁岔气又名胸胁屏伤,中医属"气滞"范畴。其疼痛类似肋间神经痛、肋软骨炎所致的胸痛,常局限于肋骨头或其与胸骨柄连接处,局部肿胀时压痛明显。治疗当以疏肝解郁,调气止痛为主。毫针治疗留针时,当配合深呼吸、咳嗽、扩胸等动作。

毫针刺法,痛点多位于病变的附近,局部针刺,是一种物理刺激,通过这种刺激,可以达到行气、活血、消肿、散结的作用,促进局部炎症的消退。针刺深度一定要把握好,不能过深,但又要针刺到相应的反应层。如明·杨继洲《针灸大成·刺法论》谓:"短刺者,刺骨痹,稍摇而深之,置针骨所,以上下摩骨也。"

梅花针法,以皮刺激为主,直接作用于疼痛部位,能够疏通血络,经脉通,故痛止。火针法,多头火针赞刺,能温通经脉、活血化瘀,通则不痛。

19. 肩峰下痛点或肱骨大结节或三角肌附着点处痛点

【主治】肩峰下滑囊炎、冈上肌肌腱炎等。

【操作】

(1)**毫针法**:压痛最明显处直刺 1 针,然后在此针左右旁开 0.5 寸向痛点方向再各斜刺 1 针。

(2)**火针法**:痛点点刺,然后在距离第一针刺入点的四周约 1cm 处各刺一针。

【明理与心得】

肩峰下滑囊炎,属中医学"肩痹""筋痹"范畴。早期多因气滞血瘀、寒凝络阻所致;后期以气血虚弱,寒瘀凝滞,邪实正虚为主。一般表现为肩部外侧疼痛及压痛,尤其以肩峰下和三角肌有广泛压痛,上臂外展外旋和内收时疼痛加重,以肩峰下压痛为本病的特征。治疗时于最痛点进行点刺,以毫针刺法和火针刺法为主,点刺后嘱患者活动肩部,运动后新出现的痛点仍需要用毫针刺法或者火针法针刺。针刺可以疏通经络气血,使肿胀消退,肿块消散,通则不痛。

冈上肌肌腱炎,痛点一般在肱骨大结节或三角肌附着点。本病可出现外展"中间疼痛弧征",即在肩外展 60°~120° 时,疼痛加重,不到或超出此范围时疼痛减轻或消失。治疗以活血止痛、温经通络为主,针刺点是颈 6~ 胸 1 脊椎外侧处,以毫针刺、火针刺法为主。

20. 手三里附近的痛点

【主治】旋后肌综合征等。

【操作】

（1）**毫针法**：在最痛点针刺 1 针，并在其上下各刺 1 针。

（2）**火针法**：最痛点及周围点刺 3~5 针。

【明理与心得】

旋后肌综合征，一般在手三里穴区可以摸到明显的条索状痛性结节，前臂旋前旋后疼痛加重。因此可先找到手三里，在其附近寻找阿是穴。治疗以毫针刺和火针刺为主。

21. 肱骨内、外上髁周围

【主治】肱骨内上髁炎、肱骨外上髁炎。

【操作】

（1）**毫针法**：痛点直刺 1 针，再加围刺。

（2）**梅花针法**：在患处叩刺，出血为度。

（3）**火针法**：痛点点刺 3~5 针。在肱骨内、外上髁处的取穴，不能偏向肘尖侧，应取曲池、少海侧的压痛点，其深度切不可太深，否则易刺伤神经，而出现不良反应。

【明理与心得】

肱骨外上髁炎属于"痹证"范畴，临床上以肱骨外上髁部位疼痛、前臂旋转及伸腕用力时疼痛加剧为特点。压痛点很表浅，毫针无法深刺，只能平刺。

肱骨内上髁炎的痛点一般位于少海穴周围，当肿胀面积较大时，可采用"一穴多针"。

火针点刺具有消坚散结、促进慢性炎症吸收作用，从而改善局部血液循环，消除病理产物，促进局部康复。我们在临床的体会是火针法优于毫针法。

22. 关节处压痛点

【主治】关节炎。

【操作】

（1）**毫针法**：毫针点刺痛点及周围。

（2）**火针法**：火针点刺痛点。

【明理与心得】

关节炎属中医学"痹证""历节病""白虎历节"等范畴。外感多因"寒""湿"之邪，内伤者，可因痰阻、瘀血、气血不和、肾虚等，痰与瘀血留于局部经络，经络不通，"不通则痛"。风湿、类风湿、强直性脊柱炎、痛风、骨质增生等，都可导致关节炎，其在急性期会出现局部红、肿、热、痛等炎症反应，在恢复期表现为局部关节疼痛、肿胀、怕冷及关节活动障碍。

以痛点及其周围为阿是穴，毫针点刺或者火针点刺治疗。火针疗法借火之力，速刺入邪气所聚之处，令寒气得驱，湿得化，邪得出，病得愈。

23. 腱鞘囊肿、腱鞘炎处

【主治】腱鞘囊肿、腱鞘炎。

【操作】

(1) **毫针法:** 痛点四周呈 45° 角斜刺 0.5~1 寸,正中直刺一根针,深度为 0.2~1.5 寸。如果是腱鞘囊肿,视囊肿大小而定,深度达到囊肿最基底部。治疗完毕后,用 1 分钱大小的硬币垫放在囊肿部位上加压包扎。

(2) **火针法:** 火针迅速点刺痛点。如果是囊肿,可在囊肿中部刺 1 针,深度达基底部,在其四周再刺 2~3 针,挤出囊液。注意消毒针孔。

(3) **三棱针法**(可用于囊肿):用三棱针从囊肿侧面向囊肿中心快速点刺,刺破囊壁,然后用力挤出囊内胶冻状液体。

【明理与心得】

腱鞘炎,属于中医"筋痹"的范畴,其发生原因均系手腕手指过度劳作,伤及局部气血、筋膜,使气血运行不畅,不能濡养经筋,筋失所养。从而发生局部疼痛,功能活动受限,则产生经筋粘连等病理改变,进而发生本病。腕、手部常见的狭窄性腱鞘炎,根据发病的具体部位有桡骨茎突部狭窄性腱鞘炎,指屈肌腱腱鞘炎、桡侧伸腕肌腱周围炎等。

腱鞘囊肿,属于中医的"经筋病"的范畴,又称"腕筋结""筋聚",多为局部的气血不通,阴寒凝聚,聚液停痰所致,是发生于关节部腱鞘内的囊性肿物,一种关节囊周围结缔组织退变所致的病症。以腕关节背面、足背、腘窝等部位居多。从外观上说,腱鞘炎表面一般看不出异常。但是腱鞘囊肿从表面可以看到腕背部或足背部的包块。

腱鞘炎的治疗一般选用细火针点刺,以达到温经通络、活血养筋的治疗目的,现代医学认为火针法有促进慢性炎症吸收的作用。

腱鞘囊肿的治疗通常取囊肿区域针刺,粗火针刺法、三棱针法均可。火针的烧灼作用,对囊壁的破坏比较彻底,可保持较长时间的引流通畅,有利于内容物和分泌物的彻底排出。临床使用中我们体会,火针法疗效确切,创伤性小、恢复快、无瘢痕形成,且不易复发。如果用还纳、针刺等法均不理想,可以考虑手术治疗。

24. 梨状肌区内的深部痛点

【主治】梨状肌综合征等。

【操作】

毫针法:最痛点及周围刺,深至梨状肌。

【明理与心得】

梨状肌综合征,属于中医"痹证""臀部伤筋"范畴,多因局部扭伤或感受外邪使臀部经络闭阻,气血运行不畅所致。因此,舒筋通络、活血化瘀是治疗的关键。

现代医学认为,梨状肌的上方有臀上神经及臀上血管穿出,其下方有臀下神经及血管穿出,而坐骨神经在其稍外侧通过。所以梨状肌的变异、痉挛、炎症、水肿等因素均能对坐骨神经产生压迫症状。缓解梨状肌痉挛,减轻充血、水肿、松解粘连、硬化等反应,是治疗上的关键。

因为梨状肌位于臀大肌的深层,毫针刺一定要以深刺、排刺为主。用针刺来消除和减轻肌肉、筋膜等处的疼痛,促使由此所继发的肌痉挛自然消失,达到无痛或者显著缓解疼痛的目的,起到"去痛致松,以松治痛"的作用。毫针法优于火针法。

25. 股骨内外髁处

【主治】内、外侧副韧带损伤,十字韧带损伤等。

【操作】

(1)**毫针法**:点刺痛点。

(2)**火针法**:火针对准压痛点垂直速刺疾出,深 2~3mm,点刺 2~3 针。

(3)**三棱针法**:压痛最明显处点刺 5~10 针,可加拔火罐。

【明理与心得】

膝关节内、外侧副韧带损伤归属于膝骨关节炎范畴,属中医"痹证""骨痹"范畴,血络瘀阻多为本病发病之关键。在膝关节的内侧或者外侧寻找压痛点,以最敏感点作为"阿是穴"针刺,能利其脉络通畅,通瘀止痛,还能强劲肌肉。临床表现为两侧的副韧带在伸膝盖时,紧张屈膝时松弛。内侧副韧带损伤时,往往痛点很多。外侧副韧带损伤时,股骨外上髁和腓骨小头处有明显压痛点。

前、后十字韧带(交叉韧带)损伤属于"伤筋"的范畴。由于经络阻滞,气血不通,瘀血凝结所致。膝关节不论伸直或屈曲,前后十字韧带均呈紧张状态,十字韧带损伤时,局部可出现肿胀,但因部位较深而无压痛。

治疗用毫针法、火针法,可以起到活血祛瘀、消肿止痛、舒筋活络之功。刺络放血疗法可以改善局部微循环,使受伤的韧带功能得以恢复。

26. 腓肠肌肿胀疼痛处

【主治】腓肠肌损伤、腓肠肌痉挛、不安腿综合征等。

【操作】

(1)**毫针法**:在腓肠肌肿胀疼痛的中心位置,毫针直刺入分肉之间,待有酸麻胀重感后,退至浅层,再沿肌肉长轴,依次向两侧呈 45° 角斜刺,形如鸡爪之分叉。再于上、下、左、右约 1 寸处,亦行如上之刺法。

(2)**火针法**:最痛点及周围点刺。

【明理与心得】

腓肠肌损伤主要以腓肠肌广泛压痛为主,常在腓骨小头后方有明显压痛,一般可在阴谷下方1寸或者委阳穴下1.5寸找到压痛点。其治疗原则为活血化瘀，舒筋通络。

腓肠肌痉挛，中医属"转筋"范畴，《灵枢·阴阳二十五人》云："血气皆少则转筋。"多由血气皆少，筋脉受损，气血壅滞不畅，络脉不通，不通则痛。针刺可以起到疏通经络、行气活血、舒筋止痛作用。

不安腿综合征，属"痹证"范畴，其基本病机在于正虚邪恋，局部经气不利，肌肉筋脉失养而致气滞血瘀，脉络不通，发为本病。

腓肠肌局部压痛处可作为阿是穴，一般多用毫针刺法、火针刺法治疗。

27. 小腿下部及内、外踝周围

【主治】内、外踝部韧带损伤或断裂和踝管综合征等。

【操作】

（1）**毫针法**：取压痛点，毫针中等刺激。

（2）**三棱针法**：受伤局部叩刺至轻度出血，拔罐3~5分钟。

（3）**火针法**：火针点刺痛点。

【明理与心得】

内、外踝部韧带损伤或断裂，属于中医"筋伤"范畴，多是由于外伤而导致的踝关节周围的筋脉扭挫，"不通则痛"。如果是外踝部韧带损伤，则足内翻时疼痛明显，如果是内踝部韧带损伤，则足外翻时疼痛明显，如果是韧带断裂则可有内、外翻畸形，检查时踝关节内、外翻超过正常范围，并常有明显血肿。

踝管综合征为内踝后方可触到明显的发硬，梭型肿胀物，叩击痛明显，并向足底部放射，踝关节过度背伸，足外翻时可以使疼痛加剧。

经脉受损，经络受阻，而致气滞血瘀。《灵枢·本脏》云："经脉者，所以行气血而营阴阳，濡筋骨、利关节也。"故用针灸治疗，以达到"经络所过，主治所在"的目的。

治疗以毫针法、三棱针法为主，也可配合使用。

28. 丹毒皮损处

【主治】丹毒。

【操作】

（1）**三棱针法**：点刺皮损处，微出血为度。

（2）**火针法**：点刺皮损处。

【明理与心得】

丹毒，本病多因火邪侵犯血分，热邪郁于肌肤而发；或因体表失于卫固，邪毒乘隙而入，或因破伤感染以致经络阻滞，热毒蕴于肌肤而发。好发部位：下肢、颜面部。颜面丹毒多由鼻、咽、耳等处的病灶而引起，特别是鼻炎患者以及经常用手挖鼻的人容易患丹毒；下肢丹毒一般多发于小腿部，鲜红色水肿斑，表面紧张发亮,边界较清楚,严重者可发生水疱,反复发作可导致象皮肿,多由足癣或下肢外伤引起。

面部丹毒以拔罐或刺络拔罐为主,疗效肯定;下肢丹毒在皮肤发红的范围内用火针先上后下,快速散刺,使之出血如珠,并加拔火罐。火针具有针和灸的双重作用,不但能消炎、止痛、消肿,还可温经散寒、软坚散结、祛腐,故可达"宛陈则除之"之效。

《针灸集成》卷二:风丹及火毒,"以三棱针,无间乱刺当处及晕畔,多出恶血,翌日更看赤气所在,如初乱刺,弃血如粪,神效。"三棱针法能起到活血祛瘀、通经活络、清热解毒之疗效,一般多应用于下肢丹毒。

29. 跟骨结节周围

【主治】跟骨皮下滑囊炎、跟骨骨刺(跖筋膜炎)等。

【操作】

(1) **毫针法**:在局部疼痛处。

(2) **火针法**:火针点刺痛点。

(3) **三棱针法**:于水泉穴及申脉穴附近找充盈最粗的血络,用三棱针刺破血管,放出紫黑色的血液,不予压迫,让出血自行停止。

【明理与心得】

跟骨皮下滑囊炎,多是由于跟骨过度负重(过度行走、跑、跳),遭受寒湿侵袭及穿紧且硬质的皮鞋而发病引起的。该滑囊处于跟腱与跟骨的附着点附近,由于牵拉及挤压使滑囊肿胀产生炎性反应,该处可有明显压痛及红肿现象出现,治疗以毫针刺和火针刺为主。

跟骨骨刺又称跟骨骨质增生症,多由于肝肾亏虚,筋脉失养所致,或者外伤、劳损、寒邪入络所致。于晨起或休息后行走疼痛加剧,跟骨结节处有明显压痛,治疗以毫针刺为主。

30. 痛风病痛处

【主治】痛风。

【操作】

(1) **火针法**:根据病位大小,用中粗火针点刺病痛局部数针,可挤出白色石灰状物质,即痛风结石。

(2) **三棱针法**:病痛周围刺络放血。

【明理与心得】

痛风,属于中医"痹证""白虎历节"的范畴,主要是以脏腑病变为主,尤以脾、肝、肾等脏腑功能失调,导致湿浊、痰饮、瘀血等病理产物在肢体关节、筋脉等处停聚。症见局部红、肿、热、痛,功能障碍,夜间较甚。治疗的重点在于清热利湿,通络除痹。

火针能借火助阳,温通经络,使气血畅通,"通则不痛";并能借火力强开其门,引动火热毒邪直接外泄,从而使热清毒解;还可灼烙人体腧穴腠理以奏开门去邪、散寒除湿之功。治疗效果显著,可推广使用。三棱针放血法在急性期痛风的应用上,效果显著。如《针灸大成》云:"人之气血凝滞不通,可用刺血法以祛除其凝滞,活血化瘀。"

31. 白癜风白色皮损区

【主治】白癜风。

【操作】

火针法:火针密刺白色皮损区。

【明理与心得】

白癜风,又称"白驳风",风寒湿邪是其主要病因。根据中医"寒者热之,虚则补之"的治疗原则,使用火针治疗具有助阳祛寒、祛风化湿、温通肌肤、促进局部血液循环、有利于皮肤再生之功效。火针治疗一般密刺,每平方厘米8~10针,对面积小,病程较短的白癜风疗效较好。

32. 神经性皮炎皮损处

【主治】神经性皮炎。

【操作】

(1)**火针法**:多头火针赞刺皮损处。

(2)**梅花针法**:叩刺皮损处。

【明理与心得】

神经性皮炎,中医称之为"摄领疮""顽癣""牛皮癣",主要是因为肝郁风热、血热生风或血虚风燥引起。好发于颈项部,其次是肘部,其他部位发病相对较少,以对称性皮肤粗糙肥厚,剧烈瘙痒为主要表现的皮肤性疾病。

《素问·皮部》:"凡十二经脉者,皮之部也。""邪客于皮则腠理开,开则邪入客于络脉,络脉满则注入经脉……是故百病之始生也,必先于皮毛。"以梅花针叩刺神经性皮炎患部致隐隐出血,具有清热解毒、行气活血、消肿散结的作用,叩刺可激发经络之气,疏通经脉,调其气血,既有局部治疗作用,同时对脏腑功能也具有整体调节作用。

火针具有"以热引热""火郁发之""去宛陈"等作用,有开门泄邪、温经活血之功,可直接疏泄腠理,使风邪从表而出,又可借其温热之性,使血热而行,血循正常,瘙痒自止。并可以迅速控制病情的发展,针刺后局部形成痂壳,自行脱落后使皮损变薄,能迅速缓解症状。

33. 湿疹处

【主治】湿疹。

【操作】

（1）**梅花针法**：梅花针叩刺患处。

（2）**火针法**：多头火针赞刺患处。

【明理与心得】

湿疹是一种常见的过敏性皮肤病，中医学称为"浸淫疮"。本病多因禀赋不耐，风、湿、热阻于肌肤所致；或因饮食不节，过食辛辣动风之品；或嗜酒，伤及脾胃，脾失健运，致湿热内生又外感风湿热邪，内外之邪，两相搏结，浸淫肌肤；或因素体虚弱，脾为湿困，肌肤失养；或因湿热蕴久，耗伤阴血，化燥生风致血虚风燥，肌肤甲错，发为本病。发生在身体任何部位，但好发于面部、头部、耳周、小腿、腋窝、肘窝等部位。多表现为皮肤潮红、瘙痒为主，边界不清，可以出现丘疹、水疱，常因搔抓形成糜烂、流滋、结痂，最后痂盖脱落，露出光滑红色皮肤，并有少量脱屑。

《素问·皮部论》："凡十二经络脉者，皮之部也，是故百病之始生也，必先于皮毛。"由此可见，皮肤乃人体卫外之门户病的生成均先从皮毛而发，梅花针又名"皮肤针""七星针"。梅花针叩刺皮肤处出血，可促使邪气外泄，疏导经络气血，从而达到活血化瘀、调节内外、祛风止痒的目的。

火针疗法为针与灸结合之治法，借火助阳，具开门祛邪之功，以热引热，使湿热得除、风邪得散，对于缓解瘙痒，减少糜烂流滋效果显著。

34. 银屑病皮损处

【主治】银屑病。

【操作】

（1）**毫针法**：毫针围刺患处 4~6 针。

（2）**梅花针法**：梅花针叩刺患处。

（3）**火针法**：多头火针赞刺患处。

【明理与心得】

银屑病，中医学称本病为"白疕""干癣""松皮癣"等。隋代《诸病源候论》中提出："风湿邪气，客于腠理，复值寒湿与气血相搏所生……为干癣也。"认为银屑病的发病是由于人体感受风湿邪气，同时又受到寒湿，致局部气血瘀滞而发病。《医学入门》曰："疥癣皆血分热燥，以致风毒克于皮肤，浮浅者为疥，深沉者为癣。"可见，其病因各家观点不同，但目前临床多认为内热为标，肌表寒郁为本。其特征是在红斑上反复出现多层银白色干燥鳞屑，边界清楚，好发于头皮、四肢伸侧及背部。

毫针围刺法可以使病灶局限，梅花针法行气活血，疏通经脉。火针疗法通过理血调气，通达经络，血脉疏通，迫使皮肤中的风、湿、热等邪无所留止，达到清热泻火解毒、生肌敛疮、祛风止痒、散结消肿的作用。

35. 肛管齿线之下的外痔处

【主治】外痔。

【操作】

火针法:视肿物大小确定点刺的针数,对直径 1~1.5cm 的小肿物,点刺 2~3 针,对直径 2cm 以上的较大肿物点刺数针不等。

【明理与心得】

外痔,病因为嗜食辛辣厚味,或久坐站立、久泻久痢、便秘、妊娠、涉步远行等,致气血虚寒、脾虚气陷或湿热下注或气滞血瘀风伤肠络。

晋代龚庆宣的《刘涓子鬼遗方》:"凡里有脓毒,诸药贴不破者,宜用熟铜针于油火上燎透,先用墨笔点却当头,后以铜针浅浅针入,随针而出脓者,顺也。"火针不仅可以祛寒、补虚,还能升提,适用于气血虚寒、脾虚气陷型;对许多火热毒邪也有奇效,它通过温通经脉,行气活血引动火热毒证邪外出,起到清热解毒的作用,此法适用于湿热下注型;更能起到行气活血、通经活络的功效,适用于气滞血瘀风伤肠络型。现代医学认为,火针刺入病位能够迅速消除或改善局部组织水肿、充血、渗出、粘连、钙化、挛缩、缺血等病理变化,从而加快循环,旺盛代谢,使受损组织和神经重新恢复。

36. 外阴白斑处

【主治】外阴白斑

【操作】

火针法:多头火针赞刺外阴白斑处。

【明理与心得】

中医学认为前阴为肾所司,肝经循行所过之处,肝为风木之脏,赖精血柔养,才能疏泄畅达,若肾脏虚弱,精血不足,肝气失畅不能达于前阴,以致局部气血不足,血不润肤,故见局部干燥色白、阴痒等症。如肝经虚风内动,则瘙痒疼痛,病属阴不足,故夜间为甚。变范围主要波及大阴唇、阴唇间沟、阴蒂包皮和后联合等处,常呈对称性。

火针属于温通之法,可以促进病灶局部的血液循环,增加局部抵抗力,改善其营养状况;并能引邪外达、调和气血,气血生化充足,则诸症缓解。

针灸是通过刺激体表腧穴来激发机体内源性调控系统功能而防治疾病的一种疗法,与疾病反应点的关系最为密切。腧穴的起源于阿是穴即疾病反应点,阿是穴作为针灸施术部位,在针灸临床中占有重要地位,是一种动态、个体化、激发态的腧穴。

一般来说,凡病情急、病程短,阿是穴以痛为主,宜用针刺治疗;凡病情稳定、病程较长,阿是穴出现多处,并以酸痛为主,适宜温针或电针治疗;凡因寒湿较重的痹证,其阿是穴多以温针、火针为主;若阿是穴浅表或在筋骨边的宜用灸法施治；物理疗法或理筋推拿法尤其适用于经筋为病。

阿是穴因"灸刺皆验"(《千金方》)，临床应用甚广，不仅广泛地应用于临床治疗，而且可以用来检查，诊断疾病。它弥补了十四经穴和经外奇穴的不足，体现了中医经络的完整性。

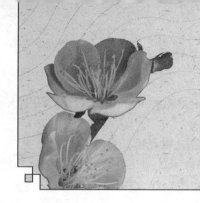

第二章 治疗实践

第一节 运动系统疾病

一、面瘫

面瘫是以口眼㖞斜为主要表现的病症,表现为患侧额纹消失,不能皱眉,眼裂增大,眼睑不能闭合,露睛流泪,患侧鼻唇沟变浅,口角歪向健侧。部分患者初起有耳后疼痛,或舌前 2/3 味觉减退或消失,听觉过敏等症。面瘫还有"倒错"现象,即静态观之,原本歪向健侧的口角,又歪向到了患侧,这就是在中医临床的面瘫"倒错"现象。

本节所论述的面瘫指周围性面瘫。西医学上相当于面神经麻痹或面神经炎。面神经为混合性神经,其主要组成为运动神经,发自脑桥下部面神经核,于脑桥下缘出脑,通过面神经管经茎乳孔出颅,穿过腮腺并发出颞支、颧支、颊支、下颌缘支和颈支5组放射状分支,司颌面部5个区域的表情肌;次要组成为中间神经,司舌前 2/3 味觉和腺体(泪腺和唾液腺以及颌下腺)分泌及内耳、外耳道等处皮肤感觉。

【治疗】

1. 毫针刺法

[处方] 丝竹空透颔厌 瞳子髎透悬厘 颔厌透悬厘 口禾髎透地仓 夹承浆透地仓 阳白 合谷 四白 太阳 颊车 下关 翳风 牵正 颧髎 天容

随症配穴:早期疼痛加风池、瘛脉、颅息;取大椎、风门、肺俞刺络拔罐。中期加局部刺络放血。晚期加补三气刺法。

[操作] 针刺时取穴以患侧为主,进针过程中把患侧肌肉牵拉至正常位置进针,针感以局部酸胀、面神经五个分支均能出现放电感为佳。

2. 罐法 刺络拔罐法 梅花针叩刺法

[处方] 膀胱经大杼到胃俞之间 大椎 风门 肺俞 患侧面部四纵四横四条线

注：四纵是指纵向沿前正中线、瞳孔中线、外眼角线和耳屏前线四条线，四横是指横向平鬓角、眼角、鼻翼、口角的四条横线。

[操作] 先在膀胱经大杼到胃俞之间用闪罐法，以局部皮肤发红为度。然后取大椎、风门、肺俞刺络拔罐。

在患侧面部沿四纵四横八条线叩刺，使皮肤或微潮红，或微微出血为宜。健患侧都要叩刺。

【明理与心得】

面瘫发病多为感受外邪，其病机为脉络空虚，风邪入侵脉络，以致气血阻滞，脉络失养，从而引起面神经核或面神经受损，导致面神经支配的器官出现肌肉纵缓不收、口眼歪向健侧等相应症状。

本病取穴，按照面神经解剖特点，取丝竹空透颔厌、瞳子髎透悬厘、颔厌透悬厘，用透刺法可以刺激到颞支和颧支，取太阳可刺激到颞支，临证所见，额纹消失、不能皱眉之症状最难愈，故此三个透穴必不可少，是促进以上症状消失的有效方法之一。取四白、下关可刺激到颧支，取牵正可刺激到颊支，取颊车可以刺激到下颌缘支，取夹承浆透地仓则可同时刺激到颊支和下颌缘支，而取翳风可以刺激到面神经干，取天容可刺激到颈支，取阳白可刺激到额神经的外侧支。通过刺激以上各面神经分支可有效改善其所支配肌肉症状。"面口合谷收"，合谷为治疗头面疾病的经验效穴。

学术界对分期治疗面瘫有急性期少刺浅刺、静止期多刺深刺、恢复期少刺浅刺的观点，见仁见智，各不相同。急性期，发病1周以内，面神经炎症水肿。此期治疗以散风为主，针刺宜少针刺，可于面神经干用 He-Ne 激光照射以促进水肿消散，取大椎、风门、肺俞刺络拔罐以散风活血，有利于控制病情进展。梅花针叩刺可疏通局部气血，促进肌肉功能的恢复。

静止期，发病7~20天。病情持续稳定，治疗以活血化瘀为主，针刺以局部取穴，辅以刺络拔罐和梅花针叩刺，此期是治疗面瘫的关键时期。

恢复期，发病20天以上。患者久病必虚，此期治疗以补益为主，针刺治疗加补三气法。此期对重症、顽固性病症予深刺，透刺等方法以增加刺激量，并根据遗留症状对症选穴，配合多种疗法，有一定恢复作用。

在治疗过程中可见水肿、倒错、面肌痉挛等并发症，为防止并发症的发生常用如下方法：水肿的刺法同急性期水肿的操作，对于出现"倒错"现象的患者应健、患侧同刺，患侧多刺，健侧少刺；对面肌痉挛患者我们常予长时间留针。均取得良好的疗效。

临证取穴时，颧髎与下关可交替使用，翳风与天容可交替使用，阳白与鱼腰可交替使用，颊车与牵正可交替使用，以减少创伤，预防水肿。

二、三叉神经痛

三叉神经痛是指面部三叉神经分布区内反复出现阵发性的短暂剧烈疼痛，又称痛性痉挛，是累及面部三叉神经的一支或几支分布区反复发作短暂而剧烈的疼痛，是最典型的神经痛。发作时疼痛剧烈如刀割、电击样，持续数秒至数分，持续性钝痛亦多见。常伴有面肌抽搐、流泪、流涎、结膜充血等症状，随着病情的加重，间歇期缩短，发作更加频繁。患者通常有一扳机点，轻触或刺激扳机点可激发疼痛发作。本病属于中医学"面痛""面风痛""面颊痛"等范畴。

三叉神经是以感觉神经为主的混合神经，由眼支、上颌支和下颌支组成，分别支配面部眼裂以上、眼裂和口裂之间、口裂以下的感觉和咀嚼肌收缩。三叉神经痛从病因学的角度可分为原发性痛和继发性痛两类。原发性三叉神经痛尚未能发现病因；继发性三叉神经痛常继发于局部感染、外伤、三叉神经所通过的骨孔狭窄、肿瘤、血管畸形、血液循环障碍等。

【治疗】

1. 毫针刺法

［处方］

眼支痛：鱼腰　攒竹　阳白　瞳子髎　丝竹空

上颌支痛：四白　迎香　颧髎　口禾髎　上关

下颌支痛：下关　大迎　地仓　颊车　承浆　夹承浆　太阳

随症配穴：胆经四透　合谷　中渚　悬钟　太冲　足临泣　内庭

［操作］针刺时取穴以患侧为主，如若患者对针刺感觉过敏，可刺对侧腧穴，针感以局部酸胀、针感抵达痛处为佳。可久留针，以疏通局部气血。

2. 刺络拔罐法

［处方］大杼到胃俞胸背段　太阳　大椎　肺俞　心俞　肝俞

［操作］先在后背走罐，重在上焦和中焦，然后取大椎、肺俞、心俞、肝俞刺血拔罐；太阳刺络可通调局部气血，但容易遗留瘀青，需征得患者同意。

【明理与心得】

三叉神经痛多与外感邪气、情志不调、外伤等多种因素有关。风寒之邪侵袭面部阳明、太阳经脉，寒性收引，凝滞筋脉，气血痹阻；或因风热毒邪，侵袭面部，经脉气血壅滞，运行不畅；外感或情志不调使气血瘀滞，导致面部经络气血痹阻，经脉不通，产生面痛。正如《张氏医通》所云："面痛……不能开口言语，手触之即痛，此是阳明经络受风毒，传入经络，血凝滞而不行。"故治疗本病行针时要求针感能够"气至病所""气至而有效"。

鱼腰可略向上斜刺，刺入眶上孔或眶上切迹，刺中三叉神经的眶上神经。针刺本穴治疗三叉神经痛时产生局部放射感为佳，非此针感疗效不著；本穴是治疗三叉神经第一支痛的主穴之一。

四白穴为治疗三叉神经痛第二支痛的特效穴,刺四白穴多由下向上刺0.3~0.5寸,用雀啄法微调,以上口唇部和上牙齿产生酸胀感效果为佳,非此针感疗效不著。

颧髎治疗三叉神经痛时,可深刺1.0~1.5寸,使上牙有酸麻感。下关深刺效果尤为显著,此处下牙槽神经刚刚穿出,深刺下关恰能刺中其主干,可以与颊车、夹承浆、大迎配合使用。

在治疗三叉神经痛时,尤其要注意辨病位取穴,不同分支疼痛取不同穴位,针感向不同方向放散,才能获得预期疗效。

需要注意的是,本病应与继发性三叉神经痛鉴别,继发性三叉神经痛指由于三叉神经本身或邻近组织病变所引起的疼痛症状。但除了疼痛以外,还有神经系统体征。它可继发于桥小脑角,三叉神经根或半月神经节部位的肿瘤、血管畸形、动脉瘤、蛛网膜炎及多发性硬化等疾患,多表现为持续性疼痛并伴感觉减退、角膜反射迟钝等。如果怀疑颅内病变,应做颅脑MR等进一步检查。

三、颈椎病

颈椎病是指因颈椎退行性变或椎间关节病变刺激、压迫颈部血管、脊髓、神经根,从而引起相应临床症状的疾病,见于中医学的"项强""项筋急""颈肩痛""颈痹""头痛""眩晕"等病症中。颈部感受风寒、七情郁结、劳损皆可导致颈椎的气血运行受障而产生颈椎病。

颈椎病的临床表现复杂多样,根据病变部位、受压组织及压迫轻重分为以下六型:①颈型,主要表现为颈部、肩胛部持续性酸痛或隐痛;②神经根型,以受压后手臂及肩部活动不适,酸麻和钝痛,以因变动头颈位置症状加剧为表现;③脊髓型,早期出现上肢疼痛麻木的神经根受压症状,继而出现腰部无力,下肢沉重感;④椎动脉型,有椎 - 基底动脉供血不全发作的症状和体征;⑤交感神经型,有椎神经刺激症状,可表现为枕部或顶枕部头痛,也可出现颈性心绞痛;⑥混合型,出现两型或以上的症状体征。此外,还有较少出现的食管型,表现为咽部及胸骨后异样感或刺痛,甚至吞咽困难等。

附:颈肩综合征

颈肩综合征是以颈椎退行性病变为基础(椎间盘突出、骨质增生等)以及由此引起的颈肩部酸麻、胀痛症状的总称,以颈部、肩部,以至臂肘的肌筋并联产生酸软、痹痛、乏力感及功能障碍等为临床表现。

颈肩综合征的发展大致分为三个阶段:早期为明显长时间紧张工作后,头晕、颈肩部劳累;中期可出现颈肩部肌肉群痉挛、颈部发僵、两上肢酸麻胀痛等症状;后期出现骨质增生密度增高、椎间盘突出被挤出的髓核机化、椎管变狭窄。

有特定的压痛点,一般位置较浅,对触痛较为敏感,颈后部有时可触及结节或条索状改变。疼痛多发于冈上肌、冈下肌、三角肌等处,多昼轻夜重,重患者可致彻夜难眠。

【治疗】

1. 毫针刺法

[**处方**]颈夹脊穴 风池 大椎 悬钟

随症配穴:正中神经受累,选内关、间使、郄门,可于掌长肌腱与桡侧腕屈肌腱之间进针,沿桡侧腕屈肌腱尺侧缘刺入 0.2~0.3 寸,使之有电击或麻胀感向指端放散。尺神经受累,小指、无名指麻木疼痛,加青灵直刺 0.3~0.5 寸,神门、阴郄、通里应沿尺侧腕屈肌腱的桡侧缘或向尺侧腕屈肌腱的下方斜刺,使酸麻感达小指。桡神经受累,曲池向手腕方向斜刺 1.0~1.5 寸,可有电击麻胀感向食指或腕背处放射。头痛可加神庭、上星;颈肩综合征加肩五针。

[**操作**]颈夹脊穴取穴在颈部,每侧 5 穴,其中风池、天柱分别为第 1 和第 2 颈夹脊穴,过天柱穴做正中线的平行线,到第 7 颈椎棘突下旁开,即第 5 颈夹脊穴,第 3、第 4 颈夹脊二穴,在斜方肌隆起上,将过天柱至第 5 颈夹脊的线,平均分成 4 等份,分别按每一对夹脊穴的定位,向中心方向斜刺,余穴针感以局部酸胀为佳,神经根型,手臂麻木者以放电感至病所为佳。

2. 罐法

[**处方**]大杼到胃俞 胸背段

[**操作**]先在膀胱经大杼到胃俞两侧线走罐,肩部痛者加肩部走罐,然后取大椎、肺俞、风门、颈椎夹脊、肩井、肩中俞、肩外俞、肩髃,甚至病变累及胸椎夹脊穴、肩胛骨内侧缘压痛点 / 阿是穴等穴拔罐。

3. 刺络放血法

[**处方**]阿是穴

[**操作**]在明显压痛部位,可进行点刺放血。

4. 灸法

[**处方**]颈部夹脊穴

[**操作**]艾条悬起灸,注意操作时远离患者头发。

【明理与心得】

颈夹脊的直刺法可以缓解斜方肌痉挛,而采用颈夹脊的横刺法可以缓解前斜角肌痉挛,风池穴、天柱穴位于上颈部,可以缓解上颈部肌肉痉挛,肩胛提肌痉挛多配合天窗穴。上肢的疼痛麻木主要酌情配合颈臂、天窗、扶突等穴。颈臂穴可参见各论部分,取穴方法:①在胸锁乳突肌外缘,锁骨上窝上 1 寸处,锁骨下动脉搏动处外约 0.3 寸;②锁骨中外 1/3 处,锁骨下动脉搏动处上约 0.1 寸。无论哪种方法取穴一定要触及锁骨下动脉的搏动,用指尖拨开动脉,沿动脉边缘刺入,否则很难把握其位置。

针刺治疗颈椎病,以颈型、神经根型疗效最佳,其他各型需要综合治疗。发生在颈 3~颈 4 椎体的骨赘以咽部异物感为主,发生在颈 5~颈 7 椎体以吞咽困难为主,因食管型颈椎病因有咽异物感,需与慢性咽炎、神经官能症相鉴别,颈椎MR 和 CT 对本病的诊断有重要意义。

本病患者多有长期伏案劳作史,嘱患者治疗同时注意休息,选取高度适当的枕头,必要时可枕颈椎枕调节颈椎生理曲度。目前本病夏季发病率反而高于冬季,多由于室内空调开放,患者不注意局部保温而导致受寒发病,故患者治疗同时要注意局部保暖。

进行适度颈部锻炼,可增强颈背部肌肉力量,有利于保持颈椎的稳定性,此外还可以缓解肌肉痉挛,减轻疼痛。颈椎康复操具体方法如下:①与项争力:两脚开立,距离与肩同宽,双手叉腰,抬头望天,还原;低头看地,还原。②往后观瞧:头颈向右后转,眼看右后方,还原;头颈向左后转,眼看左后方,还原。③颈项侧弯:头颈向左侧弯,还原;头颈向右侧弯,还原。④前伸探海:头颈前伸并侧转向右前下方,眼看前下方似向海底窥探一样,还原;头颈前伸并侧转向左前下方,眼看前下方,还原。⑤回头望月:头颈向右后上方尽力转,眼看右后上方,似向天空看望月亮一样,还原;头颈向左后上方尽力转,眼看左后上方,还原。⑥颈椎转环:头颈向左右各环绕一圈。以上每个动作重复 12~36 次,坚持锻炼可以有效防止颈椎病复发。

四、落枕

落枕,是指急性单纯性颈项部疼痛僵硬、活动受限的一种病症。常见发病经过是入睡前并无任何症状,晨起后却感到项背部明显酸痛,颈部活动受限。又称"失枕""失颈"。其病因多为夜间睡眠姿势不良,或因睡眠时使用枕头不当,头颈处于过伸或过屈状态,使伤处肌筋强硬不和,气血运行不畅,局部疼痛不适,动作明显受限等;或感受风寒,盛夏贪凉,使颈背部气血凝滞,筋络痹阻,以致僵硬疼痛,动作不利。

本病相当于西医学的颈肌劳损、颈肌风湿病、颈部扭挫伤、颈椎退行性变及颈椎小关节滑膜嵌顿、半脱位或肌肉筋膜的炎症等疾病引起的颈部强痛。

【治疗】

1. 毫针刺法

[处方]落枕穴　风池　合谷　后溪　阳谷　阳溪　阳池　悬钟　中渚
随症配穴:阳谷、阳溪、阳池三穴可酌情交替使用,合谷可透刺后溪穴。

[操作]针刺时使用互动式针法,不仅医者调整针感使其致病所,患者亦需守神,细心体验针感,配合活动颈项部。

2. 刺络拔罐法

［**处方**］风池到肩贞颈肩段

［**操作**］先在后背走罐,走罐方案采用"人"字型走罐方案,走罐路线以风池为起点,肩贞为终点,重在上焦和中焦,然后取风池、大椎、肺俞、心俞等穴拔罐。

【明理与心得】

落枕多为睡姿不正或受寒,引起经络气血受阻。《素问·举痛论》:"寒气入经而稽迟,泣而不行……客于脉中则气不通,故卒然而痛""寒气客于脉外则脉寒,脉寒则缩蜷、缩蜷则脉绌急,绌急则外引小络,故卒然而痛"。故致颈部、头部不能旋转自如。

治疗落枕,采用分步疗法,见效快疗效好,具体操作:①远端取穴,针刺落枕穴,临床上采用的"互动式针法",常针刺此穴得气后,同时可配以后溪等穴,让患者缓缓活动颈部,做治疗前无法做的动作或引起疼痛的动作,幅度以患者可以忍受为度。后溪为止痉要穴,合谷透后溪,采用双得气法,即合谷穴进针后有酸胀感再行透刺,至后溪穴亦有酸胀感后嘱患者活动颈部。阳谷、阳溪、阳池三穴位于手腕处,据生物全息论观点,此三穴正与颈项部相对应,故常用来治疗颈椎病、落枕等颈项疼痛,多施以互动式针法。上述三组穴位可交替使用,或根据患者耐受程度选用。②局部取穴,风池为祛风要穴,治疗落枕及头项强痛时,可平刺透风府;压痛点及周围可进行围刺,刺时采用阻力针法,可有效改善局部疼痛。③刺络拔罐,在压痛点或走罐后瘀点密集处刺络放血。④留针,颈肩部常规针刺后留针,配合远端取穴,疏通经络,以止痛。

落枕可以预防。首先,选择合适的枕头,枕头高度应与个人一侧肩高相近,位置应放置在后颈部,而非后脑勺上,侧卧枕头应选与肩同宽的枕头;其次,要避免不良的睡眠姿势,如俯卧把头颈弯向一侧,头颈部位置不正、过度屈曲或伸展等;最后,要避免受凉、吹风,以免熟睡时风寒邪气侵袭颈肩部引起气血瘀滞、脉络受损而发病。亦可配合做颈部保健操,治疗落枕,效果明显。

五、痉挛性斜颈

痉挛性斜颈是一种以颈肌扭转或阵挛性倾斜为特征的锥体外系器质性疾患。临床表现为起病缓慢,头部不随意的向一侧旋转,颈部则向另一侧屈曲。可因情绪激动而加重,睡眠中完全消失。痉挛性斜颈的确切病理机制尚未明确,中医学属"痉证"范畴。

痉挛性斜颈的临床表现可分为四型:①旋转型:患者头绕身体纵轴向一侧做痉挛性或阵挛性旋转。②后仰型:患者头部痉挛性或阵挛性后仰,面部朝天。③前屈型:患者头部向胸前做痉挛性或阵挛性前屈。④侧挛型:患者头部偏离纵轴向左或右侧转,重症患者的耳、颞部可与肩膀逼近或贴紧,并常伴同侧肩膀上抬现象。

【治疗】

1. 毫针刺法

[**处方**]人中　颈臂　风池　合谷　郄门　劳宫　内关　足临泣　涌泉　太冲　中渚

随症配穴：取扶突、天窗、天鼎、天容、翳风、大椎等穴。

[**操作**]首先针刺中渚、合谷，采用互动式针法，活动颈部；随后针刺颈项局部穴位。针刺时注意颈肩部腧穴针刺安全，不可向内下针刺，避免伤及肺脏。颈臂穴针感可窜向肩臂及胸内，窜动1次即可，不可窜动过多，否则加重病情。

2. 罐法

[**处方**]大杼到胃俞胸背段走罐

[**操作**]先在后背走罐，重在上焦和中焦；痧点集中区可加拔罐。

【明理与心得】

痉挛性斜颈中医称为"痉""摇头风"。《张氏医通》："痉者，筋脉拘急也。"本病发病与精神因素有关，根据临床表现可分为轻、中、重三度。轻型者肌痉挛的范围较小，仅有单侧发作，无肌痛；中型者双侧发作，有轻度肌痛；重型者不仅双侧颈肌受到连累，并有向邻近肌群，如肩部、颜面部、胸肌及背部肌群蔓延的趋势，且有严重肌痛。

本病与长期精神刺激或短期内突受巨大刺激及精神状态有关，临床治法多以通督调神、解痉活络为主。所以应嘱患者节饮食、慎起居、调畅情志、坚定信念。针刺治疗贵在坚持，取水沟、内关、涌泉五穴，简称五心针法，以安神定志，取颈臂、合谷、太冲行气开窍活络，余穴疏通经络，解痉祛风。对于没有经过肉毒素、手术治疗的轻中度患者，针刺治疗更容易恢复，针刺疗程相对较短。

扶突、天窗二穴在《针灸学》七版教材中论述其定位皆与喉结相平，笔者认为所谓与喉结相平，是以喉结为顶点在颈外侧做一条与下颌的平行线，扶突穴与天窗穴在该线上，取穴时用手在该线上点压胸锁乳突肌前、后缘之间凹陷处即扶突，该线与胸锁乳突肌的后缘交点凹陷处即天窗。应用该组穴位治疗时，须熟悉颈部解剖，把握针刺深度和角度，用心体会针感。

六、肩关节周围炎

肩关节周围炎，是肩关节周围肌肉、韧带、肌腱、滑囊、关节囊等软组织损伤、退变而引起的关节囊和关节周围软组织的一种慢性无菌性炎症，简称肩周炎。对各种外力的承受能力减弱是肩周炎发病的基本表现。长期过度活动，姿势不良等所产生的慢性致伤力是主要的激发因素。外伤后肩部固定过久，肩周组织继发萎缩、粘连或肩部急性挫伤及牵拉伤后治疗不当等都是其诱发原因。

中医学称之为"漏肩风""冻结肩""五十肩"等。本病多因老年体弱,肝肾不足,气血虚亏或大病之后,气血虚损,营卫不和,筋脉失养,骨惫懈惰,复感风寒湿邪,外邪蕴入经络,阻滞经络致肌肉枯萎、肢体疼痛,活动不利;或因过力劳伤,闪筋之后气滞血凝,血不荣筋,关节拘紧;或气滞,导致肝气郁结,气血运行不畅,筋脉失养。

【治疗】

1. 毫针刺法

[**处方**]肩五针 肱三头肌三针 合谷 后溪 阳陵泉 条口透承山 阿是穴

随症加减:根据疼痛部位不同与活动受限程度,分别着重选取肩前方、外侧、内侧穴位。前方痛甚加合谷、列缺;外侧痛甚加后溪、小海;内侧痛甚加尺泽、太渊。

[**操作**]针刺时刺激量稍大,可用阻力针法,针感以抵达痛点为妙,可随着针感出现,嘱患者活动患侧肩关节。

2. 刺络拔罐法

[**处方**]肩部阿是穴

[**操作**]可先在肩背部走罐,在明确的痛点及瘀点明显处点刺后拔罐。

【明理与心得】

本病治疗也需采取分步治疗法,可提高针刺疗效,缩短病程。①远端取穴:采用互动式针法,如刺条口透承山,由条口穴刺入,患者有酸胀针感后向承山穴透刺,待承山穴附近也有酸胀感后,行高频率捻转手法,嘱患者进行患肩的活动,做平时受限的活动或引起疼痛的动作;幅度以患者可以忍受为度。②局部取穴:采用阻力针法,在阿是穴及周围可用阻力针法,即在刺至合适的深度后,拇、食指握住针柄将针朝一个方向捻转,当针体被肌纤维缠绕而捻转不动时,接着做提插手法,使针体带动局部肌肉运动,头两次阻力很大,经过1~2次提插,肌纤维被拉断,再继续做3~5次边捻转边提插的手法。至此行针手法即告完毕。根据病情需要,或留针,或不留针。③久留针:刺肩五针、肱三头肌三针等穴,静以久留,起到止痛作用。④刺络拔罐:选取走罐后出现的瘀点等阳性反应点进行刺络拔罐,可促进局部去瘀生新。肩五针的穴位都位于三角肌上,肩周炎的患者关节的硬化和挛缩使关节及周围组织的内力改变,张力增加。受外力作用,风寒湿等环境变化,肌腱、肌肉、关节囊、滑囊、韧带拘紧,充血水肿,炎性细胞浸润,组织液渗出而形成进一步的粘连、瘢痕、组织萎缩,粘连的范围可达肩周软组织。广泛性粘连造成局部运动的严重受限。而受累表现最为突出的病灶点往往在肩袖(包绕在肱骨头周围的一组肌腱复合体)、肱二头肌长头肌肌腱、肩部滑囊、喙肩韧带、喙肱韧带、肱横韧带等处,这些区域正对应于肩五针穴区,故肩五针是治疗肩周炎的主穴。

肩髃属手阳明大肠经，肩髎属手少阳三焦经。手阳明经"上肩，出髃骨之前廉"，其病有"肩前臑痛"，当肩前压痛时，为手阳明经证；手少阳经"上肩"，其病"肩、臑、肘、臂外皆痛"，当肩外侧压痛明显时，为手少阳经证。

肱三头肌处是肩周炎出现疼痛概率最多的部位之一，故肱三头肌三针为肩周炎必选穴之一。阳陵泉的治疗侧重于肩周炎的疼痛明显期，而条口透承山和丰隆透承山的治疗侧重于肩周炎的凝结证期。

肩周炎的分期为：疼痛期，发病时间为 1~3 个月，临床表现主要为疼痛昼轻夜重，稍有活动或活动不慎则出现强烈的疼痛，甚至彻夜不眠；僵硬期，发病时间为 4~7 个月以上，临床表现主要为疼痛有所减轻，肩关节功能障碍表现突出，出现"扛肩"现象；恢复期，发病时间为 8~12 个月以上，临床表现主要为疼痛明显减轻，功能障碍明显好转。疼痛期可针灸配合刺络，僵硬期配合功能锻炼，恢复期以针灸治疗为主。

七、肱骨内、外上髁炎

肱骨内、外上髁炎，是肱骨内、外上髁处发生的急性扭伤或慢性劳损性疾病。中医称之为"肘劳"。病因主要为慢性劳损，前臂在反复地做拧、拉、旋转等动作时，可使肘部的筋脉慢性损伤，迁延日久，气血阻滞，脉络不通，不通则痛。肘外部主要归手三阳经所主，故手三阳经筋受损是本病的主要病机。

肱骨内上髁炎，又名肘内侧疼痛综合征，俗称高尔夫球肘。以肘关节内侧疼痛，用力握拳及前臂做旋前伸肘动作时可加重，局部有多处压痛，而外观无异常为主要表现。肱骨外上髁炎，又名肘外侧疼痛综合征，俗称网球肘。以肘关节外侧疼痛，用力握拳及前臂作旋前伸肘动作时可加重，局部有多处压痛，而外观无异常为主要临床表现。

【治疗】

1. 毫针刺法

［处方］阿是穴

肱骨内上髁炎：取少海　青灵　小海　后溪　前臂内侧六针

肱骨外上髁炎：取曲池　肘髎　手三里　合谷　前臂外侧六针

随症配穴：肘尖痛加天井。

［操作］针刺时，阿是穴可多向刺，增强针感，在阿是穴周围可再寻找 2~4 个穴位行阻力针法，针尖向痛处。

2. 火针刺法

［处方］阿是穴

［操作］将火针针具于阿是穴附近烧白亮，迅速刺入阿是穴，急出针，酌情

在周围点刺数针。由于火针治疗以肱骨外上髁炎为主,肱骨内上髁内侧有尺神经分布,尺神经在肱骨内上髁后方及尺骨鹰嘴间(尺神经沟)的一段接近浅表,故避免火针针刺。

3. 刺络拔罐法

[处方] 阿是穴

[操作] 于阿是穴处刺络拔罐。

4. 灸法

[处方] 阿是穴

[操作] 以艾炷悬于穴位上,每穴 10 分钟左右,或以患者感觉局部温暖舒适为度。

【明理与心得】

肘劳属中医学"伤筋""痹证"范围。本病多由肘部长期过劳,损伤气血,脉络空虚,寒湿之邪积聚肘节;或长期从事屈伸肘关节、伸腕等活动,使筋脉损伤,瘀血内停,筋经络脉失和,血不荣筋而致。《内经》云:"风寒湿三气杂至,合而为痹。"可见外感寒湿之邪与肘关节局部劳损是肘劳的两个重要病因。肱骨内、外上髁部是前臂肌群的起点,由于肘、腕反复用力,长期劳累或用力过猛过久,使前臂肌总腱在肱骨上附着点处,受到反复的牵拉刺激造成该部组织部分撕裂、出血、扭伤而产生的慢性无菌性炎症。肱骨内上髁炎以肘关节内侧疼痛为主,属手太阳经经筋病证;肱骨外上髁炎以肘关节外侧疼痛为主,属手阳明经经筋病证。因本病发生部位位于手阳明、太阳经,故取穴以手阳明、太阳经穴循经取穴为主。

治疗本病可采取分步针刺法,可有效提高疗效,缩短疗程。①首先火针或毫针针刺阿是穴,在压痛点进行针刺,毫针可用扬刺法,直刺 1 针,周围取 4 个点向中心透刺,或进行多方向针刺以增强针感,火针可进行围刺。②局部取穴,取阿是穴和周围压痛点,采用阻力针法,即在针刺至合适的深度后,拇、食指握住针柄将针朝一个方向捻转,当针体被肌纤维缠绕而捻转不动时,接着做提插手法,使针体带动局部肌肉运动,头两次阻力很大,经过 1~2 次提插,肌纤维就被拉断,继续做 3~5 次边捻转边提插的手法,至此行针手法即告完毕,根据病情需要,或留针,或不留针。③采取刺络法,可达到去瘀生新的作用。④最后,分别于屈肌和伸肌针刺留针,即前臂内侧与外侧 6 针,刺屈肌或伸肌的肌腹,能够放松痉挛的肌肉,使肌肉附着点的牵拉相应减轻,从而减轻症状。

在阿是穴周围进行针刺时,由于压痛点经常会影响其周围的肌肉组织,产生这些隐性的痛点,如不针对治疗,会出现新的痛点,而提前进行针刺,不但能够预防新痛点的出现,还能通过手法拉断肌纤维造成轻度损伤,对穴位进行长期刺激,可增强治疗效果。

本病多由慢性劳损而成,早期疼痛以针刺为主,晚期加局部刺络放血。在治疗同时要注意减少肘部活动,注意局部保暖。

八、腕管综合征

腕管综合征为正中神经在腕部受到卡压而引起的一系列症状和体征,又称为迟发性正中神经麻痹,属中医"筋伤"范畴。临床表现主要为正中神经受压,食指、中指和无名指麻木、刺痛或呈烧灼样痛,白天劳动后夜间加剧,甚至睡眠中痛醒;局部性疼痛常放射到肘部及肩部;拇指外展肌肌力差,偶有端物、提物时突然失手。

西医认为,局部骨折脱位、韧带增厚或管内的肌腱肿胀、膨大引起腕管相对变窄,致使腕部正中神经慢性损伤是本病的常见病因。凡是挤压或缩小腕管容量的任何原因都可压迫正中神经而引起腕管综合征。检查时,按压腕横韧带部或尽量背伸腕关节时,可使症状明显。病程长者伴大鱼际萎缩。

【治疗】

1. 毫针刺法

[处方] 阳溪　郄门　间使　鱼际　内关　外关　大陵　阿是穴

随症配穴:无名指麻木可加中渚;小指麻木加前谷、后溪。

[操作] 针感沿正中神经放散至指尖为好,但每次治疗有 1~2 次放散即可,以免多次刺激,损伤神经。

2. 灸法

[处方] 腕关节局部取穴

[操作] 温和灸,每穴 10 分钟,或以患者耐受为度。

3. 刺络放血法

[处方] 商阳　中冲　关冲

[操作] 以采血针点刺,依据个人情况挤出血滴少许。

【明理与心得】

本病中医又称"手麻木不仁""手不仁",因风、寒、湿及久劳引起气滞血瘀,经脉闭阻,不通则痛,甚至筋脉失养导致肌肉萎缩。该病多因腕横韧带增厚,腕管内滑膜增生、腱鞘囊肿等多种原因导致腕管内容积变小,正中神经受到挤压引起,早期神经纤维轻度炎性水肿,逐渐发生神经纤维脱髓鞘改变,甚至导致神经轴索部分断裂。针灸治疗能够消减炎症及神经纤维的水肿,减轻正中神经的压迫,从而缓解症状。

井穴处分布有数量丰富的感觉神经末梢,依据感觉区域投射图,井穴所处的指尖在大脑皮层投射占有大片区域,因此刺激井穴有助于感觉的恢复。故取商阳、中冲、关冲刺络放血,疗效颇佳。

虽然针灸治疗都可减轻大部分患者的疼痛,取得一定效果,但如果腕管内本身出现占位性病变,导致疾病反复发作,可造成神经损伤难以恢复,故对于保守治疗无效,病情反复加重的患者可采用手术治疗,解除对正中神经的压迫症状,为神经恢复创造良好条件。

九、腰痛

腰痛指腰脊部疼痛,或在正中,或在一侧,或两侧均疼痛的症状。腰痛可放射到腿部,常伴有外感或内伤症状。《金匮翼》记载:"盖腰者,一身之要,屈伸俯仰,无不由之。"腰部在人体活动中起枢纽作用,且活动多,因而腰痛是最常见的伤科疾病。腰痛与外伤、肾虚、外感风寒湿热有关。

引起腰痛病的原因很多,有数十种,西医学比较常见的有腰部骨质增生、椎间盘突出/膨出症、腰椎肥大、椎管狭窄、腰部骨折、椎管肿瘤、腰部急慢性外伤或劳损、腰肌劳损、强直性脊柱炎等。

【治疗】

1. 毫针刺法

[处方] 阿是穴 腰夹脊穴 腰部膀胱经第1、2侧线 腰痛点 委中

随症配穴:腰脊柱正中痛加水沟、支沟;腰两侧痛加二白、攒竹;单侧腰痛取同侧条口透承山,急性腰痛取后溪透合谷。

[操作] 阿是穴采用滞留针法,针刺入痛点后向同一方向捻转数圈至肌纤维缠绕针身导致滞针,然后拔出针灸针带出肌纤维;腰夹脊穴取膀胱经第1、2侧线,长短针结合针刺,得气为度;随症配穴均根据疼痛位置使用运动针法。

2. 刺络拔罐法

[处方] 委中

[操作] 本法适用于急性腰痛。在委中穴附近迂曲经脉点刺放血,常有暗黑血液喷射而出,血出后,腰痛多得以明显减轻。

【明理与心得】

"腰痛"首见于《黄帝内经》,乃指腰部疼痛为主要症状之痛证。腰椎周围软组织病变引起的腰痛大多可由风湿、风寒、湿热等外邪为患,或跌损伤所致,以上诸因皆可致气机不畅、经络不通、气血不行。即"不通则痛""不荣则痛"。

治疗腰痛时,采用分步治疗,可取得更好疗效:①远端取穴,采用互动式针法,腰痛点为上肢部经外穴,因本穴善治腰痛,故名腰痛点,是治疗腰痛之主穴、要穴。针刺腰痛点得气后,嘱患者活动腰部,应尽量向活动受限方向活动,幅度以患者耐受为度。后溪穴通督脉,手太阳与足太阳相接,互动针法刺合谷透后溪,治疗急性腰痛疗效卓著;水沟行互动针法适用于腰部正中疼痛明显者;攒竹治疗腰痛采用互动式针法时,取穴比标准位置略靠上并向下平刺,深度达0.5~0.8寸。首先令患者站立,边捻转边令患者活动腰部或行走,疼痛可大部分缓解或针入痛

止。后令患者仰卧,捻转行针后嘱其抬患侧腿,患者可抬高患肢而不觉疼痛,不用互动式针法难取此效。攒竹是治疗直腿抬高实验阳性者的主穴,治腰痛的辅穴。②局部取穴,先选取阿是穴行阻力针法,后再循按阿是穴周围寻找新的痛点,起出第一针,再针刺新的痛点;这样可以预防出现新的痛点。③留针,单纯腰部疼痛取肾俞、大肠俞、命门,疼痛以中间为主取督脉穴为主,两侧为主则以膀胱经为主;痛及臀部取环跳,痛及腿部取承扶、承山;痛及小腹者,取带脉穴。补虚泻实,寒湿腰痛和肾虚腰痛可采用温针灸。④刺络拔罐,阿是穴处及委中穴可刺络放血。

神庭、上星亦可治疗腰痛,针尖向后,高频率低幅度捻转,使针感向后窜行,得此针感疗效更佳。头部督脉的腧穴皆有治疗腰疾之效,此组穴位可为腰痛的常用配穴,治疗尾骨痛效果显著。攒竹对于单侧腰痛治疗效果好。

针灸对腰肌劳损、腰椎关节病疗效较好,盆腔疾患及肾脏疾患引起的腰痛应以治疗原发病为主。因脊椎结核、肿瘤等引起的腰痛,不属针灸治疗范围。

十、坐骨神经痛

坐骨神经痛是指在坐骨神经通路及其分布区内,即腰、臀部、大腿后、小腿后外侧和足外侧发生的疼痛症候群。足太阳经脉的病候"腘如结,腨如裂",与坐骨神经痛的症状相似。该病的发生是由于风寒湿邪,乘虚侵入人体,引起气血运行不畅,经络阻滞;或外伤跌仆,致气血瘀滞,经络不通而致病。其发病部位主要在足三阳经的循行部位。

坐骨神经痛分为原发性和继发性两类。原发性坐骨神经痛的发病与受寒、潮湿、损伤和感染有关;继发性坐骨神经痛为神经通路的邻近组织病变产生的机械性压迫或粘连引起。按受损部位,又分为根性和干性。根性坐骨神经痛疼痛常自腰部向一侧臀部、大腿后,腘窝、小腿外侧及足部放射,呈烧灼样或刀割样疼痛,咳嗽及用力时疼痛可加剧,夜间更甚,坐骨神经通路可有压痛,患肢小腿外侧和足背常有麻木及感觉减退,臀肌张力松弛,伸踇及屈踇肌肌力减弱,跟腱反射减弱或消失;干性坐骨神经痛起疼痛常从臀部向股后、小腿后外侧及足外侧放射,行走、活动及牵引坐骨神经时疼痛加重,压痛点在臀点以下。

【治疗】

1. 毫针刺法

[处方] 阿是穴　环跳　秩边　委中　肾俞　气海俞　大肠俞　腰夹脊穴

随症配穴:阳明经痛甚加阳明四穴、阳陵泉、悬钟;太阳经痛甚加殷门、承山;少阳经痛甚加阳陵泉、悬钟、足临泣;急性痛可加攒竹;顽固痛加局部刺络放血,活血化瘀。

[操作] 针刺时取穴以患侧为主,针感以出现放电感为佳,然不可刺激量过

大,避免造成神经损伤。环跳、殷门穴需分经得气;委中针感传至小腿后侧、足跟、足掌和足趾,委阳、阳陵泉使针感传至小腿外侧、足踝和足背;足三里、上巨虚、下巨虚、悬钟使针感传至足背;环跳、殷门使针感传至小腿背侧和外侧;肾俞、气海俞用 1.5~2 寸毫针向脊柱斜刺,使针尖达横突;大肠俞用 3 寸毫针直刺;双侧夹脊穴均用 1.5 寸毫针直刺。

2. 刺络拔罐法

[处方]

走罐部位:腰背段

放血点:阿是穴　委中

[操作]先在腰背走罐,然后取阿是穴、委中刺血拔罐。

3. 灸法

[处方]坐骨神经通路

[操作]艾条沿患侧温和灸,重点灸疼痛部位,灸至局部潮红、发热。

【明理与心得】

中医将坐骨神经痛归为"痹证"范畴,其病因是寒湿之邪侵犯并凝滞于经络,导致气滞血瘀,不通则痛;或因气血亏虚、筋骨失养而痛。治疗时以散瘀通络,祛风散寒除湿为原则。针刺可起到通络、活血、化瘀的作用,可达到"通则不痛"的治疗目的。根据"经络所过,主治所在"的原则,取足太阳膀胱经和足少阳胆经腧穴,并配合夹脊穴、阿是穴及经验效穴等,疏通经络、活血止痛,从而改善坐骨神经疼痛症状。

治疗本病时,采取分经得气法,要求不能仅有放电感下传,针感需传至痛感所在经脉。我们将坐骨神经痛按部位分型如下。

(1) 小腿外侧疼痛中医分型:阳明少阳型。西医分型:腓总神经痛。

(2) 小腿后面及足底疼痛中医分型:太阳少阴型。西医分型:胫神经痛。

(3) 整个小腿疼痛中医分型:阳明少阳、太阳少阴混合型。西医分型:腓总神经痛、胫神经痛混合型。

临床所见,以阳明少阳型最为多见,太阳少阴型次之,混合型最少。

实际上坐骨神经就是由腓总神经和胫神经组成,这两束神经束由结缔组织总鞘将其包绕于内,但两神经纤维并不是交叉连接在一起,故在针刺环跳操作时,刺中坐骨神经内、外侧有不同传导方向。若太阳经痛应刺中胫神经侧,使得针感抵达足心;阳明、少阳经痛,刺腓神经侧,使针感抵达足背。虽然坐骨神经因个体差异变异较大,但总体来讲,腓总神经的神经束靠外下侧,胫神经靠内上,针刺时要有的放矢。根据小腿疼痛部位不同,采用分经辨证,施以气至病所针刺法,可取得比较好的疗效。

十一、扭伤

扭伤是指各种病因(不慎跌仆、闪挫、外力打击、挤压或从高处坠落)造成人体的皮肤、皮下浅深筋膜、肌肉、肌腱、腱鞘、韧带、关节囊、滑膜囊、椎间盘、周围神经血管等组织的病理损害。

中医称为伤筋。病因为外来暴力、不慎跌扑、强烈扭转、筋肉或损或断,脉络随之受伤,气血受阻,血肿形成。急性扭伤以局部急性炎症与修复为主要特征。临床表现为机体局部疼痛、肿胀、功能障碍及皮下出现青紫瘀斑或血肿。常见的有急性腰扭伤、落枕、四肢关节扭伤等,这里重点介绍腰扭伤。

【治疗】

1. 毫针刺法

[处方] 阿是穴　合谷透后溪　养老　腰痛点　委中

随症配穴:腰脊痛加水沟,单侧腰痛加攒竹。

[操作] 选互动式针刺法,先选择远端穴位,如针尖向下平刺至攒竹穴,深度达 0.5~0.8 寸。令患者站立,边捻转边令患者活动腰部或行走,疼痛可大部分缓解或针入痛止。或患者仰卧位,捻转行针后嘱其抬患侧腿,患者可抬高患肢而不觉疼痛。水沟刺法为沿人中沟外侧横刺 0.3~0.5 寸透向对侧,一边捻转针体,一边嘱患者活动腰部。可以与合谷透后溪配合使用,可参见本书相关穴位。

2. 刺络拔罐法

[处方] 阿是穴

[操作] 疼痛部位或有瘀青部位以三棱针刺血后拔罐。

【明理与心得】

急慢性扭伤的治疗原则有所不同,急性扭伤,首先应使受伤关节制动,如出现血肿,先给予冷敷 20~30 分钟,在排除骨折、裂痕情况下,冷敷后或第 2 天开始予以针灸治疗,如扭伤后没有明显血肿出现,即给予针灸治疗。针刺治疗以活血祛瘀、疏通经络、消肿止痛为原则,通过局部刺激,可疏通瘀闭的筋脉,改善患处的血液循环,从而促进血液运行、关节功能的恢复。若损伤局部红肿疼痛严重,则不宜针刺,可取阿是穴对应健侧部位针刺,即缪刺法。

十二、膝关节痛

膝关节疼痛属中医"痹证"范畴。其主要症状为膝关节疼痛、肿胀、畸形、功能障碍。本病多因卫气不固致风寒湿邪侵袭机体经络,留于关节,导致气血闭阻不通,不通则痛,或因年老体衰、肝肾亏虚致筋骨失养,或因劳损伤、筋脉痹阻致气血不通,从而引起肢体关节和肌肉酸痛、麻木、重着及屈伸不利等症状。

膝关节痛是一种常见症状,其主要病理变化是关节软骨退行性变和关节韧带附着处骨质增生形成骨赘。通常见于风湿性关节炎、类风湿关节炎、膝关节骨性关节炎、化脓性膝关节炎、髌下脂肪垫损伤、滑膜炎等病。

【治疗】

1. 毫针刺法

[处方] 大腿前九针　大腿后九针　阳陵泉　内外膝眼　阿是穴

随症配穴：膝关节内侧疼痛者加膝关、阳谷；外侧或后侧疼痛者加环跳、膝阳关；膝关节痛连及大腿外侧加风市；膝关节痛连及大腿前侧加冲门；小腿部不适，可加小腿外侧八刺；关节屈伸不利者加委中。

[操作] 针刺时局部穴位以酸胀感为著，小腿穴位可有麻木放电感。风市可深刺 2.0~2.5 寸，并在风市上下 2 寸各刺一针以加强治疗作用。针刺内外膝眼要注意针具严格消毒，以免引起关节囊内炎症。

2. 灸法

[处方] 阳陵泉　内外膝眼

[操作] 温和灸每穴 10 分钟。

3. 火针刺法

[处方] 阿是穴

[操作] 将火针针具于酒精灯上烧至白亮，迅速点刺穴位，对膝关节冷痛患者效果尤佳。

【明理与心得】

膝关节痛与虚、邪、瘀密切相关。肝肾亏虚是病变的根本，风寒湿邪是致病的外因，瘀血是其病变过程中的病理产物。邪瘀日久可致虚，虚则邪、瘀难却，而邪、瘀两者也相互为患。针灸治疗可以疏通经络、活血止痛；火针疗法则具有温经散寒，通经活络的作用。对膝关节内、外侧副韧带进行点刺、排刺，如可找到明显阳性痛点（阿是穴）则在其周围采用火针围刺，效果尤佳。

针刺冲门、环跳两穴以获得类似放电感、电击感的针感向远心端放散为妙，飞经走气、气至病所可增强疗效。冲门和环跳两个穴位下分别有股神经和坐骨神经经过，针刺冲门、环跳两穴可视为是对支配大腿部神经进行的治疗，从而减轻膝关节的疼痛感觉，提高神经肌肉的运动能力。

大腿前九针主要是对股四头肌（包括股内侧肌、股外侧肌、股直肌和股中间肌）的肌腹进行排刺。以髌骨上缘和腹股沟为起止点，将每个（组）肌肉肌腹的中心线四等分，每个等分点各取一穴，共计三组九个穴位。大腿后九针主要是对股二头肌、半膜肌、半腱肌的肌腹进行排刺。以腘窝和臀横纹为起止点，将每个肌肉肌腹的中心线四等分，每个等分点各取一穴，共计三组九个穴位。大腿前九针可以降低股四头肌肌张力，减小其对髌骨及髌韧带的压力。大腿后九针常作辅助穴位间断使用，其作用是调节伸肌肌群、屈肌肌群之间肌力、张力平衡。同时还应针刺膝盖两侧的部位。膝关节两侧分布有胫侧副韧带(起自股骨收肌结节下方,止于胫骨内侧髁内侧)和腓侧副韧带(起自股骨外上髁,止于腓骨头尖部的稍前方),大腿外侧还有髂胫束,属于阔筋膜张肌,阔筋膜张肌位于大腿上部前外侧,起自髂前上棘,肌腹在阔筋膜两层之间,向下移行于髂胫束止于胫骨外侧髁。韧带与髂胫束有加强和保护膝关节内、外侧部的作用。风市穴恰位于髂胫束上,深刺风市与两侧副韧带上方的阿是穴能起到稳定膝关节的作用。内外膝眼亦是治疗膝关节痛的要穴,尤其对于半月板损伤造成的膝关节痛。膝关节囊附近穴位针刺操作时一定注意消毒彻底,避免引起膝关节的关节腔滑液感染。

日常生活中要注意不可久站、久行,应注意膝关节保暖,并做适当的功能锻炼。原则是以主动不负重的活动为主,练习关节活动,增强肌肉力量,以保持和改善关节活动范围,稳定关节的平衡力。通过功能锻炼可促进局部血液循环,保护、增强软组织的弹性及韧性,减少发病概率,延长疾病发作间隙时间。膝关节在半蹲位是最容易受损伤的,故半蹲位时切不可左右旋转上半身以免伤及膝关节内外侧副韧带。一旦关节韧带发生损伤,一定注意休息,否则容易因关节失稳,最终发展成为膝关节骨性关节炎。

十三、足跟痛

足跟痛是指单侧或双侧足跟及足底部胀痛及针刺样痛,行走及运动时明显加剧的一种临床常见症状。本病由跟骨骨刺、跟下脂肪垫炎、跖腱膜炎、跟下滑囊炎及跟骨高压症等导致软组织的慢性劳损及局部无菌性炎症引起。足跟痛属于中医学的"骨痹"范畴,隋代著名医学家巢元方称足跟痛为"脚根颓",中医认为此病多因肾气亏虚,筋脉失养,气血运行不畅,复感风寒湿邪,滞留于足跟而为病。

本病病因较复杂,一般认为是由于跟骨周围软组织长期遭受挤压,局部发生充血、水肿、渗出等,导致局部无氧代谢增加,乳酸堆积,长期慢性炎症使周围组织增生,瘢痕形成,以致压迫末梢血管神经,部分机化,钙化形成骨刺。另外,足部力学的动态平衡失调使跖腱膜承受的应力增加,长期慢性的牵拉可使跖腱膜发生微小撕裂,局部水肿产生无菌性炎症,人体为了加强此处的强度,防止被拉断,就使附着点不断钙化和骨化而形成骨刺,并同时继发跖腱膜炎性反应和粘连挛缩,产生疼痛。

【治疗】

1. 毫针刺法

[处方] 阿是穴 昆仑 太溪 悬钟 天柱 仆参 水泉

随症配穴:肝肾虚证加肝俞、肾俞、照海;气滞血瘀证加血海、膈俞、外关;寒凝血瘀证加命门、腰阳关,配合温针灸。

［操作］针刺以捻转手法为主,局部有酸胀感为佳。

2. 灸法

［处方］阿是穴 昆仑

［操作］将艾条点燃,距足跟痛点 0.5~1 寸用艾条灸疼痛点,以能耐受为度。或以艾炷行隔姜灸。

【明理与心得】

足跟痛多发于 40~60 岁老年人,60 岁以上者少见,《类经》云:"血气衰少则滞逆亦少,故为不痛。"说明老人气血衰少,故无显著症状。中医认为,足跟痛与肾虚、寒湿、气虚、血瘀有关,本病主要分为气滞血瘀型、寒凝血瘀型、肝肾亏虚型。

肾主骨生髓,肾精充足则生化有源,骨得精养则强劲有力,骨失精养则软弱无力而疼痛。太溪为足少阴肾经之原穴,为肾经经气输注之处,又是肾之元气流注并留止之所,凡肾阴、肾阳不足均可求之。天柱穴,是足太阳膀胱经的经穴,跟腱痛的部位正在足太阳膀胱经的路线上,同时,患者多数在低头时跟腱疼痛加重,下病上治,取天柱穴得到了满意的治疗效果。仆参、水泉位于足跟处,可发挥腧穴局部治疗的作用。

治疗本病还可选药物泡脚,八仙逍遥汤熏洗患足,或用熨风散做热熨,配合针灸收效良好。患者在急性期宜制动休息,缓解期减少步行劳作,并在患足鞋中放置海绵垫。

十四、类风湿关节炎

类风湿关节炎是一种以周围关节骨质损害为特征的全身性自身免疫性疾病,属中医"痹证"范畴。中医学认为,人体在劳倦涉水或汗出淋雨等情况下,致使阳气受损,腠理空虚,卫气不固,则风、寒、湿邪乘虚侵袭肌肤,流注经络、关节,气血运行阻滞,患部肿胀疼痛,关节僵硬变形,乃是本病的发病机制。

类风湿关节炎的病变特点为滑膜炎,滑膜炎持久反复发作,可导致关节内软骨和骨的破坏,关节功能障碍,甚至残废。除关节损害外,病变累及全身各个器官。类风湿关节炎以慢性、对称性、多滑膜关节炎和关节外病变为主要临床表现,好发于手、腕、足等小关节,反复发作,呈对称分布。早期有关节红肿热痛和功能障碍,晚期关节可出现不同程度的僵硬畸形,并伴有骨和骨骼肌的萎缩,极易致残。类风湿关节炎的全身性表现除关节病变外,还有发热、疲乏无力、心包炎、皮下结节、胸膜炎、动脉炎、周围神经病变等。广义的类风湿关节炎除关节部位的炎症病变外,还包括全身的广泛性病变。

附:强直性脊柱炎

强直性脊柱炎是一种以中轴关节和肌腱韧带附着点的慢性炎症为主要表现

的全身性疾病,以炎性腰痛、肌腱端炎、外周关节炎和关节外表现为特点。主要累及骶髂关节、脊柱及四肢关节,表现为关节和关节周围组织、韧带、椎间盘的钙化,椎间关节和四肢关节滑膜的增生,最终发展为骨性强直。

【治疗】

1. 毫针刺法

[**处方**] 大椎　阴陵泉　八风　血海　梁丘　委中　足三里　风池

随症配穴:手指拘挛不利加合谷透后溪、中渚、八邪;腕关节舒张不利加阳池、阳溪;踝关节疼痛加解溪、丘墟、太溪;肘关节痛甚加曲池、尺泽、手三里;肩关节痛加肩髎、肩贞;强直性脊柱炎,加盘龙夹脊刺,左右两侧夹脊穴隔天交替针刺。

[**操作**] 盘龙刺,取夹脊穴针尖向椎体方向相对而刺,两侧夹脊穴隔天交替取穴。

2. 火针刺法

[**处方**] 阿是穴

[**操作**] 先以酒精灯将火针针具烧至白亮,迅速点刺各穴,以疼痛小关节为点刺重点,深度不宜过深,每2~3日行一次。

3. 灸法

[**处方**] 脾俞　肾俞　肝俞

随症配穴:强直性脊柱炎加大椎。

[**操作**] 每穴以温和灸法,每穴灸治10分钟。

【明理与心得】

中医学认为,类风湿关节炎发病以正气不足为内因,而风、寒、湿、热为外因,尤以风、寒、湿三者杂至而致病者为多。类风湿关节炎中医证候特点早期以邪实为主,病位在肌表经络;病久则以虚实夹杂多见,并可内及脏腑,出现肝肾、气血、阴阳损伤。且不论邪实或正虚,日久均可导致湿聚成痰,血滞为瘀,痰瘀互结的病理变化。在治疗过程中,祛寒、利湿、补气必不可少,应根据病程进展,结合辨证选取不同的针刺处方,对症治疗。

大椎是督脉腧穴,又是诸阳经交会穴。大椎穴性纯阳主表,既能助阳散寒,又能够清热泻火,因此该穴是临床上使用频率非常高的一个腧穴。阴陵泉为足太阴脾经之合穴,五行属水,功能健脾化湿,淡渗利湿,主治一切水湿病证,为治湿之要穴。临床上常与治疗水病之要穴水分配伍分利水湿,利水消肿。

八风为治疗足部病症的常用经外奇穴,具有祛风通络、清热解毒的功效。笔者在临床上常用其治疗风湿、类风湿关节炎,配合其他通经活络,祛风除湿的穴位,取得了较好疗效。

类风湿是多系统炎症性自身免疫系统疾病,治疗不同于一般疾病,是一个漫长而复杂的过程,在进行规范针刺治疗的同时要兼顾患者整体状况,如有累及心脏、肺、气管等脏器的并发症,应及时中西医结合治疗。

风湿性关节炎和类风湿关节炎都是风湿免疫性疾病,但它们是有根本的区别:①发病情况不同:风湿性关节炎初发年龄以 9~17 岁多见,男女比例相当;类风湿关节炎以中年女性多见。②病因不同:风湿性关节炎是链球菌感染造成,而类风湿关节炎是多种原因引起的关节滑膜的慢性炎症。③症状不同:风湿性关节炎常见累及大关节(膝关节、肘关节等),不造成关节的畸形,还有环形红斑、舞蹈症、心脏炎的症状类;类风湿关节炎往往侵犯小关节(尤其是掌指关节、近端指间关节、腕关节),也会侵及其他大小关节,晚期往往造成关节的畸形,还可出现类风湿结节和心、肺、肾、周围神经及眼的内脏病变。④实验室检查不同:风湿性关节炎抗"O"高,类风湿关节炎往往类风湿因子高,CCP、AKA 会出现阳性。⑤治疗不同:风湿性关节炎以消除链球菌感染为主,青霉素是首选药物,同时对于关节疼痛、心脏炎等进行相关处理;类风湿关节炎以防止关节破坏,保护关节功能,最大限度地提高患者的生活质量为目标,用药上及早应用慢作用抗风湿药,在关节疼痛肿胀期间应用非甾体抗炎药控制疼痛等症状,出现内脏并发症时进行相关治疗。⑥预后不同:风湿性关节炎治疗后关节无变形遗留,但如果治愈不完全,易遗留心脏问题,即"游过关节,咬住心脏";类风湿关节炎晚期会出现关节畸形。

十五、多发性硬化

多发性硬化多为肢体软弱无力,活动不便,甚至肌肉萎缩,一般归属于"痿证"范畴,临床表现较为复杂:出现手足动作笨拙,共济失调者,归属于"骨繇"范畴;若表现腰背痛不能伸,肢体痛,麻木,归属于"痹证"范畴;若出现视力障碍,视物不清,归属于"视瞻昏渺";若突然失明者,归属于"青盲";若表现构音障碍,归属于"暗厥";若四肢瘫痪,归属于"风痱"等。

现代医学认为,多发性硬化是以中枢神经系统白质炎性脱髓鞘病变为主要特点的自身免疫病。本病最常累及的部位为脑室周围白质、视神经、脊髓、脑干和小脑,主要临床特点为中枢神经系统白质散在分布的多病灶与病程中呈现的缓解复发,症状和体征的空间多发性和病程的时间多发性。目前对该病尚无特效的治疗,当前主要治疗是肾上腺皮质激素治疗、免疫抑制治疗及对症治疗。

【治疗】

1. 毫针刺法

[处方] 华佗夹脊穴

随症配穴:构音障碍加大椎、哑门;眼花、视物不清加睛明、光明;腰部无力常用腰夹脊穴和膀胱经的大肠俞、肾俞等;腿部肌肉无力,常用大腿前九针;小腿无力常用阳明四穴，或者小腿外侧八刺；上肢无力用条口透承山、肩五针、肱二头肌三针、肱三头肌三针、肩胛冈三针、前臂内外侧六针、八邪等；下肢无力者加小腿外侧八刺。

［操作］治疗构音障碍、吞咽困难及咽喉不利等症时，大椎、哑门采用运动行针法，一边将针捻转，一边嘱患者咳嗽或者咽唾沫，其余穴位常规针刺，得气即可。

2. 走罐法

［处方］膀胱经第 1 侧线

［操作］先在双侧膀胱经、督脉用闪火法走罐，以局部皮肤发红或均匀出痧为度。

【明理与心得】

外感湿热之邪气，湿热蕴结，阻滞经络，气血运行不畅；或过度劳累，肝肾不足，气血虚弱，经脉失养是本病的基本病机，主要病位在肾、肝、脾。

华佗夹脊是治疗多发性硬化的有效穴位，尤其在早期针刺过程中往往能收到较好疗效，后期由于腧穴耐受，效果逐渐减弱，在临床上可以使用盘龙刺法交替针刺夹脊穴，减少腧穴耐受现象的发生。

本病具有空间多发性、时间多发性、反复发作性、症状多样性和不可预知性等特点，临床症状多样，针刺治疗时应针对不同症状施用不同疗法。以华佗夹脊为主穴，依据症状及病变部位灵活选穴。针灸治疗期间，应加强康复锻炼，提高肌力，防止肌肉、骨骼、关节失用性变化，治疗中还应注意指导患者调畅情志，注意合理饮食，防止复发，还应注意患者全身状况，如血压是否稳定，食欲、睡眠是否正常，大便是否通畅等，并及时给予处理。

目前认为本病的发生与自身免疫反应的异常密切相关，针灸可以通过细胞因子、神经活性物质等多个环节对调节体液免疫与细胞免疫，最终通过神经 - 内分泌 - 免疫网络来实现良性双向调节作用，从而起到治疗作用。

十六、重症肌无力

重症肌无力临床表现多样，轻者表现为上眼睑下垂、复视、斜视等；重者则全身乏力、咀嚼肌无力、饮水咳呛、吞咽困难、呼吸困难，甚至危及生命。中医学将其归于"睑废""痿证""虚劳""喑痱""大气下陷"等范畴。

现代医学认为该病累及神经 - 肌肉接头处突触后膜上乙酰胆碱受体，并主要由乙酰胆碱受体抗体介导、细胞免疫依赖、补体参与的自身免疫性疾病。病因复杂，发病机制至今尚未完全明确，目前尚无特效药物根治本病。Osserman 将重症肌无力（MG）分为Ⅰ型（眼肌型）、ⅡA 型（轻度全身型）、ⅡB 型（中度全身型）、Ⅲ型（急性暴发型）、Ⅳ型（迟发重症型）4 个类型。对于重症肌无力Ⅰ型（眼肌型)和ⅡA型(轻度全身型)中医治疗有其独到的优势,本节主要介绍以上两个类型的治疗。

【治疗】

1. 毫针刺法

[处方]脾俞 肾俞 气海 三阴交 华佗夹脊穴 前臂内外侧六针 小腿外侧八刺

随症配穴:阴虚内热者加曲池、太溪、然谷;肝肾不足者加肝俞、悬钟。

[操作]各穴用平补平泻法,留针30分钟。

2. 走罐法

[处方]背部双侧膀胱经第1侧线

[操作]在患者背部膀胱经第1侧线行走罐法,然后闪罐法拔罐,至皮肤潮红,患者自觉后背发热为度,每次约10分钟,隔日1次,10次为1个疗程。

3. 耳针

[处方]眼 皮质下 脾 肝 肾 内分泌

[操作]每次选3~4穴,强刺激,留针30分钟,或用王不留行籽按压。

【明理与心得】

本病的发生与脾肾密切相关,《素问·太阴阳明论》指出:"四肢皆禀气于胃,而不得至经,必因于脾乃得禀也,今脾病不能为胃行其津液,四肢不得禀水谷气,气日以衰,脉道不利,筋骨肌肉皆无气以生,故不用焉。"肾为先天之本,主骨生髓,主封藏,故痿证与肾的关系最为密切。肝肾同源,肝血旺则筋柔肉润,肝肾强则筋骨得养,举动自如,故本病又与肝有关,治疗上应补脾肾,养肝血,强筋骨。并且本病又与病程有关:病程短的以脾气亏虚为主,病程长的以脾肾两虚为主。病程在一年以下的脾虚占绝大多数,随病程的延长则脾肾两虚的比例增加,符合中医久病及肾的观点。Osserman分型中属于Ⅰ型、Ⅱ型的症状较轻,预后较好,以脾虚证为主;而有呼吸肌受累的Ⅲ型和Ⅳ型则以脾肾两虚为主,在诱发因素影响下容易发生危象,与中医肾气不充,纳气不足的理论相符。

迄今为止,本病既缺乏特效的疗法,也无理想的药物,临床处理上颇为棘手,而针灸治疗本病,对于Ⅰ型、Ⅱ型的重症肌无力患者不仅近期疗效较为明显,且维持作用时间较长,体现了一定的优势。脾俞、肾俞补脾肾;华佗夹脊穴位于督脉周围,临床采用本组穴总督全身阳气;足三里、手三里、气海三穴大补元气;三阴交滋阴养血;前臂内、外侧六针和小腿外侧八刺能改善局部症状,增加上下肢肌肉力量,起到腧穴局部治疗作用,根据经络所过主治所及的原则,可治疗经络所过的肢体病症。重症肌无力造成假性肌肉肥大,大量脂肪细胞填充肌肉组织,晚期患者,肌纤维极不规则,甚至消失,完全由脂肪和结缔组织替代。而局部针刺能减缓该病理现象的发生。走罐配合闪罐法可改善局部皮肤微循环,加速穴区组织液和淋巴循环,有强壮元阳、温通经脉、调和气血的作用。

影响重症肌无力疗效的因素较多,除了选穴、方法外,还与患者的年龄、重症肌无力类型、病程长短、有无重症肌无力家族史、中医辨证类型等有很大关系。如治疗单纯眼肌型、轻度全身肌无力型较急性进展型效果好,其疗效较晚发性全身肌无力型、肌无力伴随肌萎缩型效果更好。本病除常规治疗外,患者应进行适量活动,晚期患者应加强护理,防止并发症,延缓全身性衰竭。

十七、儿童多动症

儿童多动症在中医学属于"风证""肝风"范畴,是一种常见的儿童行为异常问题,又称儿童脑功能轻微失调或轻微脑功能障碍综合征或注意缺陷障碍。这类患儿的智能正常或基本正常,但学习、行为及情绪方面有缺陷,表现为注意力不易集中、注意短暂、活动过多、情绪易冲动以致影响学习成绩。严重者在家庭及学校均难与人相处,日常生活中使家长和老师感到困难。

现代医学认为,儿童多动症发病原因尚不明确,可能与出生前后的轻微脑损害、遗传等因素有关,使患儿脑干网状结构抑制区出现不同程度的功能失调,对条件反射失去应有的调节,对大脑皮层运动区的兴奋及运动效应不能有效控制,从而产生过多的运动。

【治疗】

1. 毫针刺法

[处方] 内关　间使　郄门　太冲透涌泉　风池

随症配穴:注意力不集中者加百会、四神聪、神门;活动过多者加安神、安眠、心俞;烦躁不安加神庭、照海;食欲不振者加足三里、中脘。

[操作] 内关、间使、郄门三穴应快速进针,深刺法;太冲透涌泉选用1.5寸针,先直刺太冲,得气后将针提至皮下,向外斜刺,使针尖达涌泉处,然后行捻转提插之补法或平补平泻法使二穴均得气,即双得气法。

2. 梅花针

[处方] 背部华佗夹脊穴　膀胱经背俞穴

[操作] 用梅花针叩刺以上穴位,以局部皮肤潮红为度。

3. 耳针

[处方] 心　肝　肾　皮质下　肾上腺　交感

[操作] 两耳穴位交替使用,用粘有王不留行籽的胶布贴于耳穴部位,用手指按压刺激30分钟,隔日1次。

【明理与心得】

先天不足,肾精亏虚;心脾两虚,脑髓不充;或肝阳上亢、元神受扰为本病的基本病机。临床主要表现为动作过多与不协调,如摇头、伸颈、眨眼、吐舌、挤眉、耸肩、踢腿等,尤其在情绪紧张时发作频繁。针灸采用宁心安神、平肝潜阳法,能起到减轻症状的作用,具有一定的临床疗效。

心主神明,在治疗神志病方面,心包经穴位的作用与心经穴位相近,故内关、间使、郄门三穴为治疗包括儿童多动症在内的各种神志病的常用经穴。此三穴在治疗病症时,既可同时应用以增加效果,也可交替使用、互相替代使用以减少针刺耐受。在日常治疗过程中,长期使用同一个穴位,可使该穴位产生疲劳而降低治疗效果,三穴位在治疗疾病中的作用相似,交替使用可保持穴位的兴奋性而增加治疗效果。

太冲属足厥阴肝经,太冲透涌泉适用于肝肾阴虚、肝阳上亢之证。肾藏精,肝藏血;肾属水,肝主木。从生理上讲,二者为母子关系,病理上可以母病及子,亦可子盗母气,无论哪脏先病均可导致肝肾阴虚同病之证。用此二穴,既滋阴又潜阳,既滋肾水又涵肝木,为治疗肝肾阴虚、肝阳上亢之证的常用效穴,分别单刺不能代替本组透穴的疗效。

在治疗期间,应帮助患儿培养良好的生活习惯,对不良行为要耐心教育,多关心患儿,切忌打骂。

第二节　内　科　病　症

一、感冒

凡感受外邪或时行疫毒导致肺卫失和,以鼻塞、流涕、喷嚏、头痛、恶寒、发热、全身不适等为主要临床表现的外感疾病,称之感冒。本病相当于西医的普通感冒、流行性感冒等。

普通感冒与流行性感冒都是由病毒引起的急性呼吸道传染病。普通感冒轻,流行性感冒重。普通感冒一年四季皆可散在发生,以鼻塞流涕,咽痒咽痛,周身酸楚乏力为主要症状。流行性感冒起病急,高热、头痛、乏力、眼结膜炎和全身肌肉酸痛等中毒症状明显,而呼吸道卡他症状轻微。本病主要通过接触及空气飞沫传播。发病有季节性,好发于春秋冬季节,由于变异率高,人群普遍易感。

【治疗】

1. 毫针刺法

[处方] 大椎　风池　风府　合谷　外关

随症配穴:鼻塞流涕者加上星透神庭、印堂、迎香;头痛重者加头维、四神聪、阿是穴、太阳;咽喉肿痛者加少商、商阳、鱼际;腹痛、呕吐、泄泻者加足三里、中脘、内关。

[操作] 少商、商阳点刺出血,其他穴平补平泻。

2. 罐法

[**处方**] 背腰部膀胱经第1侧线与督脉部位

[**操作**] 用闪火法走罐,视病情的轻重与患者的耐受力,调整手法轻重,以局部发红为度,心肺区为走罐重点。

3. 穴位敷贴

[**处方**] 大椎　大杼　风门　肺俞　膈俞　脾俞　肾俞

[**操作**] 将备好的药粉用姜汁和匀,贴在上述穴位处。

【明理与心得】

本病系感受外邪所致,与人的体质强弱密切相关。常因起居失常,冷暖不调,涉水淋雨,过度疲劳,酒后当风等导致机体抵抗力下降而发病,各种慢性病的体弱者则更易罹患。风邪多与寒、热、暑湿之邪夹杂为患,由皮毛、口鼻侵入,伤及肺卫,出现一系列的肺卫症状。因患者体质不同,感受同一外邪亦有从寒而化或从热而化等多种证型。

用方药治病,不同证型采用不同方药。如风寒用辛温解表,风热用辛凉解表,病位与病性并重。但因大多数穴位具有双向调节作用,故针灸治病则多侧重于病位,如大椎,纯阳主表,既可适用于风寒感冒,也可适用于风热感冒。过去有不少文献,包括大学教材,根据患者的不同表现设有辛温解表方、辛凉解表方、益气解表方等。我们认为这种不同处方没有本质区别,即使用反了,疗效也一样。七版《针灸学》就改变了上述观点,把列缺、合谷、大椎、太阳、风池作为基本治疗方,很有价值,突出了针灸的特性。

综观以往文献,治疗本病皆以毫针刺为第一法。据我们多年临床实践体会,走罐法当为第一治疗法,毫针法次之,如果两者合用,相得益彰,疗效更佳。

肺下界在背部的位置:肩胛下角线上第十肋骨。左肺下界除锁骨中线的下端因受心脏浊音区及胃泡鼓音区的影响不易确定外,其他均与右肺相同。背部分布着各脏腑的背俞穴,背俞穴的位置基本与同名脏腑一致。根据这一特性,我们将背俞穴的意义扩大,如凡是在肺脏投影范围内的腧穴都视为背俞穴而治疗肺疾。从西医角度看,在脊柱两侧分布着诸多交感神经节,交感神经节是调节内脏功能的重要组织,背部肌肉丰满,既有利于走罐、拔罐,又有利于针刺、敷贴。背部走罐法就基于这一道理。

从腧穴命名可知,凡是带风字的腧穴都有散风的作用,《伤寒论》就有用风池、风府散风祛热之范例。大椎穴属督脉,督脉属阳,又为诸阳经交会穴,故其穴性纯阳主表,此处为散风祛寒退热之主穴。合谷、外关就有散风祛热之功。

督脉从鼻正中经过,鼻塞流涕用督脉的上星透神庭、印堂同经组合以加强作用。迎香穴可从鼻翼根向鼻腔刺疗效更好,常规直刺法和平刺法效果不佳。

少商、商阳、鱼际三穴均治咽喉肿痛。如用毫针刺,鱼际效果最好;咽喉痛甚而伴发热者用少商、商阳点刺出血效果好。出血量不少于 5 滴。不少文献认为要达到出血量须用挤压之法。我们体会,出血后不断用酒精棉球擦拭以破坏凝血机制,从而增加出血量也是不错之法。

感冒者可伴腹痛、呕吐、泄泻,西医学称之为胃肠型感冒,加用足三里、中脘、内关调和脾胃。头痛重者加头维、四神聪、阿是穴、太阳,以上均属局部选穴之例。

敷贴法用于经常感冒者。敷贴药物处方参见咳嗽一节。

其他兼症以此类推,不再赘述。

针灸治疗本病有效。但若出现高热持续不退,咳嗽加剧,咯吐血痰等症状时,应尽快采取综合治疗措施。

二、咳嗽

咳嗽是指由外感、内伤等病因导致肺失宣降、肺气上逆作声的一种病症。咳嗽既是多种肺系疾病的一个症状,又是具有独立性的证候。历代一般将有声无痰称为咳,有痰无声称为嗽,有痰有声称为咳嗽。临床上多声痰并见,很难截然分开,所以一般统称咳嗽。

本症相当于西医学的上呼吸道感染、急慢性咽喉炎、支气管炎、支气管扩张、肺炎、咳嗽变异型哮喘等疾病。西医认为咳嗽是一种保护性反射动作,借助咳嗽可将呼吸道内的病理性分泌物和从外界进入呼吸道内的异物排出体外。咳嗽是由于延髓咳嗽中枢受刺激引起。随意性咳嗽起源于大脑皮质,皮质冲动传至延髓咳嗽中枢,引起咳嗽。

【治疗】

1. 毫针刺法

[处方] 尺泽　鱼际　膻中　天突　背部膀胱经　心肺区　背俞穴

随症配穴:发热加大椎、曲池;干咳无痰,舌红少苔加三阴交、照海;痰湿阻肺加足三里、丰隆;胁痛加支沟、阳陵泉;咽喉干痒加列缺、照海;痰中带血加孔最;盗汗加阴郄、复溜;咳而气短加气海、关元;咳而遗尿加中极、三阴交。

[操作] 背俞穴可用斜刺法:从背俞穴进针,呈 45°角向脊柱斜刺,刺至椎体效佳而安全;足三里、阳陵泉、三阴交、支沟等四肢部腧穴可施沿经向远心端传导术;胁痛、咽喉干痒可行互动式针法;热盛者大椎可行刺络拔罐法。

2. 罐法

[处方] 督脉　膀胱经两条侧线　第 1 胸椎至第 1 腰椎　肺俞　风门　膏肓

[操作] 督脉、膀胱经走罐,然后取肺俞、风门、膏肓等穴位拔罐。

3. 梅花针叩刺法

[处方] 项背部第 1 胸椎至第 1 腰椎夹脊穴　颈前喉结两侧　足阳明胃经

　　[**操作**]外感咳嗽者叩至皮肤隐隐出血,每日1次;内伤咳嗽者叩至皮肤潮红,每日或隔日1次。

4. 穴位敷贴

　　[**处方**]大杼　风门　肺俞　膈俞　脾俞　肾俞　大椎　膻中　天突

　　敷贴药物处方白芥子10g,白附子12g,白芷10g,细辛8g,延胡索8g,甘遂8g。

　　以上剂量可分6次使用,视病人病情增减。

　　[**操作**]以上药物共为细末,过不小于100目的筛,用鲜姜汁调和成面团状,取蚕豆大小的一块置于穴位上,用橡皮膏固定,每次敷贴4~8小时。在此期间内如发现痒痛过甚,应立即取下。有的贴后发疱,用敷料敷于患部,让水疱自行吸收,一般不需外科处理。若有溃疡严重者,可用外科方法处理。如8小时后无痛痒发疱等现象,第二次敷贴时可适当延长时间。对橡皮膏过敏者不用此法。现在有专门用于敷贴的橡皮膏,操作简便实用。

　　敷贴时间:三伏贴:每伏的第一天或前一天,或后一天,共3次,若两个中伏,敷贴4次。三九贴:每年都有9个九,前三九的当天或前后1天贴敷,共3次。

【明理与心得】

　　咳嗽为肺系疾患的常见病症。根据病因可分为外感咳嗽和内伤咳嗽两大类。外感咳嗽多因风寒、风热、燥热等外邪侵袭所致。外邪入侵,首先犯肺,肺为娇脏,主气,司宣发肃降,肺失宣肃,津液失于输布,聚而成痰,阻塞气道,引起咳嗽、咳痰。内伤咳嗽因失治误治,迁延日久所致,多与肺、脾、肾三脏功能失调有关:肺虚则宣降失司,气无所主,气短而咳;脾虚则水湿内停,湿聚成痰;肾虚则摄纳无权,息短气促;若肝火灼肺,肺热津伤,则咳嗽阵作,甚则痰中带血。外感咳嗽多实证,内伤咳嗽以虚证多见或本虚标实之证。

　　尺泽、鱼际同属肺经,调肺理气、止咳化痰;气会膻中与肺在背部投影区的背俞穴,前后相配,调肺理气,止咳化痰;天突位于气管处,又近咽喉,取局部止咳化痰之效。

　　外感咳嗽常兼发热,加大椎、曲池之退热效穴;三阴交为精血之穴,合照海滋阴养肺适用于阴虚咳嗽;丰隆为化痰要穴,合足三里健脾化痰,适用于痰湿壅盛者;气海、关元温肾纳气适用于咳而气短的肾虚咳嗽;列缺、照海是一对八脉交会穴,照海又善于滋阴,此对穴用于咽喉干痒作咳,即所谓"列缺照海膈喉咙";咳引胁肋作痛者已涉及肝胆之分野,用支沟、阳陵泉疏通肝胆气机以止痛;孔最是治疗咯血、痰中带血的常用效穴,一般认为郄穴善治血症,但临床应用郄穴治疗血症者并不常见,此处可为一证。

　　阴郄、复溜分属心肾二经,为滋阴敛汗之常用对穴,用于迁延日久、肺肾阴虚之咳而盗汗者;关元补元气,中极为膀胱募。二穴合用,补肾气利膀胱,治疗咳而遗尿。

穴位敷贴法适用于慢性咳嗽、哮喘,易于感冒等肺系疾病患者,多采用冬病冬治、冬病夏防的方法,即所谓三九贴、三伏贴。这些都是慢性病,不可能药到病除,告知患者要有耐心,连续几年方可逐步改善病情,平时应注意休息,多进行身体锻炼,增强体质,外出注意保暖,戒除烟酒。

三、支气管哮喘

支气管哮喘属于中医哮证范畴,是一种突然发作,并以呼吸喘促,喉间哮鸣有声为临床特点的肺系疾病。中医学认为喘以气息言,哮以声响言,哮必兼喘,故一般通称哮喘,为与喘证区分,亦称之为哮病。

支气管哮喘是由多种细胞(如嗜酸性粒细胞、肥大细胞、T淋巴细胞、中性粒细胞、气道上皮细胞等)和细胞组分参与的气道慢性炎症性疾病。这种慢性炎症导致气道高反应性的增加,通常出现广泛多变的可逆性气流受限,并引起反复发作性的喘息、气急、胸闷或咳嗽等症状,常在夜间和(或)清晨发作、加剧。

【治疗】

1. 毫针刺法

[处方1](发作期)大杼　风门　膀胱经背部肺区背俞穴　天突　膻中　孔最　定喘　丰隆

随症配穴:痰白而多,加丰隆、足三里;痰黄黏稠再加大椎、曲池;舌红口干,五心烦热加太溪、三阴交;畏寒肢冷,神疲气怯加气海、关元;心悸气短加内关、郄门;潮热盗汗加阴郄、复溜。

[处方2](缓解期)膻中　中脘　气海　足三里　丰隆

[操作]背部膀胱经第1侧线的背俞穴进针时呈45°角向脊柱斜刺,使针尖接近或达到椎体,等于一针双穴:背俞穴透夹脊穴。多用盘龙针法:一侧用奇数,另一侧用偶数,交替使用。气海、关元可加灸。顽固性哮喘可于背俞穴施行瘢痕灸。

2. 梅花针叩刺法

[处方]两侧胸锁乳突肌　第7颈椎至第2腰椎旁开1.5寸处足太阳膀胱经　背部夹脊穴　鱼际至尺泽穴手太阴肺经

[操作]每个部位循序叩刺,以皮肤潮红或微渗血为度。

3. 穴位敷贴　参见咳嗽

【明理与心得】

中医学认为,本病主要因痰饮伏肺而引发。外感风寒或风热,吸入花粉、烟尘等可致肺失宣肃而凝津成痰。饮食不当,脾运失健则聚湿生痰。每当气候突变、情志失调、过分劳累、食入海腥发物等而触引内伏之痰饮,痰随气升,气与痰结,壅塞气道,肺气上逆而发为哮喘。病初在肺,多属实证,若反复发作,则致脾、肺、肾、心诸脏俱虚:脾虚则运化失常,酿生痰浊;肺虚则气无所主,短气喘促;肾虚则摄纳无权,动则喘甚;心气虚则心悸气短,唇甲青紫,汗出肢冷,甚则出现神昏、烦躁等危候。

背部膀胱经第 1 侧线肺投影区的背俞穴从局部调节肺的宣发肃降;盘龙针法可避免腧穴的疲劳性;膻中位于肺的投影区,又为气会,从胸部调节肺气以治喘;丰隆功专化痰,以治其本;天突位于气管处,从局部治咳、喘、痰;定喘是治喘的经外奇穴;处方 1 多用于发作之时,处方 2 用于缓解期;膻中、中脘、气海三穴合用补三气,丰隆化痰,足三里培土生金,缓图求其治。

丰隆功专化痰,足三里健脾胃以强化痰之功;痰黄稠加泻热之穴大椎、曲池;舌红口干,五心烦热加太溪、三阴交滋阴润肺;畏寒肢冷,神疲气祛加气海、关元以壮肾阳;心肺同居上焦,心主血脉,肺朝百脉,心悸气短加内关、郄门补心气治哮喘;阴郄、复溜分属心肾二经,滋阴敛汗之对穴。

敷贴疗法缓图求其本,须三九三伏连续几年不断。

本病缠绵难愈,应用以上方法,悉心调养,持之以恒,方可收效。

四、心悸、惊悸

心悸是指患者自觉心中悸动,惊惕不安,甚则不能自主的一种病证。每因情绪波动或劳累过度而发作,常伴胸闷、气短、失眠、健忘、眩晕、耳鸣等症。惊悸是指因惊而悸,如遇大惊卒恐,或因劳累而突然发作,时作时止,不发时如常人,属心悸之轻症。

本病常见于西医学各种原因引起的心律失常,如心动过速、心动过缓、房性早搏、室性早搏、心房扑动、房颤、病窦综合征、预激综合征、心功能不全、心肌炎、心脏神经官能症等心脏疾病及颈椎病、贫血、甲亢、胆系疾病等非心脏疾病均可引起心悸或惊悸。

【治疗】

1. 毫针刺法

[处方] 心肺区　内关透间使　郄门　神门　膻中　巨阙　心俞

随症加减:胸闷、气短加补三气法、心俞;头晕、失眠、健忘加四神聪透百会、玉枕透风池;眩晕、耳鸣加胆经四透、风池;善惊易扰加太冲、胆俞;心烦易怒加劳宫、太溪、三阴交;乏力、汗出加补三气法、足三里;颈椎病加颈夹脊。

[操作] 内关透间使用 2 寸毫针双得气,余穴 1.5 寸毫针针刺得气。

2. 罐法及刺络拔罐法

[处方] 心肺区　心俞　膈俞

[操作] 先在心肺区用闪火法走罐,以局部发红为度,阴虚火旺者和心血瘀

阻者取心俞、膈俞刺络拔罐。

【明理与心得】

本病病位在心,与脾、肾、肺、肝四脏功能失调相关。其病性本虚标实,其本为气血不足,阴阳亏损,其标是气滞、血瘀、痰浊、水饮,临床表现多为虚实夹杂之证。

心脏的活动受心交感神经和副交感神经双重支配。交感神经自脑干发出后经脊髓、颈胸神经节到达心脏神经丛进而支配心脏,通过直接调节心自主神经丛而调节心脏功能而控制心律,而脊髓、颈胸神经节正位于心肺区内,故针刺心肺区可直接调节交感神经而恢复心律,改善心悸、惊悸症状。内关穴为八脉交会穴,主治心胸疾病,两穴下均布有正中神经,而正中神经源自臂丛神经,故透刺两穴可通过臂丛神经的颈神经节反馈调节心脏功能;膻中为气会,位于胸膺部,取之可宽胸理气,疏通心络,《难经·三十一难》"上焦者,在心下,下膈,在胃上口,主内而不出,其治在膻中。"膻中为治疗胸部疾患的效穴,尤对心悸等气机不畅病症效佳;巨阙为心经募穴,配合郄穴郄门、原穴神门,可调节心经元气,养心安神而定惊。

胸闷、气短加补三气法可通补三焦之气,加心俞可补益心气,故用以治疗胸闷、短气不足以息的患者;四神聪透百会、玉枕透风池为我们治疗头晕、失眠、健忘的常用经验刺法;"诸风掉眩,皆属于肝",肝胆相表里,故取胆经四透和风池治疗肝火上炎之眩晕、耳鸣;善惊易扰多为胆火扰心,故加太冲、胆俞以疏肝利胆;痰火扰心者当刺劳宫以透邪外出,配太溪、三阴交以清心除烦;心阴不足患者乏力、汗出当加补三气法、足三里补益三焦之气,养心濡筋;颈椎病所致心悸患者加颈夹脊以治疗原发病。

针灸治疗心悸不仅能有效地控制症状,而且对心血管系统的生理功能有重要的整体调整作用,但在器质性心脏病出现心衰倾向时,则应针对病情的轻重缓急,及时采用中西医联合治疗措施。

五、失眠

失眠是指经常不能获得正常睡眠,或入睡困难,或睡眠时间不足,或睡眠不深、易醒,醒后不能入睡,严重时以彻夜不眠为特征的一种病症,是最常见的一种睡眠障碍。中医称为不寐。失眠是由于情志、饮食内伤,或病后及年迈,禀赋不足,胆郁痰扰等病因,引起心神失养或心神不安,常伴有头痛、头晕、心急、健忘、多梦、肢体乏力等症状。

本病见于西医的神经官能症、抑郁症等。但若睡眠时间短而不伴有其他全身症状,则不应归于失眠。失眠症可造成注意力不集中、记忆力减退、判断力和日常工作能力下降,严重者合并焦虑、强迫和抑郁等症。此外,失眠还是冠心病和症状性糖尿病的危险因素。

【治疗】

1. 毫针刺法

［处方］大椎　安眠　四神聪　百会　神庭　内关　神门　悬钟　申脉　照海　内关透刺间使

随症配穴：中气不足，加中气法；肝郁气滞，酌加胆经四透、阳陵泉，丘墟透照海；肝郁化火者加肝俞、太冲、侠溪；阴虚火旺者加太溪、阴郄；心脾两虚者加心俞、脾俞、足三里；心胆气虚者加丘墟、心俞、胆俞。

［操作］选取1.5寸毫针，针刺时神庭、四神聪施以捻转手法；内关针感以胀为度，不求窜麻至手；内关透刺间使，同时深呼吸，调心神。

2. 罐法

［处方］走罐部位：大杼到胃俞胸背段

［操作］在后背先走罐，重在肺俞、心俞、胃俞等背俞穴，走罐痧点明显处可再加拔罐。

【明理与心得】

中医学认为，导致失眠的病因病机是卫阳不能入于阴，导致阴阳失交，一为阴虚不能纳阳，一为阳盛不得入于阴。其常见原因多有虚实之分，实者多由肝胆实热，上扰清窍；虚者多因中气不足，不能上养清窍。然虚实两端，不外乎心神不宁，故必以安神养心为上，随症加减治疗即可。

四神聪、神庭镇静安神；内关宁心安神，配合间使效果更佳；神门为心经原穴，心藏神，收敛心神；悬钟为笔者经验用穴，可调节足三阳经经气，足三阳经循行上行至头；申脉、照海为八脉交会穴，使得阴、阳跷脉功能协调；安眠穴为治疗失眠效穴；本病治疗时注意轻刺激，尤其是神门和内关穴，不要求出现放射针感，留针时间适当延长。

治疗同时，应嘱患者养成良好的生活习惯，并改善睡眠环境，劳逸结合，按时就寝，不熬夜，睡前不饮浓茶、咖啡，不抽烟等，保持心情愉快及加强体质锻炼等对失眠的防治有重要作用。

六、健忘

健忘是以脑力衰弱、记忆力减退、遇事善忘为主要临床表现的一种病症。常与失眠并见，也多兼见头晕、耳鸣、腰酸乏力、心慌心悸、多梦、纳差等症。随年龄增长逐渐产生，故老年人常受其扰。

本病常见于西医学神经官能症、脑动脉硬化、阿尔茨海默病等疾病及脑萎缩、头部外伤、中毒等脑系疾病中也会出现类症状者。

【治疗】

1. 毫针刺法

[**处方**] 玉枕透风池　四神聪透百会　神门　内关　三阴交　太冲

随症配穴：心悸、纳差加心俞、脾俞、足三里；失眠多梦加心俞、肾俞、太溪；头胀昏蒙加丰隆、阴陵泉、血海；腰酸乏力加肾俞、太溪；头晕耳鸣加胆经四透。

[**操作**] 针刺时透穴使用双得气法，余穴 1.5 寸毫针针刺得气。

2. 罐法、刺络拔罐法、灸法

[**处方**] 膀胱经　大椎　心俞　肺俞　脾俞　肾俞

[**操作**] 在后背膀胱经用闪火法走罐，以局部发红为度；瘀痰痹阻取大椎、心俞、肺俞等背俞穴刺络拔罐；心肾不交、肾精亏耗取心俞、肾俞、脾俞直刺得气后施以温针灸；心脾不足取百会穴施以艾条灸。

【明理与心得】

健忘一症病机复杂，多由心脾不足，肾精虚衰而引起，而气血、痰浊、瘀血、七情皆可为其病因。本病患者善忘前事，思维意识正常，而痴呆患者不晓其事，智能减退，临证时当区分之。

本病治疗以补益心脾，养脑安神，强肾生髓为主要思路。《针灸资生经》有"百会……灸此穴而心气愈……主心烦惊悸，健忘无心力。"百会属督脉，为诸阳之会，脏腑精气均汇聚于此，故百会如同脑之募穴，针刺百会穴可达升阳健脑、强督充髓、养脑安神的作用，百会、四神聪、玉枕、风池均位于头部，为我们治疗失眠、健忘的常用腧穴；风池、玉枕均是治疗健忘、失眠、郁闷不舒等神志病的常用穴位，取玉枕透风池可活血益脑、安神定志；神门为心经原穴，三阴交为足三阴经交会穴，两穴配合可以补益心脾、养阴安神以助记忆；内关属心包经，为八脉交会穴，心主神明，在治疗神志病方面，心包经穴位的作用与心经穴位主治相近，故此穴为治疗健忘的常用经穴。

太冲在此取其行气开窍之功；背俞穴为脏腑之气输注于背部的腧穴，取心俞、脾俞可补益心脾之气，配合足三里补血益气，用于心脾不足之健忘；心俞、肾俞为心肾二脏元气之所聚，配合太溪以滋肾阴，对心肾不交之健忘为佳；丰隆、阴陵泉为祛痰利湿效穴，血海为活血化瘀主穴，三穴合用共奏活血化瘀、祛痰利窍之功，用于痰瘀痹阻、头胀昏蒙之健忘；肾精亏耗者腰酸乏力，取肾俞、太溪属俞原配穴，是治疗肾系疾病的常用配穴法，用于健忘属肾精不足，脑髓失养；胆经四透正位于头部，胆经"从耳后入耳中，出走耳前"，故肝阳上亢头晕耳鸣健忘宜加胆经四透。

七、郁症

郁症是一种以心境低落为主要特征的情绪障碍综合征。临床以情绪低落、言语动作减少、持续性疲劳、生活原动力低下为主要表现,常伴有紧张不安、食欲下降、性欲减退、睡眠障碍、体重下降、周身不适等心身症状。常见于西医学抑郁症、癔症及焦虑症、更年期综合征、反应性精神病等疾病。

中医的脏躁、梅核气亦属本病。患者常感到心情抑郁、情绪不宁、胸胁胀满不舒或善怒易哭,或咽中如有异物梗塞等。

【治疗】

1. 毫针刺法

[处方] 胆经四透　神门　内关　合谷　太冲　期门　阳陵泉

随症配穴:脏躁者加心俞、膈俞;梅核气者加丰隆、天突;心烦易怒者加劳宫、太溪、三阴交;胸胁胀满者加行间、内庭、支沟;头晕神疲者加心俞、脾俞、补三气、三阴交;睡眠障碍者加四神聪透百会、玉枕透风池;食欲不振者加中脘、足三里、梁丘。

[操作] 胆经四透针刺时使用双得气法,至头皮麻木,余穴用1.5寸毫针针刺得气。

2. 罐法

[处方] 督脉膀胱经第1、2侧线　双侧胁肋区　心肺区　肝胆区

[操作] 用闪火法沿督脉、膀胱经第1、2侧线分别走罐,以局部皮肤发红为度;双侧胁肋沿脊柱向肋间推拉走罐,直至皮肤深红或出现瘀点或瘀斑。

走完罐后在心肺区和肝胆区用闪火法闪罐至局部潮红、发烫或局部拔罐。

【明理与心得】

本病早期病位在心肝,以气机不畅为主,常兼有血瘀、郁火、食滞、痰结,久病可涉及脾肾。其发病多因七情所伤,导致肝失疏泄,脾失运化,心神失常,脏腑阴阳气血失调,痰气郁结而成,同时伴有脑窍气机紊乱,脑神失调。

胆经四透是治疗本病的关键,"胆者,中正之官,决断出焉",决断是思维与判断,尤能抵御惊恐之扰,辅心之神明,足少阳经之别"贯心",胆经四透属胆经,位于侧头部,是治疗诸神志病的常用组穴,尤适用于肝胆气机不畅,心惊胆怯者;内关属心包经,配合心经原穴神门,能养心通络,宁神定志;太冲、期门为肝经募原配穴,可疏肝解郁。阳陵泉为胆经下合穴,可行气开郁,定志镇惊;合谷配太冲合称"四关",用于实证可开郁散结,醒神开窍。

心俞、膈俞相配,活血宁心、滋养心神,故心神失养之脏躁者加之;天突理气降逆,丰隆化痰开窍,两穴相配是治疗痰气郁结所致梅核气、气逆、喉痹卒喑、狂癫的常用组穴;心烦易怒者常因肝郁气滞、肝阴不足所致,故加劳宫以散肝经邪热,肝肾同源,加太溪、三阴交以滋补肝阴;行间、内庭分别为肝、胃两经荥穴,可清泻肝胃实火,支沟清利三焦、通腑降逆,故常用于治疗气郁化火所致胸胁胀满的患者;补三气法可补三焦之气,三阴交滋阴活血,结合心脾之气输注之所,心

俞、脾俞,共奏濡养心脾、滋养安神之功,对头晕神疲者疗效甚佳;四神聪透百会、玉枕透风池是治疗失眠的常用透穴;食欲不振加中脘、梁丘,均可理气和胃,通经活络,足三里可升发胃气,故三穴搭配可改善患者食欲。

在本病的治疗中,以针刺调心神、疏肝解郁;走罐内调五脏六腑外调十二经脉。通过针刺与走罐的结合,可达到调达气机,顺畅血运,祛瘀生新之目的。

八、胸痹

胸痹是指以胸部闷痛,甚至胸痛彻背,短气喘息不得卧为主要表现的一种病症。临床表现或轻或重,轻者仅偶感胸闷如窒或隐痛,呼吸欠畅,病发短暂轻微;重者胸痛压榨样绞痛,严重时胸痛彻背,背痛彻心,疼痛剧烈。常伴有心悸、气短、呼吸不畅、甚至喘促、惊恐不安等。多由劳累、饱餐、寒冷及情绪激动而诱发,亦可无明显诱因或安静时发病。

本病常见于西医学冠心病、心绞痛、心肌梗死、心包炎、心肌炎、心肌病、心脏瓣膜病等疾病引起的心前区疼痛,以及肺部疾病、胸膜炎、纵隔肿瘤、肋间神经痛等以胸痛为主症的疾病。

【治疗】

1. 毫针刺法

[处方] 心肺区 内关透间使 膻中

随症配穴:胸闷心悸加心俞、巨阙、郄门;喘息憋气加肺俞、中府;恶寒发热加大椎、列缺;咳嗽痰多加足三里、阴陵泉、丰隆;短气乏力加补三气法、足三里;胸壁疼痛加阿是穴。

[操作] 针刺阿是穴时取痛点点刺或疼痛周围围刺,针尖沿痛点方向或疼痛部位中心平刺,防止气胸,余穴用1.5寸毫针针刺得气。

2. 罐法、刺络拔罐法(十二井穴放血)

[处方] 心肺区 大椎 心俞 肺俞 十二井穴

[操作] 在心肺区用闪火法走罐,走完罐后留罐5~10分钟。瘀血或痰热者取大椎、心俞、肺俞刺络拔罐;外感毒邪或兼有发热者,取大椎、心俞、肺俞刺络拔罐,或取十二井穴放血。

【明理与心得】

本病病位在心胸,与肝、脾、肾三脏密切相关。其病机关键为心脉痹阻,不通则痛或不荣则痛。其病性常为本虚标实,虚实夹杂,虚者多见气虚、阳虚、阴虚、血虚,实者以气滞、寒凝、血瘀、痰浊为主。发作期以标实为主,血瘀、痰浊为突出,缓解期主要有心、脾、肾气血阴阳之亏虚,其中又以心气、心阳虚最为常见。

本病发病部位不同,特点各异。发于胸壁的胸痛,其胸痛部位固定,患处常有明显压痛,胸廓活动时疼痛加剧。心脏疾病引起的胸痛,多位于胸骨后或心前区,少数在剑突下,并可向左肩放射,常因体力活动诱发或加剧,休息后好转或停止。肺部疾病患者常可因咳嗽或深呼吸而胸痛加剧,多伴有咳嗽及原发病的症状和体征。

临证中,须密切观察患者症状、体征及变化,对症治疗。治疗时心肺区夹脊刺是治疗本病的关键,心肺区位于第1胸椎到第10胸椎之间,此间脊柱布有内脏交感神经和肋间神经等支配心肺及胸部组织与脏器的神经系统,故在此范围的腧穴皆可治疗心、肺疾及心、肺疾导致的其他脏腑病,还可治疗肋间神经相关疾病;膻中为气会,位于胸膺部,属心包募穴,心包代心受邪,故取之可宽胸理气、养心通络;内关属心包经,为八脉交会穴,主治心胸疾病。

胸闷心悸者多为心脉痹阻、气血不通,故加心俞、巨阙之心经俞募配穴,可通调心脏气血阴阳,配心包经郄穴郄门可通络止痛;喘息憋气者多因肺气失宣,气滞心胸,故加肺俞、中府之肺经俞募配穴以疏导气机、宣肺理气;恶寒发热者主因感受外邪,直达心胸而致,大椎交会于诸阳经,取之可泻阳分邪热;列缺为肺经络穴,故用之可使外邪从肺而宣;咳嗽痰多常由于痰浊阻滞肺腑,肺气被遏而致胸闷胸痛,故加丰隆、阴陵泉以祛痰利湿,取足三里以行气利湿;气虚、阳虚患者常短气、乏力,故加补三气法、足三里以补益三焦之气,濡养先后天之精;胸壁疼痛多由于胸壁疾患导致,故在心肺区的基础上以痛为俞,加阿是穴以通络止痛。

本病病因繁多,证候错杂,故诊断时须注意胸闷疼痛的病史、时间及影响因素和伴随症状,仔细体格检查。治疗时,以上诸法可单独使用,亦可选择性联合使用,加大疗效。病情不稳者予西医相关治疗,切不可延误病情导致真心痛、气脱、亡阳等危重病情变化。

九、呃逆

呃逆是指胃气上逆动膈,气逆上冲,出于喉间,呃呃连声,声短而频,不能自制的一种病症。该症在胃肠病证中较为常见,预后良好。亦可在心脑病证、肝胆病证、肾系病证中出现,多预后不良。

西医学中的单纯性膈肌痉挛即属呃逆范畴。其他疾病如胃肠神经官能症、胃炎、胃扩张、肝硬化晚期、脑血管病、尿毒症,以及胃、食管术后或其他原因引起的膈肌痉挛,均属呃逆范畴。

【治疗】

1. 毫针刺法

[处方]翳风　素髎　攒竹　膈俞

随症配穴:脘腹疼痛或胀满加足三里、内关、中脘;畏寒肢冷,神疲乏力加气海、关元;胸胁胀满,急躁易怒加太冲、阳陵泉;口臭便秘加内庭、丰隆;咳喘胸闷加天突、膻中。

[操作]翳风、素髎、攒竹、内关、足三里用互动式针法，边行针边让患者深呼吸；阳虚者中脘用温针灸。

2. 耳针

[处方]膈　胃　神门

[操作]毫针强刺激；也可耳针埋藏或用王不留行籽贴压。

【明理与心得】

本症病位在膈，基本病机为气逆动膈。凡上、中、下三焦诸脏腑气机上逆或冲气上逆均可动膈而致呃逆。如上焦肺气失于肃降；中焦胃气失于和降，或胃肠腑气不通，浊气上逆；下焦肝气郁结，怒则气上；肾不纳气，虚则厥逆等均可动膈。临床以胃气上逆动膈最为常见。多由饮食不当、情志不舒和突然吸入冷空气而引发。

翳风穴处分布有膈神经和迷走神经，这两条神经都有支配膈肌的功能，是西为中用的典型范例；素髎、攒竹也都是治疗呃逆的常用经验单穴；膈俞属于局部取穴。

足三里与内关、中脘相配，是治疗胃腑的基本处方；胃气上逆引动膈气上逆是本病最常见的证型，故也是治疗呃逆的最常用的一组配穴；天突、膻中用来降上逆之肺气；内庭、丰隆泻热通便；肾气虚惫之呃逆当配补元气的气海、关元。

十、胃脘痛

凡由于脾胃受损、气机不调所引起的胃脘部疼痛，称为胃脘痛，又称胃痛。胃脘部系指上、中、下三脘部位，或指两侧肋骨下缘连线以上至剑突下缘的梯形部位。本病以各种性状的胃脘部位的疼痛为主症，往往兼见胃脘部痞满、胀闷、嗳气、吐酸、纳呆、胁胀、腹胀等症，甚至可见吐血、黑便、猝然腹痛等。

本症常见于西医学的急、慢性胃炎、消化性溃疡、胃神经官能症、胃癌，以及部分肝、胆、胰疾病。上消化道钡餐造影或胃镜检查多有阳性所见。

【治疗】

1. 毫针刺法

[处方]中气法　阳明四穴　内关

随症配穴：喜暖畏寒加关元；腹胀加公孙或太白；食欲不振加璇玑、下脘；胸胁胀满加太冲、阳陵泉；隐隐灼痛，口燥咽干加三阴交。

[操作]中气法一般用70°~80°角向下斜刺，其中如阳虚喜暖畏寒者中脘、关元直刺，用温针灸。中脘还可以用深刺法，用三寸毫针穿透腹壁直刺至胃前壁，不留针。本症针刺内关时针感不需要向远端传导，以局部酸胀即可。

2. 罐法、灸法

[处方]膀胱经第7胸椎和第3腰椎之间　中脘　关门　巨阙　下脘

梁门

[操作] 背腰部用闪火法走罐,视病情的轻重与患者的耐受力,调整手法轻重,以局部发红为度。腹部穴用拔罐法。或用艾灸法,艾炷灸或艾条灸均可。

【明理与心得】

本病病位在胃,无论是胃腑本身的原因还是其他脏腑的病变影响到胃腑,均可使胃络不通或胃失濡养而致胃脘痛。外邪伤胃,肝木犯胃,暴饮暴食,脾气不足,脾肾阳虚,阴血不足是胃痛的主要病机。

胃以通降为顺,胃脘部腧穴针尖微向下斜刺,有助于胃的通降功能。此观点我们在文献上尚未见到,但在与诸多同仁的交流中,不少人都持这种观点。中气法是指将补益中气的组穴通过现代数学的对角线原理和中线原理分成两组穴位交替使用以加强治疗效果的治疗方法,中气法Ⅰ由巨阙、中脘、下脘、梁门组成,中气法Ⅱ由中脘、不容、太乙组成,无论是中气法Ⅰ还是中气法Ⅱ都是在胃的投影区,可交替使用。我们体会,凡是在胃的投影区的腧穴都能治疗胃脘痛,因为中脘是胃募,从文献到临床应用都比较多。阳明四穴也不必每次悉用,以胃的下合穴足三里为核心,与其他三穴可交替配合使用。腧穴有疲劳性,作用的协同性,这样交替选穴,正可避免疲劳性,加强协同性。

胃为阳土,喜润恶燥,用方药治病,既须助胃阳行胃气之药,又须滋养胃阴之品,这就是用方药治病的特点。针灸治病多侧重于部位,无论是中气法还是阳明四穴既可养胃阴也可助胃阳。内关通利三焦,开胸顺气,是治疗胃病不可或缺的腧穴。

从穴性角度看,关元穴是补元气的重要腧穴,为四大补穴之一,故喜暖畏寒加关元以补脾肾之阳(其实关元也是重要的泻穴,对于各型泄泻,非关元不可,此话已离题,在此赘言,以强调腧穴的双向调节作用);脾主大腹,腹胀之症,脾经的太白、公孙疗效显著;公孙和内关为八脉交会穴之一对,是治疗胃心胸的经典对穴;璇玑、下脘从文献到实践都是健脾消积的经验穴;太冲、阳陵泉疏通肝胆气机,缓肝胆之急以治胁肋疼痛;胃喜润恶燥,胃失濡养则隐隐灼痛,口燥咽干;三阴交填精补血而治胃阴虚之疼痛。

胃病好治难养,嘱患者调饮食,适寒温,畅情志,避劳逸方可收效。

十一、便秘

便秘是指大肠传导功能失常导致大便秘结,排便周期超过3天;或周期不长,但粪质干硬难解;或虽有便意,排便困难。便秘是临床上的常见症状,也可以出现于各种急慢性疾病过程中。

西医学中功能性便秘属于本病的范畴,同时肠易激综合征、肠炎恢复期、直肠及肛门疾病、内分泌及代谢疾病引起的便秘,以及肌力减退所致的排便困难等均属便秘的范畴。

【治疗】

1. 毫针刺法

[处方]大横 腹结 大肠俞 上巨虚 支沟

随症配穴:面红、口臭加合谷、内庭;胸腹胀满加中脘、太冲;脘腹冷而喜暖加神阙、关元;神疲乏力加脾俞、气海;面色苍白,心悸气短加三阴交、照海。

[操作]冷秘、虚秘可用温针灸,温和灸,隔姜灸或隔附子饼灸;大横、腹结可用深刺法,穿透腹壁刺至结肠,刺到后立即出针,不留针。

2. 耳针

[处方]大肠 直肠下段 三焦 腹 肝 脾 肾

[操作]毫针浅刺,也可用王不留行籽贴压。

【明理与心得】

本症病位在肠,但与脾、胃、肺、肝、肾等功能失调均有关联。外邪化热,内伤饮食情志,阴阳气血不足等均可使肠腑壅塞或肠失温润,大肠传导不利而产生便秘。

天枢是大肠募穴,文献多载其为治疗便秘等肠道疾患的首选穴,但笔者考虑到天枢未在大小肠的投影区,而大横、腹结正当结肠投影部,局部用之有效,疗效肯定,同道不妨一试,且针刺深度可达3寸,刺激大网膜,促进肠蠕动;大肠下合穴上巨虚与通利三焦的支沟是治疗便秘的常用对穴;大肠俞从腰骶部治疗便秘,属局部取穴法。

面红口臭属阳明热,加合谷、内庭以泻其热;胸腹胀满属气秘,中脘、太冲行气通便;兼见脘腹冷而喜暖者属阳虚,灸气海、神阙温阳通便,不少经年不愈之便秘,加用灸法,确实能提高疗效,此法犹如方药中的温下法;神疲乏力加脾俞、气海旨在温补脾肾之阳以通便;面色苍白,心悸气短加三阴交、照海,旨在滋阴养血以通便。

十二、头痛

头痛,又称头风,是指患者自觉头部疼痛为主要表现的一种病症。一般指头颅上半部,即眉毛以上至枕下部为止这一范围内的疼痛。本病既是许多急慢性疾病共有的症状,亦可单独出现。病因不同,疼痛部位各异,可位于前额、巅顶、偏头部、后头部及全头部等。

本病常见于西医学偏头痛、神经性头痛、紧张性头痛、丛集性头痛、颈性头痛及感染性头痛、高血压、脑膜炎、脑动脉硬化、贫血、头颅外伤等,其发生多数因致痛因子作用于头颅疼痛敏感组织内伤害感受器,经痛觉传导通路至中枢神经系统分析、整合而产生痛觉。针刺对于偏头痛、神经性头痛、丛集性头痛、颈性头痛效果较好。

【治疗】

1. 毫针刺法

[处方] 四神聪透百会　列缺　大椎　风府　合谷　太冲　阿是穴

随症配穴:该病配穴以部位配穴和随经配穴为主;前额头痛加上星透百会、头维、阳白、内庭;偏侧头痛加胆经四透、瞳子髎透丝竹空、风池、太阳、外关、足临泣;巅顶头痛加至阴;后头痛玉枕透风池、风池、脑户、后溪、申脉;脑内痛加涌泉、太溪。

[操作] 透穴使用双得气法,余穴 1.5 寸毫针针刺得气。

2. 走罐法、刺络拔罐法、艾灸法

[处方] 双侧膀胱经第 1 侧线　督脉　大椎　风门　膈俞　肺俞

[操作] 沿双侧膀胱经第 1 侧线、督脉闪火法走罐,以皮肤发红为度。外感风热取大椎、肺俞刺络拔罐;气滞或肝阳上亢取大椎、肝俞、胆俞刺络拔罐;瘀血者取心俞、膈俞刺络拔罐。

艾灸法用温针灸,或雀啄灸均可,灸致局部潮红、发热;外感风寒或风湿加大椎、风门、膈俞施灸;肾虚者加肾俞、命门施灸;痰浊者加丰隆、足三里、气海施灸。

3. 火针刺法

[处方] 风池穴周围及痛点

[操作] 痛点进行点刺,进针不宜过深。

【明理与心得】

本病病位在头,气血不通是疼痛的病理基础。头为诸阳交会之处,凡五脏精华不足,皆能至头痛。新感为头痛,久病为头风,大抵外感为实,内伤多虚。如痛在脑后,上至巅顶,下连与项,多太阳经风郁;痛在左右头角,并连及耳部,多少阳经火郁;痛在前额及眉棱骨处,多阳明经热郁,痛在巅顶,或连与目系,多为厥阴经气郁;寒痛者,畏寒喜热;热痛者,恶热喜凉。

本病治疗以祛风通络、理气止痛为大法。腧穴所在,主治所及,取四神聪透百会可局部刺激头皮,改善相应脑部循环;列缺属肺络大肠,通于手阳明大肠的经脉上头,并通过大肠经在大椎穴与各阳经经脉相交会,依据接经的主治规律,本穴是治疗头项五官病症的常用效穴之一。《四总穴歌》"头项寻列缺",即属此义;大椎为诸阳经交会穴,针刺大椎可调节诸阳经经气,既能疏风散邪,又可温阳活血止痛;合谷、太冲合称"开四关",取其行气开窍止痛之功;风为风邪,喻有散风之意,池为凹陷,穴处凹陷似池,为风邪易侵之地,又为散风之所,故名风池,风池穴为清利头面五官病症的首选穴,其中治疗头晕、目眩、偏正头痛效果更为显著。风府位于脑后,为治风要穴,能疏风止痛。本病局部取穴与远部取穴相结合,共奏舒经活络、通行气血之功,使头部经络之气"通则不痛"。

前额头痛者病在阳明,故加上星透百会、头维、阳白局部刺激以通络止痛,加胃经荥穴内庭泻阳明胃热而止痛。偏侧头痛病在少阳,加胆经四透、瞳子髎透丝竹空、太阳局部治疗,可疏肝利胆,通经和络,加风池、外关、足临泣可祛风和络止痛作用。巅顶虽为督脉、足厥阴、足太阳交会之处,然膀胱经从巅入络脑,加至阴治疗巅顶头痛疗效甚好。后头分布有督脉、足少阳、足太阳,故取玉枕透风池、脑户可改善后脑部循环。督脉经后头部,后溪配申脉为八脉交会穴配穴,通督脉和阳跷脉,此组穴为治疗督脉及相关疾病的常用穴。

头痛病因繁多,机理复杂,了解头痛的病因及发作机制对头痛的防治有重要意义。走罐法、刺络拔罐法、艾灸法均为治疗方法,须分清病因和证型选择使用。

十三、眩晕

眩晕是以头晕、眼花为主要临床表现的一类病证。眩即眼花,晕是头晕,两者常同时并见,故统称为眩晕。轻者闭目可止,重者如坐车船,旋转不定,不能站立,或伴有恶心、呕吐、汗出、面色苍白等症状。

本病常见于心脑血管病、耳源性眩晕、椎动脉型颈椎病、高血压病、贫血、神经衰弱等。眩晕是一种运动性或位置性错觉,造成人与周围环境空间关系在大脑皮质中反应失真,产生旋转、倾倒及起伏等感觉。

【治疗】

1. 毫针刺法

[处方] 胆经四透　玉枕透风池　四神聪透百会　风池　头维　神庭　三阴交　悬钟

随症配穴:耳鸣、耳聋、听力减退加耳门透听会、翳风;心悸、胸闷加内关、神门;眼花、视物不清加睛明、光明;恶心、呕吐加中脘、内关;焦虑、抑郁加合谷、太冲;痰浊中阻加丰隆、足三里;晕厥加人中、内关。

[操作] 透穴使用双得气法,其余穴位常规中针刺,得气即可。

2. 罐法、刺络拔罐法

[处方] 膀胱经第1侧线　督脉　大椎　肝俞　胆俞　膈俞　心俞

[操作] 先在双侧膀胱经、督脉用闪火法通走罐,以局部皮肤发红为度;肝阳上亢者重走肝胆区;气血亏虚重在脾胃区;肾精不足宜重肾区;实火者取大椎、肝俞、胆俞刺络拔罐;瘀血者取膈俞、心俞刺络拔罐。

【明理与心得】

视觉系统、本体觉系统和前庭系统三大系统共同维持机体空间定向和平衡功能。三者在大脑皮质的统一调节下协同完成,其皮质感觉区位于颞上回及邻近的顶叶。三者中任一系统发生病变或皮质感觉区发生病变时,即可发生眩晕,其中以前庭系统病变所致者最为常见。

本病病位在脑与清窍，与肝、脾、肾三脏关系密切。其病机为脑失所养，外感、内伤、瘀血、痰浊以及气血津液失调均可引起本病。其发病过程中，各种病因病机相互影响转化，形成虚实夹杂；或阴损及阳，出现阴阳两虚；亦或肝风、痰火上扰清窍，进一步阻滞经络而形成中风或突发气机逆乱而引起晕厥。

本病治疗以养脑安神，活血通络为法。其中胆经四透是治疗本病的关键。"诸风掉眩，皆属于肝"，胆经四透属胆络肝，位于偏头部，既可起局部治疗作用，又可息风定眩；同时本组透穴连点成线，扩大了单穴作用范围，具有穴、经皆调的作用；另外透刺该组穴可局部产生肿胀酸麻的感觉，使针感直达病所，达到活血通络、息风定眩之效；此外本组穴对应大脑皮层在颞叶与额叶、中央沟、枕叶的联合区，上述结构为胆经四透治疗本病提供了解剖学基础。

四神聪透百会对应大脑皮层顶叶的躯体感觉中枢和躯体运动中枢；玉枕透风池穴对应大脑皮层的枕叶区域，"腧穴所在，主治所在"，此为四神聪透百会、玉枕透风池治疗本病的解剖学依据；《针经指南》"头晕目眩，要觅于风池"，风池穴善治一切内风、外风，为疏风散邪、清利头目的常用穴；头为诸阳之会，百脉之宗，督脉的上行之气亦在此聚集，针刺神庭穴可强督振颓，振奋阳气；头维布有耳颞神经的分支及面神经颞支，针刺头维对耳源性眩晕可起到良好疗效。

耳门透听会位于耳屏前，浅层布有耳颞神经和耳大神经，翳风穴下皮肤布有耳大神经，故取之可治伴有耳鸣、耳聋、听力减退等的耳源性眩晕；内关配神门属表里经原络配穴，主治心脏相关疾病，故伴有心悸、胸闷患者取之佳；睛明、光明为治疗眼部疾病的常用穴位，对眼花、视物不清患者具有良好的调节作用；内关为八脉交会穴，主治胃脘、心胸疾病，中脘可和胃降逆止呕，故可治恶心、呕吐；合谷、太冲合称"开四关"，能行气、解郁、开窍，对肝阳上扰所致眩晕伴有焦虑、抑郁尤宜；元代朱丹溪认为"无痰则不作眩"，丰隆、足三里合用，能和胃健脾化痰；人中、内关是急救常用穴，故晕厥当取之。

三阴交属足太阴脾经，又为足厥阴肝经、足少阴肾经交会穴；脾统血、肝藏血、肾藏精，精血同源，三阴交为精血之穴，针刺该穴可以补益精血；悬钟为八会穴之髓会，可充养髓海，为止晕要穴。

本病病因复杂，易辨难治，诊断时须明确原因，了解眩晕性质、诱因和伴发症状。间歇期应注意听力、颅神经、脑干症状及既往重要病史。体检重点注意前庭功能、听力、神经系统及心血管系统检查。治疗时须结合治疗原发病以治其本。

十四、胆石症

胆石症是指胆道系统，包括胆管或胆囊产生胆石而引起剧烈腹痛、黄疸、发热等症状的一种疾病。其临床表现取决于胆石的部位，以及是否造成胆道梗阻和感染等因素，常见伴随症状有胆绞痛或转移性右上腹痛、恶心呕吐、消化不良、畏寒、发热、黄疸、胆心综合征等。

本病属中医学胁痛、黄疸、胆心痛、胆胀等范畴。初期以气滞、湿热、血瘀为主，日久可化热伤阴，导致肝肾阴虚。

【治疗】

1. 毫针刺法

［处方］肝胆区　日月（右侧）　期门（右侧）　支沟　阳陵泉　足三里　太冲　丘墟　阿是穴　胆囊穴

随症配穴：胆心综合征加厥阴俞、神门、内关；纳差、呕恶加中脘、内关、足三里；畏寒发热加太溪、三阴交、补三气法；黄疸者加至阳、三阴交。

［操作］肝胆区用1.5寸毫针沿背俞穴透夹脊法，45°角斜刺；日月、期门针尖向外斜刺，余穴用1.5寸毫针刺法得气。

2. 罐法、刺络拔罐法、指针法

［处方］肝胆区　大椎　肝俞　胆俞　肺俞　膈俞　阿是穴

［操作］先在肝胆区用闪火法走罐，以局部发红为度；湿热者取大椎、肝俞、胆俞刺络拔罐；血瘀者取肺俞、膈俞、肝俞刺络拔罐。或于右侧足太阳膀胱经肝俞、胆俞附近取压痛点，用拇指重力按压，每次按压5~10分钟。

【明理与心得】

本病责之于肝胆，与脾、胃、肾相关。胆为中清之腑，肝主疏泄，性喜条达，若嗜食肥甘，肝胆气郁，或湿热虫毒蕴阻，则肝失条达，胆失疏泄通降，胆汁排泄不畅，淤积日久化热，湿热蕴结，煎熬胆液则成砂石。

本病患者大多数处于慢性静止期，治疗以活血化瘀、疏肝利胆为大法。胆囊穴是治疗胆道疾病的经验穴，属经外奇穴，位于小腿外侧上部，当腓骨小头前下方凹陷处（阳陵泉）直下2寸；根据肝脏和胆囊的位置和体表投影，肝胆区位于第7胸椎至第2腰椎之间，在此范围的腧穴皆可治疗肝胆疾病及肝胆疾病导致的其他脏腑病；肝胆经气不通，疾病生成，募穴为脏腑之气输注于胸腹部的腧穴，故取肝、胆募穴可促进肝胆经络、气血功能的调整，增加胆汁的流量，以起到疏肝利胆作用；"治府者治其合"，阳陵泉为胆经下合穴，取之可利胆排石；"五脏有疾也，当取之十二原"，原穴是脏腑原气经过与留止的部位，故针刺肝胆经原穴丘墟、太冲能使原气通达，发挥其维护正气、抗御病邪的作用及调整其肝胆经气虚实的功能。

胆心综合征是因胆道疾病反射性引起心脏功能失调或心律改变的一组临床症候群。其机制为胆道梗阻时通过脊髓神经反射（胆囊与心脏的脊神经支配，即胸4~5脊神经处交叉）即经内脏-内脏神经反射途径，引起冠状血管收缩，血流量减少而致。厥阴俞正位于第4胸椎横突下，故加厥阴俞以调节内脏-内脏神经反射途径，配神门、内关以养心安神。肝郁气滞，横逆犯胃，则纳差、呕恶，故加中脘、内关、足三里以理气和中,疏肝理胃。肝肾阴虚,虚火内扰而发热;阴不敛阳、阳不守外则畏寒,故畏寒发热者加太溪、三阴交、补三气以益气温阳、滋阴养血。黄疸者多因气滞血瘀,或兼有肝肾阴虚,故加至阴以散热生气,加三阴交以活血化瘀,补益肝肾。

本病的形成非一朝一夕,其治疗亦不能毕其功于一役,治疗时常结合走罐、刺络拔罐,效果倍益,于急性发作时可用指针法以缓解疼痛。针刺对于该病止痛效果较好,但排石效果不明确。患者应在明确诊断的基础上,配合针灸辅助治疗。

十五、多汗症

多汗症是指皮肤出汗异常、出汗过多的现象,是由于机体的某些疾病或其他原因引起身体大量出汗的一种病症。中医认为,此病属于自汗、盗汗的范围。其中,自身无热感,而白昼时时汗出,动辄益甚者,称为自汗;寐中汗出,醒来自止者,称为盗汗。自汗多见于气虚,盗汗常见于阴虚,总因腠理不固所致。

现代医学认为,引起多汗的原因多样且复杂,大致可分为功能性失调和器质性疾病两大类。功能性失调多与自主神经功能紊乱有关,而器质性疾病则与神经损伤有关。

【治疗】

毫针刺法

[处方] 大椎　合谷　复溜

随症配穴:盗汗者加肾区、肺区、合谷透后溪;自汗者加心肺区。

[操作] 复溜穴针刺宜浅刺0.2~0.3寸,现文献多云应刺入0.5~0.8寸,而我们认为浅刺0.2~0.3寸即可循经得气,过深反而不能得气;背俞穴(肾区或心肺区)透夹脊法,45°角斜刺,针尖抵至椎体;对于合谷和复溜,针感不宜过强,针刺至局部酸胀为度,不宜走窜;其余穴行平补平刺法,留针30分钟。

【明理与心得】

本病病因较多,症状复杂,可包括自汗、盗汗、但头汗出、手足汗出、黄汗等等。治疗以调和营卫、固表止汗为主。

复溜穴以治疗汗证、闭经为特点,本穴属金,与肺相应,肺主皮毛,又因其为足少阴经经穴,具有温肾利水,调和营卫的作用,《针灸甲乙经》"骨寒热无所安,汗出不休,复溜主之。"对于汗出过多,无汗,盗汗,水肿等都疗效显著;合谷透后溪为退热的要穴,既用于实热证及疟疾,又用于阴虚盗汗;《针灸大成》"多汗先泻合谷,次补复溜;少汗先补合谷,次泻复溜。"合谷与复溜相配可以对汗症起到良性双向调节的作用。

大椎穴是督脉腧穴,又是诸阳经交会穴。故本穴属性纯阳主表,既能助阳散寒,又能够泻热,无论是外感、内伤、虚热、实热证皆可使用。且该穴为治疗汗症的常用穴,《玉龙歌》:"满身发热痛为虚,盗汗淋淋渐损躯,须得百劳椎骨穴。"

十六、恶心呕吐

恶心呕吐是指胃失和降,气逆而上,迫使胃中之物从口中吐出的病证。既可单独为患,亦可见于多种疾病。古代文献以有声有物谓之吐,有声无物谓之干呕。因两者常同时出现,故称呕吐。

呕吐可见于西医学的胃神经官能症、急慢性胃炎、胃扩张、贲门痉挛、幽门痉挛、癌症化疗后等疾病。

【治疗】

1. 毫针刺法

[处方] 中气法　阳明四穴　内关　脾胃区

随症配穴:寒邪客胃配上脘、公孙;痰饮内阻配丰隆、膻中;肝气犯胃配期门、太冲;热邪内蕴配商阳、内庭;饮食停滞配梁门、天枢;脾胃虚寒配脾俞、神阙。

[操作] 中气法一般用70°~80°角向下斜刺。脾胃区采用背俞穴透夹脊法,以45°角斜刺,针尖抵至椎体,以得气为度,不留针;膀胱经第2侧线透第1侧线,亦以得气为度,不留针;督脉穴采用直刺法;足三里、上巨虚、下巨虚穴均可直刺1~2寸。

2. 耳针法

[处方] 胃　贲门　食道　交感　神门　脾　肝

[操作] 每次选3~4穴,毫针刺,中等刺激,亦可用埋针法或用王不留行籽贴压穴位。

【明理与心得】

本病病位在胃。基本病机是胃失和降,气逆于上。其发生与外邪犯胃、饮食不节、情志失调、体虚劳倦等多种因素有关。

胃以通降为顺,胃脘部腧穴针尖微向下斜刺,有助于胃的通降功能。中气法是指将补益中气的组穴通过现代数学的对角线原理和中线原理分成两组穴位交替使用以加强治疗效果的治疗方法。中气法Ⅰ:由巨阙、中脘、下脘、梁门组成。中气法Ⅱ:由中脘、不容、太乙组成。无论是中气法Ⅰ还是中气法Ⅱ都是在胃的投影区,可交替使用。我们体会,凡是在胃的投影区的腧穴都能治疗胃脘痛。阳明四穴也不必每次悉用,以胃的下合穴足三里为核心,与其他三穴可交替配合使用。腧穴有疲劳性,作用的协同性,这样交替选穴,正可避免疲劳性,加强协同性。

脾位于左季肋区,与第9~11肋相对,其长轴与第10肋一致;胃的体表投影:贲门约在第11胸椎的左侧,幽门约在第1腰椎的右侧,胃充满到中等程度时,约3/4位于左季肋区,1/4位于腹上区。故脾胃区为第11胸椎至第1腰椎,在此范围的腧穴皆可治疗脾胃疾病及脾胃导致的其他脏腑病。

任脉"循腹里",其络脉"散于腹",膻中对治疗呕逆、呕吐等腹部疾患亦有一定作用,常配合其他穴位使用。内关通利三焦,开胸顺气,是治疗胃病不可或缺的腧穴。

十七、腹痛

腹痛是指胃脘以下,耻骨毛际以上部位发生疼痛为主要表现的一种脾胃肠病证。多种原因导致脏腑气机不利,经脉气血阻滞,脏腑经络失养,皆可引起腹痛。文献中的"脐腹痛""小腹痛""少腹痛""环脐而痛"等,均属本病范畴。中医临诊一般可根据其疼痛部位考虑属于哪一脏腑的病变,痛于脐以上的中央及两旁统称脘腹痛,多数与肝胆脾胃有关;痛于脐以下的中央部位称小腹痛,多数与膀胱及胞宫有关;痛于脐以下两侧的称少腹痛,多数与肾及胞宫有关;痛于脐周围部位称脐腹痛,多数与大小肠有关。

内科腹痛作为临床上的常见症状,可见于西医学的许多疾病,如急慢性胰腺炎、胃肠痉挛、不完全性肠梗阻、结核性腹膜炎、腹型过敏性紫癜、肠易激综合征、消化不良性腹痛等,当这些疾病以腹痛为主要表现,并能排除外科、妇科疾病时,均可参考本节辨证论治。

【治疗】

1. 毫针刺法

[处方] 阳明四穴　中脘　公孙　内关

随症加减:肝郁气滞加期门、太冲;寒邪内阻加神阙、气海;脾阳不振加神阙、脾俞;湿热壅滞加阴陵泉、三阴交;饮食积滞加合谷、天枢;瘀血内阻加血海、膈俞。

[操作] 选取 1~2 寸长的毫针,足三里、上巨虚、下巨虚穴均可直刺 1~2 寸。针刺时以捻转手法为主,针感以局部酸胀为主,根据患者的病情以及耐受程度亦可以行提插手法使针感传导至足背。

2. 耳针

[处方] 腹　大肠　小肠　神门　脾　肝　交感　胃

[操作] 每次选取 3~5 穴,毫针强刺激。也可用王不留行籽贴压。

3. 穴位注射

[处方] 足三里　天枢

[操作] 用异丙嗪和阿托品各 50mg 混合液,每穴注射 0.5ml。

【明理与心得】

本病的病因极为复杂,外感风寒、暑湿之邪,或内伤饮食、痰饮、瘀血、虫积、癥闭、积聚等,均能导致腹痛的发生。其病位涉及范围甚广,居于腹中的肝、胆、脾、胃、大肠、小肠、膀胱、胞宫等脏腑,过于腹部的手足三阴、足少阳、足阳明、冲、任、带等经脉,一旦受到外邪、内因的侵袭和影响,均能出现腹痛症状。

本病治疗上以阳明四穴为主。足三里治疗各种胃脘乃至脾胃诸疾的首选穴,现代文献更视之为治疗脾胃病的中坚。研习古代文献可知,治疗脾胃诸疾绝非此一穴,我们临床观察也证实了这一点,此四穴之所以称为阳明四穴,就是由于此四穴作用相同或者相近,可单独应用,亦可组合应用治疗腹痛。

中脘位于腹部,能温中理气,止痛效果不亚于足三里。公孙为脾经腧穴,功善健脾除湿。书中多言内关治疗心胸疾病,其实对于腹部疾患亦有良效。

治疗腹痛要求强针感,以痛止痛,"以移其神,气至乃休"。针刺止痛的同时要注意查明腹痛原发病,以免耽误治疗。需要注意的是,虽然针灸治疗本病有良好的效果,但遇到需要手术治疗的急腹症,应马上转到外科进行治疗。

十八、肠痈

肠痈是以转移性右下腹疼痛、右下腹局限而固定的压痛、反跳痛为特征的疾病。因本病在发病时有右腿不能伸直的体征,故有"缩脚肠痈"之称。主症为转移性右下腹疼痛。疼痛呈持续性、阵发性加剧,右腿屈而难伸,右下腹有局限而规定的压痛、反跳痛,甚则出现腹肌紧张。

西医学的急、慢性阑尾炎属于本病范畴。

【治疗】

1. 毫针刺法

[处方] 阳明四穴　天枢　大横　二间　阑尾点　阿是穴

随症配穴:发热配曲池;呕吐配内关;便秘配腹结;腹胀配大肠俞。

[操作] 天枢、大横向下斜刺;二间采用透刺法,向三间方向透刺;尺泽直刺0.5~0.8寸,局部酸胀,针感向前臂或手部放散;列缺向上斜刺0.2~0.3寸,局部可有酸胀、沉重感向肘、肩部放散;阑尾穴直刺0.8~1寸;在腹部寻找压痛点作为阿是穴,采用围刺法,每穴围刺4~6针。

2. 电针法

[处方] 天枢　阑尾点

[操作] 电针刺激强度以患者能耐受为度,每次30~60分钟,每日两次。

3. 耳针法

[处方] 神门　阑尾　大肠　皮质下

[操作] 毫针强刺激,或埋针法,也可用王不留行籽贴压。

【明理与心得】

本病病位在大肠。基本病机是肠腹气壅、热瘀互结、血败肉腐。其发生常与饮食不节、寒温不适、暴食后剧烈运动、忧思郁怒等因素有关。

二间为手阳明大肠经荥穴,水性寒凉克火,故有清热消肿功效,善于治疗风热或肺肠积热所致诸症；三间为手阳明大肠经输穴，具有清热通腑功效，可清阳明邪热，通大肠腑气，既可治疗阳明经病，又可治疗阳明腑病，临床多施以泻法。二间、三间均归于手阳明经，有通调阳明气血、清利肠腑湿热之功，如配天枢、丰隆、大椎、大肠俞、上巨虚、下巨虚清热通腑，治疗肠痈、大便脓血等。

阑尾点是治疗阑尾炎的经外奇穴。阑尾炎的患者在足阳明经的循行路线上，足三里穴之下有反应点，刺之，对阑尾炎有特殊疗效。

天枢穴，又名"长溪""长谷""谷门""循际""循元""补元"，乃足阳明胃经的腹部要穴、大肠募穴及大肠经气所聚集之处。其命名为前人假借天文星名所为，因其位居脐旁二寸，恰为人身之中点，如天地交合之际，升清降浊之枢纽，故名。《千金方》中记载"天枢主腹中尽痛，天枢主腹胀肠鸣，气上冲胸……刺天枢入五分，灸三壮。"《胜玉歌》"肠鸣大便时泄泻，脐旁两寸灸天枢。"天枢穴有疏调肠腑、消食导滞、活血化瘀、化湿和中、制泻止痛、理气通便之功，善治各种肠腑病及肠腑相关病证。

大横乃脾足太阴脾经之穴，《针灸甲乙经》云："脾足太阴之脉，起于大指之端，上循膝股内前廉……入腹属脾络胃。""经络所过，主治所在"，故大横也常用来治疗腹部胃肠之疾病。纵观其他募穴，其位置大体上接近其相对应的脏腑，从而治疗其相应脏腑的疾病，但依据现代解剖学，我们知道大横的位置较天枢更接近大肠，故而在治疗大肠疾病时我们常将二穴相须为用，从而加强调节大肠功能的作用。

十九、泄泻

泄泻表现为大便次数增多，粪便稀薄。中医学将泄泻分为外感与内伤两类，凡感染寒湿或湿热外邪的泄泻，其发病急，病程短，属于急性腹泻；因脾胃虚弱、肾阳虚衰、肝气乘脾的腹泻，发病慢、病程长，属于慢性腹泻。辨证有寒热虚实之分，治疗有温补清泻之别。

泄泻多见于现代医学的急慢性肠炎、胃肠功能紊乱、过敏性肠炎、溃疡性结肠炎、肠结核等。现代医学认为腹泻可由多种原因引起：当摄入大量不吸收的高渗溶质，使体液被动进入肠腔时，可导致渗透性腹泻；由于胃肠道水与电解质分泌过多或吸收受抑制而引起分泌性腹泻；当肠黏膜完整性因炎症、溃疡等病变而受到损伤时，造成大量渗出而形成渗出性腹泻（炎症性腹泻）；当胃肠运动关系到腔内水电解质与肠上皮接触的时间缩短时，直接影响到水的吸收，形成胃肠运动功能异常性腹泻。

【治疗】

1. 毫针刺法

［处方］阳明四穴　丹田三穴　天枢　大横

随症配穴：脾肾阳虚者加肾俞、脾俞；脾胃不和者加胃俞、脾俞、中脘；肝气不舒者加太冲、行间；湿热伤中者加阴陵泉、三阴交；食滞肠胃者加上巨虚、下巨虚。

［操作］选取 1.5~2 寸长的毫针，足三里、上巨虚、下巨虚穴均可直刺 1~2 寸。以捻转手法为主，针感以局部酸胀为主，根据患者的病情及耐受程度亦可以行提插手法使针感传导至足背。余各穴行平补平刺法。

2. 灸法

［处方］天枢　大横　关元　气海　神阙

［操作］选取艾条或艾炷，每穴施灸 10~15 分钟，以局部发红为度。

3. 耳针

［处方］大肠　小肠　腹　胃　脾　神门

［操作］每次选取 3~5 穴，毫针浅刺。也可用王不留行籽贴压。

【明理与心得】

本病病位在肠，与脾、肝、肾密切相关。病机关键是湿邪困脾，脾失健运，肠道功能失司。凡感受外邪、内伤饮食、情志不调、禀赋不足及久病脏腑虚弱等导致的脾虚湿盛、脾胃运化功能障碍均可引发该病。

《千金方》中记载天枢的治疗"久冷，及妇人癥瘕肠鸣泄痢，绕脐绞痛""天枢主腹中尽痛。天枢主腹胀肠鸣，气上冲胸……刺天枢入五分，灸三壮。"天枢穴为大肠募穴，调理肠胃气机，有疏调肠腑、消食导滞、化湿和中、制泻止痛之功。阴陵泉可健脾化湿。大横也常用来治疗腹部胃肠之疾病。丹田三穴培补元气，增强脾胃运化能力而止泻。

慢性泄泻多用艾灸治疗，《胜玉歌》"肠鸣大便时泄泻，脐旁两寸灸天枢。"《玉龙歌》"脾泄之症别无他，天枢二穴刺休差，此是五脏脾虚疾，艾火多添病不加。"灸天枢能调理肠胃气机，灸神阙可温补元阳，固本止泻。艾灸对急性腹泻也有一定疗效，如旅途在外，无艾条，选香烟三支在神阙施灸，亦可救急。

针灸治疗急慢性泄泻效果较好，但对严重失水或由恶性病变所引起的腹泻，则应采用综合性治疗。

二十、单纯性肠梗阻

肠腔内容物的正常运行发生障碍，称为肠梗阻。临床上常根据肠梗阻后肠壁血运情况把肠梗阻分为单纯性肠梗阻和绞窄性肠梗阻。有肠内容物通过受阻同时发生肠壁血运障碍，甚至肠管缺血坏死，称为绞窄性肠梗阻。只是肠内容物通过受阻，无肠管血运障碍的，称为单纯性肠梗阻。本病以腹痛、呕吐、腹胀和停止排便、排气为主症，兼见腹部压痛、恶心、小便少黄、纳呆、胸闷气促、发热等症，甚至危及生命。

本病属中医"肠结""腹痛""关格"等范畴。多由气血寒热湿食虫内结，痹阻肠道,或手术后肠管粘连,腑气不通所致,其特点为肠腑之气机运行降而不升。

【治疗】

1. 毫针刺法

[处方] 阳明四穴　天枢　大横　气海　脾胃区　中脘　阿是穴

随症配穴:上腹痛,加上脘、中脘;小腹痛,加关元;恶心呕吐加上脘、内关。

[操作] 足三里、上巨虚、下巨虚穴均可直刺 1~2 寸,针刺时以捻转手法为主,针感以局部酸胀为主,根据患者的病情及耐受程度亦可以行提插手法使针感传导至足背。腹部穴位针尖微向下斜刺 1.5~2.0 寸。脾胃区采用背俞穴透夹脊法,45°角斜刺,针尖抵至椎体,膀胱经第 2 侧线透第 1 侧线,督脉穴采用直刺法。足三里直刺 1.2~1.5 寸。

2. 穴位注射

[处方] 足三里

[操作] 用注射器抽取新斯的明 0.25mg,双侧足三里常规消毒,针刺进入足三里,患者有酸胀、麻木感后回抽无血,将药物注入,迅速拔针,轻揉 1~2 分钟,每天 1 次。

3. 灸法

[处方] 足三里　内关　中脘　天枢　神阙

[操作] 每穴灸 10 分钟,每天 2 次。

【明理与心得】

暴饮暴食,损伤脾胃,运化失健,或劳累过度,肠道气机逆乱,或外感寒邪,肠道拘急不运等因素,导致肠管气血瘀结,通降功能失常,滞塞上逆是肠梗阻的主要病机。

肠道以通降下行为顺,肠道气机逆乱不降,肠腔梗阻不通,就会出现一系列肠腔梗阻的临床表现,针刺腹部腧穴时针尖微向下斜刺,有助于肠道的通降功能。大横正当结肠投影部,双侧的大横下面分别是升结肠和降结肠,局部用之有效,且针刺深度可达 3 寸,刺激大网膜,促进肠蠕动。在治疗肠梗阻时与天枢"相须为用",从而加强调节肠运动。

根据现代研究观察:针刺足三里穴对胃肠运动、胃肠电生理、胃肠液分泌、胃肠激素及血流等有调节作用;针刺中脘穴后,空肠黏膜皱裂增深、增密,空肠动力增强,上端尤为明显;而针刺天枢穴能促进结肠的蠕动,对肠梗阻有良好的治疗作用。

足三里具有和胃健脾、通腑化痰、升降气机的作用,为治疗各种胃脘乃至脾胃诸疾的首选穴,诸如四总穴歌"肚腹三里留"。由于阳明四穴作用相同或相近,组合应用起到调整人体之中气,对于胃肠疾患有良好的调整作用。足三里是胃的下合穴,上巨虚为大肠下合穴,下巨虚为小肠下合穴,此三穴分别侧重于治疗胃、大肠、小肠病症,阳明四穴对于胃肠疾患的治疗基本一样,凡胃肠诸疾皆可应用。以阳明四穴与背部脾胃区联合运用,远近结合,疗效显著。天枢穴有疏调肠腑、消食导滞、活血化瘀、化湿和中、制泻止痛、理气通便之功,善治各种肠腑病及肠腑相关病证,针之可以疏通肠腑以泄邪;大横乃脾足太阴脾经之穴,可以治疗腹部胃肠之疾病。纵观其他募穴,其位大体上接近其相对应的脏腑,从而治疗其相应脏腑的疾病。大横的位置较天枢更接近大肠,在治疗大肠疾病时我们常将二穴相须为用,从而加强调节大肠功能的作用,促进肠管蠕动。气海为元气生发、会聚、转输之处,本穴不仅能补元气,还能行气,针之能行气止痛;内关、章门能疏通上腹气机;关元能疏通下腹气机;太溪穴能生津增液以润肠,太冲能清虚火除烦躁。

针灸治疗本病时,如急腹症表现明显或出现神志变化、血压、心率改变等全身症状者,应立即采用药物或手术治疗,此时非针灸适应证。应嘱患者禁食水,或进行胃肠减压。

二十一、慢性胰腺炎

慢性胰腺炎是指胰腺的反复发作性或持续性病变。以男性多见,既往常有胆囊及胆道病或急性胰腺炎、消化道溃疡等病史。中医文献虽无胰腺炎这一病名,但就其临床表现来看,可能包括在心痛、腹痛、胃脘痛、膈痛、肝胃不和、呕吐、结胸证等证候之中。

现代医学认为,该病是指胰腺腺泡和胰管慢性进行性炎症、破坏和纤维化的病理过程,常伴有钙化、假性囊肿及胰岛细胞减少或萎缩。临床上有慢性复发性胰腺炎和慢性持续性胰腺炎两种类型。主要表现为反复发作或持续腹痛或持续腹痛、消瘦、腹泻或脂肪泻,后期可出现腹部囊性包块、黄疸和糖尿病等。

【治疗】

毫针刺法

[处方] 中气法Ⅰ和中气法Ⅱ 足三里 胃脘下俞 胃俞 脾俞

随症配穴:中焦气滞者加期门、章门;湿热蕴结者加内庭、地机。

[操作] 针刺中气法Ⅰ或中气法Ⅱ时,以针尖70°~80°向下斜刺,胃主降,针尖向下有助于胃之通降。现教材虽皆云直刺,但向下斜刺已有不少专家达成共识。尚有深刺之法,可穿透腹壁而达胃前壁,不留针,不行手法,每次一般只深刺一穴。此操作一般需在有经验的医师指导下操作。其余穴行平补平刺法,行捻转手法。

【明理与心得】

本病病程长,缠绵难愈,患者体质往往比较虚弱,治疗主要以补气为主。

中气法Ⅰ和中气法Ⅱ两组穴中中脘穴为主穴,中脘乃任脉之穴,它既是胃之募穴,又是八会穴之腑会,中脘虚可补,实可泻,它具有祛痰消积、升清降浊、健脾、养胃益气养血的功效,是治疗各种胃肠疾病的中坚,然临床上,还可以将胃脘分布区的其他腧穴酌情配合使用,不一定拘泥于本文所介绍的穴位组合;足三里能调节脾胃之气,尤其对于慢性病更有独到之疗效,起扶助正气,培补中焦的作用,更可使用灸法,坚持一段时间可收良效;胃脘下俞又称为"胰俞",为经外奇穴,对应胰脏的投影区,起到调节胰脏功能,减缓病理变化过程;脾俞和胃俞为膀胱经腧穴,二者合用可调节脾胃功能,培补后天之气。

二十二、腱鞘炎(附:腱鞘囊肿)

腱鞘炎是肌腱和腱鞘由于长期过度运动摩擦,或者在短期内频繁活动、过度用力及受到剧烈的寒冷刺激,致使该部位发生损伤性的炎症,并引起肿胀的一种疾病。多发于桡骨茎突、屈指肌腱、桡侧伸腕肌腱及肱二头肌长头肌腱。根据发病的具体部位有桡骨茎突部狭窄性腱鞘炎、指屈肌腱腱鞘炎、桡侧伸腕肌腱周围炎等。

腱鞘炎属于中医"筋痹"的范畴。中医学认为的局部过劳,血不荣筋或受凉时,引起气血凝滞,不能濡养经筋而发病。

【治疗】

1. 毫针刺法

[处方]阿是穴 合谷 阳谷 阳溪 阳池 二间 三间

[操作]扬刺法,选1寸毫针,在腕关节(向掌侧屈肘)肿块明显处直刺进针,再在肿块上下左右各斜刺1针,针尖向肿块中央,并且摇大针孔,挤出少量胶状黏液。

2. 火针法

[处方]阿是穴

[操作]火针迅速点刺痛点。

【明理与心得】

腱鞘炎病在经筋,其发生原因均系手腕手指过度劳作,伤及局部气血、筋膜,使气血运行不畅,不能濡养经筋,筋失所养。从而发生局部疼痛,功能活动受限,产生经筋粘连等病理改变,进而发生本病。

本病应用十二刺法之一的扬刺法。它是在病变正中刺一针,而后在病变周围下四针,此为五针同用,针则不宜用过深的浅浮之针法,针刺的部位较为分散,类似目前临床上的围刺法。本法适宜治疗寒气浅而面积较大的痹证。扬刺法针刺的部位较为分散、轻浅,有祛寒止痛、行气活血、散瘀消肿之功。

手阳明经筋"起于大指次指之端,结于腕",过多频繁的腕背伸、拇外展等运动时,可造成腱鞘损伤、急性炎症及粘连。合谷穴可以疏通经络。阳谷、阳溪、阳池三穴位居腕关节,具有舒筋利节、通经活络、祛风湿、止痹痛之功,"经络所过,主治所在",三穴配合用以治疗腕关节疼痛、活动不利、前臂肌痉挛或麻痹等。二间、三间均归于手阳明大肠经,治疗本经脉所过部位的疾患,常选用二穴治疗食指屈伸不利、疼痛等。常用三间透刺后溪,共奏通经活络,疏利关节之效,治疗手背肿痛、手指拘挛。

腱鞘炎的治疗可选用细火针点刺,以达到温经通络、活血养筋的治疗目的。现代医学认为火针法有促进慢性炎症吸收的作用。

本病应注意工作时保持正确姿势,避免关节的过度劳损,定时休息。

附:腱鞘囊肿

腱鞘囊肿是发生于关节囊或腱鞘附近的一种内含胶冻状黏液的良性肿块,多发于腕背和足背部,患者多为青壮年,女性多见。本病多与关节或腱鞘部的慢性劳损、机械性刺激、外伤等有关。

腱鞘囊肿属于中医的"经筋病"的范畴,又称"腕筋结""筋聚"。

【治疗】

1. 毫针刺法

[处方] 阿是穴

[操作] 选 1 寸毫针,将腕关节向掌侧屈肘,肿块最明显处直刺进针,再在肿块上、下、左、右各斜刺 1 针,针尖刺向肿块中央,深度达到囊肿最基底部,并摇大针孔,挤出少量胶冻状黏液。治疗完毕后,用 1 分钱大小的硬垫放在囊肿部位上加压包扎。

2. 火针法

[处方] 阿是穴

[操作] 火针迅速点刺痛点,并在囊肿中部刺一针,深度达基底部,在其四周再刺 2~3 针,挤出囊液。注意消毒针孔。

3. 三棱针法

[操作] 用三棱针从囊肿侧面向囊肿中心快速点刺,刺破囊壁,然后用力挤出囊内胶冻状液体。

【明理与心得】

腱鞘囊肿多为局部的气血不通,阴寒凝聚,聚液停瘀所致,为发生于关节部腱鞘内的囊性肿物,一种关节囊周围结缔组织退变所致的病症。从外观上说,腱鞘炎表面一般看不出异常,但是腱鞘囊肿从表面可以看到腕背部或足背部的包块。

腱鞘囊肿内含有无色透明或橙色、淡黄色的浓稠黏液,为生理性的关节和肌腱润滑液,因损伤而渗出停留于组织间隙,在滑膜褶皱处形成一突起封闭的囊或管,进而发展成充满生理性关节和肌腱润滑液的囊肿,可能与慢性外伤有一定关系。针刺囊肿可以使内容物和分泌物排出,同时可造成变性硬结组织炎症重塑,能够改善局部代谢和营养,使炎症吸收,肿胀消退。

腱鞘囊肿的治疗通常取囊肿区域针刺,粗火针刺法、三棱针法均可。火针的烧灼作用,对囊壁的破坏比较彻底,可保持较长时间的引流通畅,有利于内容物和分泌物的彻底排出。临床使用中我们体会,火针法疗效确切,创伤性小、恢复快、无瘢痕形成,且不易复发。如果针刺疗效不佳,可以考虑手术治疗。

治疗期间和治愈后的一个月内,应注意休息,避免过劳,否则影响疗效且易复发。

二十三、痛风

痛风是一组嘌呤代谢紊乱所致的疾病。患者多为形体丰盈,平素过食膏粱厚味,以致湿热内蕴,滞于下肢,兼受风寒外邪,侵袭经络,寒郁化热,湿热凝聚生痰,流窜肢节阻滞气血经络,故见局部结肿热痛。若风邪偏盛,因风性善行数变,故痛无定处,历节游走,病久伤肾,肢节失养,故见畸形僵硬,甚则溃烂。该病属中医学"痹证""历节风"的范畴。

现代医学中,痛风是以高尿酸血症及由此引起的痛风性关节炎反复发作、痛风石沉积、痛风石性慢性关节炎和关节畸形,常累及肾脏引起慢性间质性肾炎和尿酸肾结石形成为临床特点。

【治疗】

1. 毫针刺法

[处方]阿是穴

跖趾关节:八风　内庭　太冲

踝关节:昆仑　丘墟　解溪　太溪

掌指、指间关节:四缝　八邪　三间

腕关节:阳池　阳溪　合谷

膝关节:内外膝眼　阳陵泉　足三里

随症配穴:风湿热痹者加大椎、身柱、曲池;痰瘀痼结者加膈俞、血海、脾俞。

[操作]大椎、身柱、曲池及诸背俞穴行中强刺激,不留针。再刺病变关节处腧穴,可行齐刺、扬刺、关刺、输刺等手法。

2. 刺络拔罐放血

[处方]病变局部穴位或阿是穴

[操作]关节肿痛严重或梭形变者,可在局部用三棱针点刺放血,配以拔罐,拔出瘀血,隔日1次,5次为1个疗程。

3. 灸法

[处方]病变局部取穴

［操作］温和灸,每穴 10 分钟,或以患者耐受为度。

4. 火针

［处方］痛风病痛处

［操作］根据病位大小,用中粗火针点刺病痛局部数针,可挤出白色石灰状物质,即痛风结石。

【明理与心得】

"痹证""历节""痛风"均属关节疾病,宋朝以前,三者常混为一谈。"痛风"一词由李东垣、朱丹溪首先提出,认为痛风与湿浊有关。"湿为阴邪",有流注下趋之性,故发病多从足部关节起,即"独足肿大""脚肿如脱"。痛风患者由于嗜酒肥甘,多为湿热体质,外感风寒湿诸邪容易温化成热。

笔者认为痛风是以脏腑病变为主,尤以脾、肝、肾等脏腑功能失调,导致湿浊、痰饮、瘀血等病理产物在肢体关节、筋脉等处的停聚。治疗重点在于清热利湿,通络除痹。阿是穴是一种动态、个体化、激发态的腧穴,体现了"腧穴所在,主治所在"的思想,对痛风治疗有良好的疗效。

火针能借火助阳,温通经络,使气血畅通,"通则不痛";并能借火力强开其门,引动火热毒邪直接外泻,从而使热清毒解;还可灼烙人体腧穴腠理以奏开门去邪、散寒除湿之功。三棱针放血法在急性期痛风的应用上效果显著,如《针灸大成》云:"人之气血凝滞不通,可用刺血法以祛除其凝滞,活血化瘀。"

急性期患者应注意卧床休息,抬高患肢,一般应休息至关节疼痛缓解 3 天后方可恢复活动。平时应注意饮食,防止肥胖,避免高嘌呤食物如肉类、家禽、动物内脏、沙丁鱼、豆类、冬菇、海鲜等,不宜饮酒、浓茶、咖啡。若有关节活动困难者,需配合康复锻炼,促进关节功能恢复。

二十四、血栓闭塞性脉管炎

血栓闭塞性脉管炎是一种周围血管的慢性闭塞性炎症,常伴有继发性神经改变,主要发生于四肢中小动脉和静脉,以下肢尤为多见。其临床特点为患肢缺血、疼痛、间歇性跛行。受累的动脉搏动减轻或消失,伴有游走性血栓性浅表静脉炎,严重者有肢端溃疡或坏死。该病北方发病较为多见,男性发病显著多于女性,本病病因尚未阐明,一般认为发病与长期吸烟及患肢感受寒凉潮湿有关。

本病初期仅表现为趾端发冷、发麻、酸痛等症,应属于中医"痹证"范畴,后期脚趾产生坏疽、脱落,则属于中医"脱疽"范畴。

【治疗】

1. 毫针刺法

［处方］中气法　太渊　肱二头肌三针　关元　气海　阳明四穴　阴陵泉

随症配穴:血瘀者用豹文刺;病在上肢者加八风;病在下肢者加委中、昆仑、太溪;热毒炽盛者加血海、三阴交、大椎、曲池,用泻法;气血两虚者加肝俞、膈俞、关元。

[操作] 上肢腧穴呈 45°~80° 角进针,使针感向手指手心放射;下肢腧穴针尖向外侧呈 80° 角斜刺,使针感向脚背和脚心的放射;阳明四穴均可直刺 1~2 寸,使针尖向小腿中心的方向针刺,以获得向脚背放射的针感,即阳明经的针感。

2. 穴位注射

[处方] 上肢取手三里、合谷、中渚;下肢取三阴交、太冲、解溪。

[操作] 按水针操作常规注射红当川注射液或丹参注射液 1~2 毫升,每日或隔日 1 次。

3. 三棱针

[处方] 委中　委阳　足临泣　患肢局部静脉血管较明显处的有关穴位

[操作] 每次取 3~5 穴,刺入穴位部静脉内,使其自然出血,能拔火罐的部位(如委中)待自然出血停止后再拔罐。每 1~2 周治疗 1 次,3~5 次为 1 个疗程。

4. 火针

[处方] 足三里　关元　曲池　气海　血海　患处局部选穴

[操作] 按火针操作常规,采取点刺法,隔日 1 次,10 次为 1 个疗程。

【明理与心得】

本病的前期属于中医"痹证"的范畴,《素问·痹论》指出"痹……在于脉则血凝不流。"后期属中医"脱疽"范畴,《灵枢·痈疽》中指出"发于足趾,名曰脱疽,其状条黑,死不治,不赤黑不死,不衰,急斩之,不则死矣。"

血栓闭塞性脉管炎的发病机制,主要是气滞血瘀,脉道不通。由于气血不足或气血运行乏力或感受寒湿,气血不能外达四末,寒邪客于经络而致气血凝滞不通,不通则经络阻滞而痛,故发病初期,可见指(趾)发冷、发麻或疼痛等症。寒邪蕴久化热则肉腐、筋烂、骨伤、髓消,故形成溃疡坏疽,迁延不愈,日久耗伤气血,亦可导致气血两虚。

根据"邪之所凑,其气必虚"的理论,在治疗过程当中以"通"为宗旨,在辨证施治中紧抓一个"补"字,贯穿一个"通"字。针灸具有良好的活血化瘀和行气止痛作用,因而治疗本病可以获得较好的疗效。阳明经为多气多血之经脉,再配合使用中气法来达到补气、行气、补血、行血的作用,调理人体一身气血,体现了"气行则血行,血行则瘀消"的治疗原则。关元为补气要穴,凡元气不足之候均可用之;气海能既能补气又能行气。二穴配伍鼓舞气血运行。阳明四穴可调整后天之气,而通达气血运行。阳明四穴主要通过以下两个途径:①"经络所过,主治所在"的肢体病;②补气、行气、补血、行血来达到治疗的目的。阴陵泉是足太阴脾经合穴,主治下肢病症;肱二头肌三针主治上肢病症。豹文刺古法可以治疗"脉痹",风寒湿侵于血脉为脉痹,《素问·痹论》"在于脉则血凝不通",因瘀而致的疼痛可选用豹文刺。

另外,火针借火热之力,温通经络,具有针与灸的双重作用,既可开泻腠理,使外感寒湿之邪从表而出,又可直接温助体内阳气,驱散内寒,使寒湿之邪得火热之力,不除而自化。

二十五、颤证

颤证是指以头部或肢体摇动、颤抖为主要临床表现的一种病证。轻者仅有头摇或手足微颤;重者头部振摇大动,或痉挛扭转样动作,或两手及上下肢颤动不止,甚或项强、四肢拘急,生活不能自理。本病老年人发病较多,男性多于女性,少数有家族史,并呈进行性加重。

西医学所称的锥体外系疾病所致的不随意运动,如震颤麻痹、舞蹈病、手足徐动症、麻痹性痴呆、老年性震颤、特发性震颤、甲状腺功能亢进症、小脑病变的姿势性震颤等符合本病特征。

【治疗】

1. 毫针刺法

[处方]肩井 肩五针 阳明四穴 四关穴 风府 阳陵泉 太溪 百会 四神聪

随症配穴:上肢颤抖加肱二头肌三针、肱三头肌三针;下肢颤抖加大腿前九针、大腿后九针、风市、环跳;痉挛扭转加腘下四穴;头部振摇大作加胆经四透,头临泣,风池。

[操作]肩井穴刺 0.8 寸,得气后将针提至皮下,再分别向前、向后斜刺约 1 寸,也使之得气。肩五针向下斜刺 1.0~1.5 寸。阳明四穴均直刺 1~2 寸。透四关均应双重得气。阳陵泉向下斜刺 1~1.5 寸。太溪浅刺 0.2~0.3 寸。百会、四神聪向后平刺。

2. 头针

[处方]舞蹈震颤控制区 运动区 足运感区 顶中线 顶颞后斜线 顶旁 1 线 顶旁 2 线

[操作]用 1.5~2 寸毫针,进针时呈 30° 角,在帽状腱膜下将针身进到 2/3 后,快速平稳地捻针,持续 2~3 秒,使局部产生热麻、重压感,每隔 5~10 分钟行针 1次,留针 30 分钟左右。

3. 耳针

[处方]皮质下 脑点 神门 枕 颈 肘 腕 指 膝

[操作]每次选 2~4 穴,毫针用中等刺激,或加用电针刺激,或用耳穴贴丸法。每天或隔天治疗 1 次。

【明理与心得】

中医认为本病由于风气内动而引起震颤。导致肝风内动的原因在于阴血亏虚、气血不足,病久阴虚及阳,阴阳两虚,在阴阳气血亏虚的基础上,又可产生瘀血、痰浊等继发病理因素。本病病位在筋,其病变脏腑主要在肝肾脾,其病性以本虚标实为主。

此处毫针刺法主要属经筋疗法。针刺阳明四穴可以刺激腓总神经的腓深神经的肌支,是治疗下肢诸疾的首选穴位。四穴同用,穴经同治。合谷、太冲为四关穴,合谷属多气多血之手阳明大肠经的原穴,偏于补气、泻气、活血;太冲属少气多血之足厥阴肝经的原穴,偏于补血、调血。两穴相配具有气血同调、阴阳同调、脏腑同调的功效,通过经络系统调节肢体、脏腑及全身功能,从而达到较好的治疗效果。风府穴为督脉经的腧穴,为风之要穴,有散风息风、通关开窍之功;"胆足少阳之脉,络肝,属胆",筋会阳陵泉,凡诸筋病,皆可取用;太溪为五输穴之输穴,足少阴经之原穴,可以滋阴益肾、填精益髓而止颤;百会、四神聪局部有额神经分支、枕大神经分支、颞浅动静脉及枕动静脉分支等,对应大脑皮层的顶叶、躯体感觉中枢、躯体运动中枢,两穴部位相邻,功能相近,配合使用起到止颤的作用。诸穴合用,息风通络,益气养血。

《素问·脉要精微论》指出:"头者精明之府。"《灵枢·邪气脏腑病形》篇曰:"十二经脉,三百六十五络,其血气皆上于面而走空窍。"说明头部与人体各脏腑器官的功能有密切关系。针刺头部穴位不仅可以激发头部经气,调整头部阴阳,而且因为十四经脉直接或间接通向头部,所以针刺头部还可调整全身气血和阴阳,改善全身症状。针刺舞蹈震颤控制区、运动区、足运感区可以提高帕金森患者各脑区葡萄糖代谢,改善肢体功能活动,提高认知水平,促进功能协调,提高生存质量,且未发现不良反应。

本病病机复杂,症状顽固,尚无理想治疗方法。针灸可以改善症状,减少西药用量及其不良反应,增强体质,但仍难以根治。本病轻症进行耐心训练和教育,合理安排生活和工作。重症要注意生活护理,防止跌倒等异常情况发生。

二十六、肌张力障碍

肌张力障碍是主动肌与拮抗肌收缩不协调或过度收缩引起的以肌张力异常的动作和姿势为特征的运动障碍综合征,具有不自主性和持续性的特点。根据其临床表现,可归属于中医学"痉病""瘛疭""抽搐"等范畴。《景岳全书·痉证》认为:"凡属阴虚血少之辈,不能营养经脉,以致搐、挛、僵仆者,皆是此症。"

现代医学依据病因将其分为原发性和继发性;依据肌张力障碍的发生部位,可分为局限性、节段性、偏身性和全身性。局限性肌张力障碍指肌张力障碍只影响到躯体的一部分,如痉挛性斜颈、书写痉挛、眼睑痉挛、口-下颌肌张力障碍等;节段性肌张力障碍累及一个以上相邻部位,如 Meige 综合征(眼、口和下颌),一侧上肢加颈部,双侧下肢等;偏身性肌张力障碍累及一侧身体,一般由对侧大脑半球病变所致;全身性肌张力障碍,累及至少一个节段,加上一个以上其他部位。本文重点介绍治疗中风所致肌张力增高,即痉挛性瘫痪。

【治疗】

1. 毫针刺法

[处方] 阿是穴　阳陵泉　合谷　太冲

随症配穴:上肢痉挛性瘫痪加肩髃、肱三头肌三针、八邪(均患侧);下肢痉挛性瘫痪加风市、丘墟透照海、小腿外侧八刺(均患侧)。

[操作] 阳陵泉,沿皮肤呈 45° 角向下斜刺 2~2.5 寸,使针感缓慢传导到足小趾处;合谷,针向三间穴,进针 1~1.5 寸,使患者第二手指抽动或五指自然伸展为度;余穴直刺以得气为度。

2. 耳针

[处方] 神门　肝　脾　肩　肘　髋　膝

[操作] 毫针中等刺激针刺;或使用锨针、王不留行籽按压穴位,隔日 1 次。

【明理与心得】

中医古籍无此病名,本病为筋脉之病,《景岳全书·痉证》:"筋脉拘急所以反张。"肝主筋,脾土可营肝木,肾水可滋养肝木,"督脉为病,脊强反折",故本病与肝、脾(胃)、肾及督脉密切相关。引起筋脉拘急之由,有外邪壅塞经络,气血不畅;或火热炽盛,耗灼阴津;或久病或误治,肝肾精血亏损;或饮食劳倦,脾土虚衰,气血阴阳生化不足;或久病入络,或外伤瘀血内阻,血脉不畅。总之,或虚或实,筋脉失养而挛急,此为基本病机之所在。

筋会阳陵泉,阳陵泉为胆之合,位于膝下,足少阳之筋结于膝外廉,膝为筋之府,故称筋会,凡诸筋病,如筋骨拘挛疼痛,关节屈伸不利,瘫痪等,皆可取用。

作为手阳明大肠经的原穴,合谷穴具有行气活血、镇惊止搐的作用;太冲有疏肝解郁、平肝潜阳、清利肝胆湿热之功效,因此临床上常用其主治因肝气不疏、肝阳上亢所致的一系列病症。合谷、太冲相配,称为开四关,为平肝息风止痉之首选穴。

肌张力增高严重影响患者肢体运动功能的康复和生存质量,同时严重影响了其社会交往及精神心理状态,也是神经科和康复科医师所面临的一个棘手的问题。患者在接受针刺治疗的同时,还有进行康复训练,如 Bobath 握手或桥式运动。

二十七、中风

中风是以突然昏仆,不省人事,半身不遂,偏身麻木,言语不利或失语,或未经昏仆而以半身不遂，口舌㖞斜为主要临床表现的一类病证。本病因发病急骤，症见多端，病情变化迅速，与风之善行数变特点相似，故名中风、卒中。

现代医学所称的脑卒中与本病大体相同。现代医学将本病主要分为出血性和缺血性两类，高血压、动脉硬化、脑血管畸形、脑动脉瘤常可导致出血性中风；风湿性心脏病、心房颤动、细菌性心内膜炎等常形成缺血性中风。另外，高血糖、高血脂、血液流变学异常及情绪的异常波动与本病发生密切相关。头颅 CT、磁共振检查可确诊本病。

【治疗】

1. 毫针刺法

[处方]

头部选穴：水沟　四神聪透百会　风池

患侧上肢选穴：肱三头肌三针　肱二头肌三针　前臂内侧六针　前臂外侧六针　上八邪

患侧下肢选穴：大腿前九针　小腿外侧八刺

健侧选穴：合谷　曲池　三阴交　足三里

腹部选穴：补三气法（气海　中脘　膻中）

随症配穴：构音障碍加风府、哑门、崇骨、大椎；舌体运动受限的加廉泉、旁廉泉；眼花、视物不清加睛明、光明；腰部无力常用腰夹脊穴和膀胱经的大肠俞、肾俞等；脚趾麻木加八风；足内翻加丘墟透照海；上肢无力用条口透承山、肩五针、肩胛冈三针；中风后手指不利加合谷透后溪、八邪、二间、三间；中枢性面瘫加大迎透颊车；尿潴留加净府五针。

[操作] 风府、哑门、崇骨、大椎采用互动式针法，治疗构音障碍、吞咽困难及咽喉不利等症，边捻转边嘱患者咳嗽或者做吞咽动作。其余穴位常规中针刺，得气即可。因中风病涉及穴位较多，此处不一一叙述，具体穴位操作参考各论部分，若患者身体虚弱，针感不宜过强。

2. 走罐法、刺络拔罐法

[处方] 膀胱经第 1 侧线　督脉　大椎　肝俞　胆俞　膈俞　心俞

[操作] 先在双侧膀胱经、督脉用闪火法走罐，以局部皮肤发红为度。肝阳上亢者重走肝胆区；气血亏虚重在脾胃区；肾精不足宜重在肾区。实火者取大椎、肝俞、胆俞刺络拔罐；瘀血者取膈俞、心俞刺络拔罐。

【明理与心得】

中风病多因风、火、痰、瘀血等病邪上犯清窍，导致"窍闭神匿，神不导气"，发为中风。中风病是针灸治疗的优势病种，既往大量的临床研究和实验研究都表明，针灸治疗中风病的各期和各种后遗症都有较好的疗效。

中风是临床常见病，其病死率及致残率很高，部分后遗症目前仍无满意疗法。我们临证治疗中风病常规取穴外,特别重视在相应运动肌群上针刺,通过针刺刺激肌肉的方法来提高肌力。如腿部肌肉无力,如针刺夹脊穴、大肠俞、肾俞提高腰部力量。大腿前九针,主要刺激股四头肌。由于股四头肌是膝关节强有力的伸肌,该九针刺激股四头肌,从而促进膝关节的屈伸,有助于中风半身不遂患者下肢的恢复。

中风病导致半侧肢体活动不利,因而取穴较多。针对偏瘫侧肌群无力,选穴不仅限于十四经的腧穴,阿是穴、排刺法的疗效较为理想。因而我们除选用针刺中风的常用腧穴外,还选取肩五针、肱二头肌三针、肱三头肌三针、前臂内、外侧六针、大腿前九针、小腿外侧八针等组穴。

我们在临床上使用"针刺肌腹法"治疗中风病肢体无力或者肢体痉挛性瘫痪,取得较好疗效。尤其是针对痉挛性瘫痪,针灸不应将治疗思维局限在传统的穴位上,还应该根据解剖部位采用肌腹选穴,对肌张力异常的肌肉使用"针刺肌腹法",调节患肢"阳缓阴急"的病理状态,达到缓解痉挛的目的。具体方法如下。

患侧上肢伸肌肌腹选穴:肱三头肌三针与前臂外侧六针,直刺 1~1.5 寸,强刺激、不留针。上肢屈肌肌腹选穴:肱二头肌三针与前臂内侧六针,轻刺激,静留针 30 分钟。静留针 30 分钟,是指医者松握针柄,在留针过程中不做任何手法,使患者尽可能小的产生得气感,并轻轻将针起出。强刺激、不留针,是指医生操作时紧握针柄,提插、捻转的幅度大、速度快,针感强,在取得较强针感后立即出针。《内经》云:"寒则收引""寒则留之"。本书主编李志道教授认为可引申为一切"收引""痉挛"类的疾病采取留针的方法。痉挛性瘫痪上肢屈肌张力较伸肌张力高,治疗上采取使痉挛肌肉的拮抗肌产生遗留针感,引起相应肌肉收缩从而对抗痉挛。同样方法应用在患侧下肢,大腿前九针,轻刺激,静留针 30 分钟;大腿后九针强刺激、不留针,同样能降低下肢肌张力,提高肌力。手掌上八邪使用"透刺法",同时刺激蚓状肌、骨间掌侧肌、骨间背侧肌的肌腹,促进手指并拢与伸展功能的恢复。此处需要强调的是,如果单纯针刺传统八邪穴位,不能充分刺激到手掌的骨间肌群。对于足内翻,除丘墟透照海外,小腿外侧八刺是有效取穴法。针刺患者小腿外侧穴位容易引发肌张力突然增高,因而胫骨前肌上的四穴注意进针速度缓慢,动作轻微,否则易引发肌肉痉挛。进针后静留针,腓骨长短肌上的四穴则强刺激、得气后出针。"针刺肌腹法"刺激范围广,疏通气血经气作用较强,通过泻阴补阳透穴针刺法,以调整阴阳平衡,使痉挛肌与拮抗肌受到交替刺激,达到生物力学平衡有效缓解痉挛。

痉挛的原因与牵张反射有关,牵张反射的兴奋性增高导致瘫痪的肌群腱反射活跃。肌肉被牵拉时引起肌梭感受器兴奋,通过肌梭的传入神经纤维 I 、II 类纤维将信息传入脊髓后,使脊髓前角运动 α、γ 神经元兴奋,而引起两神经元所发出的运动神经所支配的梭外、内肌收缩。正常情况下,高位中枢经常发出冲动下传到脊髓前角,对γ神经元进行调节,使γ神经元经常保持一定频率的放电,使梭内肌处于一种收缩状态。当梭外肌受到牵拉时,梭内肌中间感受装置被牵拉兴奋,引起Ⅰ类纤维传入冲动增加而反射性引起α运动神经元活动和梭外肌收缩,从而引起一次牵张反射。所以γ运动神经元可提高肌梭的敏感性。在通常情况下,高级中枢通过下行通路影响脊髓α和γ运动神经元的兴奋状态,对肌紧张进行调节。中风患者由于上运动神经元受损,对γ运动神经元的抑制减弱,γ运动神经元过度兴奋,导致肌张力增高。而"针刺肌腹法"降低痉挛肌肉的肌张力的机制可能是通过静留针,提高γ运动神经元阈值,降低其兴奋性。而对瘫痪肌肉强刺激,遗留针感,刺激肌梭将针刺信息传入脊髓引起牵张反射,使瘫痪肌肉产生自主性收缩,兴奋瘫痪肌肉,而瘫痪肌肉肌力兴奋后,就会与拮抗肌达成新的平衡。

从解剖角度上理解,肢体活动受限表现为关节活动受限,而关节活动是靠跨越关节的肌肉运动。因而仅仅针刺关节附近的穴位是不够的。如肘关节不能伸,除针刺曲池、手三里等肘关节处的穴位外,还应加上肱三头肌三针、前臂六针,从而刺激肱三头肌和肱桡肌。

健侧针刺合谷、曲池、足三里、三阴交是巨刺法的具体应用。巨刺对中枢神经系统的影响是多层次的,针刺一侧穴位可诱导皮肤反射使对侧肢体伸展。刺健侧是利用其经气在针刺刺激下调动患侧经络中残存之真气,共同驱除同经之邪气,两侧阴阳平衡,从而使患侧受损功能得以恢复。《针灸大成》:"中风风邪入腑,以致手足不遂……足三里""内关主支满肘挛"。内关、三阴交为石学敏院士创立"醒脑开窍"针刺法之主穴,大量基础研究表明此针法可改善微循环,减轻脑组织氧化损伤,减轻脑细胞的坏死凋亡。

值得一提的是,风府、哑门、崇骨、大椎组穴是治疗中风后构音障碍、吞咽困难的经验穴。崇骨为经外奇穴,位于后正中线上,第六颈椎棘突下凹陷中。针刺这组穴位时要求一边将针捻转,一边嘱患者咳嗽或者做吞咽动作,临床常可取到较好的疗效。具体操作参看各论部分。

《针灸甲乙经》云:"哑门入系舌本。"就是说哑门穴直接与舌本发生了联系。腧穴是经脉上的一个点,这个点与舌本发生联系,就意味着整条督脉都与舌本发生了联系。"入系舌本"一词历代文献有转载,只是没有与临床相结合,是李志道教授开始运用于临床的。这也很好地解释了除哑门外,督脉上的风府、崇骨、大椎三穴同样系"舌本"。此四穴又与咽喉相对应,故为治疗构音吞咽障碍的腧穴。

此外,针灸治疗期间,应加强康复锻炼,提高肌力,防止肌肉、骨骼、关节失用性变化,治疗中还应注意指导患者调畅情志,注意合理饮食,防止复发,还应注意患者全身状况,如血压、睡眠、二便情况等,异常时及时给予处理。

二十八、癫狂

癫狂是精神失常的病证,是癫证、狂证的总称。根据临床表现,沉默静呆,表情淡漠,语无伦次者为癫证,属阴证;狂躁不安,甚则打人毁物者为狂证,属阳证。二者在病因和病机方面有相似之处,可以互相转化,故常癫狂并称。本证多见于青壮年,与先天禀赋和心理素质有密切关系,亦与家庭遗传有一定关系,多以强烈的精神刺激为诱因。

本证常见于西医学的狂躁型及抑郁性精神分裂症、反应性精神病。以基本个性改变,思维、情感、行为具有非现实性,不易理解为特点。

【治疗】

1. 毫针刺法

[处方] 胆经四透 四关穴 玉枕透风池 内关 三阴交 丰隆

随症配穴:痰气郁结加中气法;痰火扰神加神门、阴郄;火盛伤阴加三阴交、太溪。

[操作] 胆经四透、开四关使用双得气法。中气法针刺时针尖呈 70°~80° 角向下斜刺。余穴针刺以局部酸胀感为佳。留针 20~30 分钟,隔日 1 次。

2. 头皮针

[处方] 百会 上星 神庭 本神 脑空 后顶

[操作] 强刺激,留针 30~60 分钟,隔日 1 次。

3. 耳针法

[处方] 神门 心 肝 皮质下

[操作] 用锨针或王不留行籽按压耳穴,3 日 1 次。

【明理与心得】

本证属于先天禀赋不足,继受惊恐等情志所伤,导致肝火犯脾,脾运化无权,痰浊内生,继而郁于胸膈,痰火交结,上扰神明,蒙蔽心窍而发病;或胃火亢盛,挟痰上扰,扰动心神,而发狂证。癫狂的病理因素不外乎痰气与痰火。在治疗癫狂时,需要疏肝、运脾、宁心、涤痰,总的治法为养心宁神、化痰开窍。

本证属于脑部疾病,因此选取局部穴位治疗。经络的横行说是指体内有一类经络从体表向中心垂直轴分布,将体表与脏腑联系起来,起到运行气血、协调阴阳、传变病邪、反应病候的作用,选取这些经络线上的穴位,体现了"腧穴所在,主治所在"。头部腧穴治疗神志和五官病,也是通过横向分布的经络而实现的。

胆经四透穴是指额厌透悬颅、悬厘,曲鬓透率谷,率谷透天冲,天冲透浮白、头窍阴,胆经四透穴可以调畅气机,清肝开窍,且本组穴位大都位于头部颞侧,该区域血管、神经丰富;玉枕、风池均为头部穴位,"脑为元神之府",玉枕透风池是治疗神志病的常用配穴,有行气开窍的作用。

合谷对邪热内扰神明或气机逆乱所导致的神志病有开窍醒神止搐的作用；太冲,肝经原穴,具有疏肝解郁、清肝降逆、滋阴养血之功。合谷与太冲相配治疗癫狂等闭证,具有镇惊、开闭的作用。由于本证的疾病病因在痰,痰气郁结型应疏肝解郁、化痰,选用中脘、丰隆。中脘,六腑之会、胃募穴,通过调节脾胃升降的功能来疏调中焦气机,中焦脾胃气机舒畅,则生痰无源,《行针指要赋》曰:"或针痰,先刺中脘。"脾虚水湿不化,聚而成痰,痰湿阻遏则发为癫狂;丰隆为胃经穴,本经络穴,别走太阴,交通脾胃两经气血,是化痰除湿的要穴,与中脘配伍使用,可以化痰湿,清神志。

内关,属心包经,八脉交会穴之一,通阴维脉,心主神明,心藏神,治疗神志病时,选用心经、心包经穴可以宣通气机,醒神开窍,调心气而复神明。内关穴起到调经通络、醒脑开窍的作用;三阴交为足三阴经交会穴,调三阴之开阖,三阴交与神门相配,补益心脾。

本证及时治疗预后较好,针灸对其有较好的效果。对狂躁型患者,要防范其自杀或伤人毁物。同时,心理疏导也很重要,家属应配合医生做好思想工作,避免对患者的精神刺激。

二十九、痫证

痫证,又称癫痫,是一种发作性神志异常的疾病。具有突然性、短暂性、反复性发作的特点,以突然昏仆、口吐涎沫、两目上视、四肢抽搐或口中怪叫、醒后如常为特征。多与先天因素有关,或有家族遗传史。

西医学认为癫痫分为原发性与继发性两种,发作时以大脑灰质神经元兴奋性增高而产生异常放电为病理表现。原发性原因不明,继发性见于脑外伤、脑血管病等脑部疾病。

【治疗】

1. 毫针刺法

[处方] 百会　水沟　风池　鸠尾穴　开四关　内关　丰隆　悬钟　三阴交

随症配穴:昼发加申脉;夜发加照海;缓解期加心俞、肝俞、脾俞、肾俞。

[操作] 齐刺法,每次取穴4~8个,其中主穴不少于2个。鸠尾进针1.5~2寸,行提插泻法。水沟行雀啄法,以眼球湿润为度。其余穴行泻法。

2. 头针疗法

[处方] 运动区　感觉区　足运感区

[操作] 强刺激,留针30~60分钟,隔日1次。

3. 刺络拔罐法

[处方] 心俞　肝俞　身柱　筋缩　膻中　至阳

[操作]先以闪火法走罐,微红为度,然后在心俞、肝俞、至阳刺络放血。

4. 耳针疗法

[处方]脑　心　神门　皮质下　脑干　肝　肾

[操作]每次 2~4 穴,皮内针埋藏,2~5 天。

【明理与心得】

痫证多由禀赋不足,先天遗传,或惊恐所伤,饮食失调所致。病位在脑,与肝、脾、肾密切相关。肾为先天之本,肝肾同源,先天不足,继则惊恐伤肝,而致阴不敛阳,化热生风;饮食不节,脾胃受损,精微不布,痰浊阻滞;风阳升动,痰浊上逆,闭阻心窍,窜扰经络而发为痫证。

由于"脑为元神之府""督脉者,入属于脑",痫证病位在脑,治疗时常选取脑部督脉腧穴,起到通督醒神的作用。《针灸甲乙经》卷十一对癫痫病的治疗中,在督脉头部的 13 个穴中,就选取了 10 个穴位,可见督脉的头部经穴是治疗癫痫的重要穴位。

百会,位居巅顶,属督脉,"手足三阳、督脉之会",百脉交会,百病所主,且百会周围有额神经分支、枕大神经分支、颞浅动静脉分支等,对应大脑皮层的顶叶、躯体感觉中枢、躯体运动中枢,是治疗痫证的主穴之一。水沟,督脉穴,《针灸甲乙经》曰:"癫疾互引,水沟主之。"本穴为任脉、督脉交接之处,畅通阴阳气血,有开窍醒神之能,《千金翼方》曰"针邪鬼病",扁鹊曰"百邪所病者有十三穴……第一初下针,从人中名鬼堂。"风池为胆经腧穴,既可益髓充脑,还可缓解癫痫发作后的头昏头痛。鸠尾,属任脉穴,本经络穴,《圣济总录》用本穴"治心风惊痫发癫,不喜闻人语……"鸠尾与水沟合用,任督相配,协调阴阳逆乱,开窍醒神。

合谷,手阳明经原穴,行气活血、镇惊开闭;太冲,足厥阴经原穴,清肝降逆、滋阴养血。取开四关,对于气机逆乱所致的神志病起到开窍、醒神、止搐的作用。心主神明,心藏神,治疗神志病,心包经穴作用与心经穴位相同,可以醒神开窍,调心气而复神明。内关,心包经穴、八脉交会穴,通阴维脉,起到调经通络、醒脑开窍的作用。

痰气郁结为痫证发病的重要原因之一。丰隆为胃经络穴,治痰之要穴;悬钟为髓会,悬钟配丰隆是治疗癫狂痫等神志疾病的常用对穴,旨在疏肝化痰;痫证本虚标实,三阴交为足三阴经交会穴,填精补血,以治其本。

日间发作为病在阳跷,申脉通于阳跷,泻申脉以解阳跷脉急;夜晚发作为病在阴跷,加与阴跷相通之照海,以解阴跷脉急。《针灸聚英·卷二》曰:痫,俱是痰火,"灸百会、鸠尾、上脘、神门、阳跷、阴跷。"

本证系肝风夹痰,上蒙诸窍,闭阻心神,取心俞、肝俞可以平肝息风,静心宁神。临床癫痫患者多为久病,肝肾阴虚,上窍失养;或脾肾气虚,生化不足。脾俞可以补益正气,肝俞、肾俞可以益肝补肾,益精血,使先后天功能转旺,扶正以祛邪。

针灸治疗癫痫效果较好,嘱患者平时要保持乐观情绪,生活规律,保证足够的睡眠时间,增加营养,力求去除诱因。

三十、癔病

癔病又称歇斯底里,是由精神刺激或不良暗示所引起的一类精神障碍,表现为短暂的精神失常或感觉、运动障碍,但无器质性病变基础。本病属中医"郁证""百合病"范畴。

西医学认为,癔病属于神经官能症的一种,多发于青年,女性多于男性,多发于神经类型抑制性较弱的人,患者一般具有喜欢夸张、表现自己、情绪反应幼稚的性格,常常可因暗示的作用使本病发作、加剧或好转、消失。

【治疗】

1. 毫针刺法

[处方] 胆经四透　百会　肩井　合谷　太冲　丰隆　照海　太溪　内关

随症配穴:癔病性耳聋取中渚,癔病性肠胃不适,加中脘、内关、阳明四穴。

[操作] 针刺肩井穴 0.5~0.8 寸,合谷刺法,得气后将针提至皮下,向前、向后斜刺约 1 寸得气,癔病性瘫者,向后斜刺的一针加强刺激,留针 30 分钟。采用短时间静留法,本病患者多不能忍受强刺激,故留针 20 分钟至 1 小时,中间不行针。

2. 单穴治疗法

[处方] 癔病性瘫痪,取肩井;癔病性失语,取通里;癔病性失明,取太溪。

[操作] 针刺肩井时,直刺 0.5~0.8 寸,捻转,待肩部有酸胀感后,调整针尖方向,向四周得气,得气后将针提至皮下,向前、向后斜刺约 1 寸得气,向后斜刺的一针加强刺激,留针 30 分钟,注意防止刺伤肺尖;针刺通里,斜刺 1 寸,得气后留针 5 分钟,用泻法使针感向肘窝放射,令患者发音,留针 10 分钟;针刺太溪,直刺 0.5 寸,间隔 5 分钟行补法,留针 30 分钟。

3. 刺络拔罐法

[处方] 心俞　肝俞　脾俞

[操作] 先用闪火法沿膀胱经走罐,以旋罐的手法缓慢轻柔操作,以皮肤微红为度,重点在心俞、肝俞、脾俞闪罐 10 次,再沿心区、肝胆区走罐,至皮肤出现瘀点,瘀斑严重者,可局部刺络放血。

4. 头针疗法

[处方] 根据症状选择刺激区,感觉异常选择感觉区、运动异常选择运动区或舞蹈震颤区。

[操作] 快速捻转,使患者有较强的感应。

【明理与心得】

癔病多由于过思抑郁,情志失调,造成五脏津液阴血亏损,气机运行失于通畅,甚则阻逆不通,不能濡养五脏,五志之火内动,或气逆痰阻,经络阻滞,清窍被蒙而发为本病。分型而论,癔病性昏迷相当于气厥实证,发病原因为气乱。该证多由精神因素引起,一时过激或久郁,心神失养,复加情志刺激,致气机逆乱,上壅心胸,出现昏厥、神智失常、抽搐等表现。癔病性精神发作类似脏躁,系七情内伤、五志化火、躁扰五脏所致,忧思过度使心阳受损,心火独亢,心神不养而出现精神恍惚、烦闷急躁、手舞足蹈等症状。《医宗金鉴》描述"心藏神,心静则神藏,若七情所伤,则心不得静,而神躁扰不宁也。"癔病的抑郁症状与郁证相似,是由情志不悦、气机不畅所致,肝失条达,则阴阳气血失和、升降失常,产生痰湿等病理产物阻滞经络,从而产生精神恍惚、瘫痪、失音、咽部如有物梗阻等症状。

本病属精神类疾病,"脑为元神之府""督脉者,入属于脑",故可取督脉腧穴以调神醒脑。百会,督脉穴,"手足三阳、督脉之会",百脉交会,百病所主,现代研究证明百会周围有额神经分支、枕大神经分支、颞浅动静脉分支等,对应大脑皮层的顶叶、躯体感觉中枢、躯体运动中枢,可作为治疗癔病的主穴之一;合谷为大肠经原穴,可泻肺中伏火以开音,太冲为肝经原穴,元气留止之处,《灵枢·九针十二原》曰:"五脏有疾,当取之十二原。"合谷、太冲都是本经原穴,合谷属阳,善调气,太冲属阴,善调血,癔病患者五脏失养,阴阳失调,合谷与太冲相配,为"四关"穴,调和阴阳气血,相得益彰;八脉交会穴歌:"列缺任脉行肺系,阴跷照海膈喉咙",可知照海穴治疗咽喉部的病变有独特的疗效作用;内关为心包经络穴,心主神明,在治疗神志病方面,心包经穴位的作用与心经穴位相等,故此穴为治疗神志病的常用经穴。

临床应用单穴治疗癔病也有很好的效果。癔病性瘫痪多由于肝气不舒,气血运行不畅,经脉失于濡养而产生感觉异常,甚则瘫痪的症状。肩井,胆经腧穴,也是三焦经、胆经、胃经与阳维脉的交会穴,少阳为枢,阳明多气多血,阳维维络诸阳,针刺肩井穴有清肝泻胆、调气行血、通利枢机、通经活络之功,也是"下病上取"的体现,且八总穴歌云,"两足肩井搜",肩井对于癔病性瘫痪有奇效;癔病性失语患者多为忧思劳虑,虚火上炎,炼液为痰,痰热闭阻心包,故不能言,通里,心经络穴,《灵枢·经脉》"手少阴之别,名曰通里……虚则不能言。"络脉虚则不能言,针通里有宁心神,通舌络之效,络脉得通,言语自能;癔病性失明多由于怒火伤肝,气血郁闭,精明失用所致,五轮学说中黑睛属肝,瞳仁属肾,肝肾同源,目不能视者,属肝血亏虚而肾精不注于目,肾藏精,精血同源,太溪穴为肾经原穴,善滋肾阴,为填精补血之要穴,针刺太溪,既是滋水涵木法的体现,还可以激发经气上行,也是"上病下取"的代表,少阴为"枢",元阴元阳得以调和,五脏功能恢复,症状自平,且临床证明太溪对癔病性失明有特效。

癔病发作期用暗示的方法可缓解症状,医生可以用简短的语言鼓励患者,使其对治疗产生信心;在休止期,要对患者进行思想疏导和精神治疗,帮助患者克服幻想等性格弱点,适度进行体育锻炼,往往有一定的自我暗示作用。

三十一、抑郁症

抑郁症是一种以心境低落为主要特征的情绪障碍综合征。临床以情绪低落、言语动作减少、持续性疲劳为主要表现,常伴有紧张不安、食欲下降、性欲减退、睡眠障碍、体重下降、周身不适等心身症状。本病属于中医学郁证范畴,中医的"脏躁""梅核气"亦属本病。患者常感到心情抑郁、情绪不宁、胸胁胀满不舒,或善怒易哭,或咽中如有异物梗塞等。

本病常见于西医学神经衰弱、癔症及焦虑症、更年期综合征、反应性精神病等疾病。

【治疗】

1. 毫针刺法

[处方] 胆经四透　内关　神门　合谷　太冲　期门

随症配穴:脏躁加心俞、膈俞;梅核气加丰隆、悬钟、天突;心烦易怒加劳宫、太溪、三阴交;胸胁胀满加行间、内庭、支沟;头晕神疲加心俞、脾俞、补三气、三阴交;睡眠障碍加四神聪透百会、玉枕透风池;食欲不振加中脘、足三里、梁丘。

[操作] 胆经四透针刺时使用双得气法,至头皮麻木,余穴针刺得气。

2. 罐法

[处方] 督脉膀胱经第 1、2 侧线　双侧胁肋区　心肺区　肝胆区

[操作] 用闪火法沿督脉、膀胱经第 1、2 侧线分别走罐,以局部皮肤发红为度。双侧胁肋沿脊柱向肋间推拉走罐,直至皮肤深红或出现瘀点或瘀斑。

走完罐后在心肺区和肝胆区用闪火法闪罐至局部潮红、发烫或留罐。

3. 耳针法

[处方] 神门　肝　脾　心　内分泌

[操作] 毫针刺或埋针或王不留行籽压丸,压丸法每天按压 2 次,以耳部发热为度,每周 1~2 次。

【明理与心得】

本病早期病位在心、肝,以气机不畅为主,常兼有血瘀、郁火、食滞、痰结,久病可涉及脾、肾。其发病多因七情所伤,导致肝失疏泄、脾失运化、心神失常、脏腑阴阳气血失调、痰气郁结而成,同时伴有脑腑气机紊乱,脑神失调。

胆经四透是治疗本病的关键,"胆者,中正之官,决断出焉",足少阳经之别"贯心",胆经四透属胆经,正位于侧头部,故此组穴是治疗诸神志病的常用组穴,尤适用于肝胆气机不畅,心惊胆怯者。内关为心包经络穴,心主神明,在治疗神

志病方面,心包经穴位的作用与心经穴位相等,故此穴为治疗郁证的常用穴之一;神门,心经输穴、原穴,益心安神,通经活络,《针灸穴名解》曰:"治恐悸,呆痴,健忘,狂痫等神识不清诸证,取神门以开心气之郁结。开之,使神志得舒也。"取神门穴,可以调心气而复神明。内关配合心经原穴神门,能养心通络,宁神定志。合谷配太冲合称开四关,可开郁散结,醒神开窍。标本根结理论中,足厥阴结于"玉英",肝胆郁结之症无不见胸胁胀满,期门为肝经募原配穴,可疏肝解郁。阳陵泉为胆经合穴,可行气开郁,定志镇惊。

在本病的治疗中,以针刺调心神、疏肝解郁;走罐内调五脏六腑外调十二经脉。通过针刺与走罐的结合,可达到调达气机,顺畅血运,祛瘀生新之目的。

三十二、血管性痴呆

血管性痴呆,指因脑血管病所致脑组织损害引起的痴呆综合征,主要症状包括记忆障碍、认知障碍、人格改变、情感障碍、言语障碍、精神症状及神经功能局部症状等,严重者可完全不能自理、无自主运动、缄默不语甚至成为植物状态。中医称为"呆病",有关呆病的论述最早见于《素问·调经论》:"血并于下,气并于上,乱而善忘。"

血管性痴呆早期表现主要是头痛眩晕、肢体麻木、睡眠障碍、耳鸣等,可有近期记忆力轻度受损、注意力不集中和一些情绪变化,无明显的痴呆。但随着病情的发展,就会出现神经精神症状,如发音不清、吞咽困难、面肌麻痹、失认、尿失禁、幻听、幻视、情感脆弱易激惹、哭笑无常等。

【治疗】

1. 毫针刺法

[处方] 四神聪透百会 悬钟配丰隆 大钟 太溪 风池 完骨

随症配穴:神昏癫狂者加十二井穴、水沟、涌泉、神门;髓海不足者加三阴交、肾俞、关元;痰蒙脑窍者加中脘、太冲、阴陵泉;瘀血内阻者加血海、膈俞、合谷。

[操作] 穴位均常规针刺,得气即可。

2. 艾灸疗法

[处方] 百会 神门 神阙 足三里

[操作] 温和灸,以病人皮肤发红为度。

3. 头针疗法

[处方] 顶中线 额中线 颞前线 颞后线

[操作] 每次选2~3穴,毫针强刺激。可配合电针、疏密波,中强刺激30~40分钟。

4. 耳针疗法

[处方] 心 肝 肾 枕 脑点 神门 肾上腺

[操作] 每次选3~5穴,毫针浅刺、轻刺,留针30分钟。或用王不留行籽贴压。

【明理与心得】

血管性痴呆病位在脑,与五脏相关,本虚标实,证候复杂,但总体不离虚、瘀、风、火、痰、郁六个方面的特点。根据临床研究发现,血管性痴呆表现复杂,症见多端,具有阶梯样变化的特征。

该病病位在脑,治疗以补肾填精、健脑益智为原则,"脑为髓之海",肾主骨生髓,取太溪、悬钟、命门及肾俞以补肾填精。还可取督脉经穴水沟、百会、神庭、大椎以通督调神。

悬钟配丰隆是治疗痴呆、髓海不足、癫狂等神志疾病的常用对穴,旨在疏肝化痰,而痰气郁结为各类神志病的重要成因之一。丰隆为祛湿主穴,本书多有描述,类似于二陈汤;悬钟为髓会,且为足三阳络,阳主热,本穴与丰隆相配,其效类于温胆汤,既可化痰,又兼清热利湿。故凡由痰湿与肝胆热邪相合而致痴呆、癫狂、眩晕等疾患,皆可选取此二穴合治之。

《标幽赋》记载:"大钟治心内之呆痴。"《扁鹊神应针灸玉龙经》曰:"脑热脑寒并脑溜,囟会穴中宜著灸""大钟一穴疗心痴""痴呆只向神门许"。

肾原太溪,肾藏精,精血同源,肾精为营血化生之本,是填精补血之要穴,太溪穴擅长滋阴,用于治疗一切阴虚之证。

针刺风池、完骨能增加脑供血,改善脑循环,提高患者认知能力。

以上诸穴合用,共奏补肾填精、健脑益智、补益气血之功,从而达到改善智力,延缓衰老的作用。

第三节　头面五官病症

一、咽喉肿痛

咽喉肿痛是口咽部和喉部病变的一个主要病症。又称"喉痹",是指以因外邪侵袭,壅遏肺系,邪滞于咽,或脏腑虚损,咽喉失养,或虚火上灼所致的以咽部红肿疼痛,或干燥、异物感、咽痒不适等为主要临床表现的咽部疾病。

本病包括现代医学的急慢性扁桃体炎、急慢性咽炎、扁桃体周围脓肿、急慢性喉炎等。

【治疗】

1. 毫针刺法

[处方] 天容　列缺　照海　合谷　大椎

随症配穴:咽喉红肿加尺泽、外关、少商;便秘口臭加内庭、曲池;咽喉干红加太溪、三阴交;咽喉痛甚加天突、喉结旁阿是穴。

[**操作**] 天容向咽喉方向斜刺 1.5~2 寸;列缺、照海行针时可配合做吞咽动作;少商点刺出血。

2. 刺络拔罐法

[**处方**] 耳尖　大椎　肺俞

[**操作**] 先用手按揉耳郭,使之充血,用 75% 酒精消毒耳尖,用三棱针点刺,挤出 5~10 滴血液,双耳交替进行。然后患者俯卧,常规消毒大椎、肺俞穴,用三棱针每穴点刺 2~3 下,用闪火法拔罐,留罐 5~10 分钟。

【**明理与心得**】

咽喉是司饮食、行呼吸、发声音的器官,上连口腔,下连肺胃,又是经脉循行之要冲。喉在前,连于气道,通于肺脏,为肺所系;咽在后,接于食道,直贯胃腑,亦为胃所系。病初起,咽喉红肿、疼痛,多属风热邪毒在肺卫之表证;若咽喉淡红、不肿、微痛,多属风寒表证;咽喉肿胀,高肿或漫肿,色深红,疼痛较剧,发病迅速的,是肺胃热毒壅盛,火热上蒸,搏结于咽喉,故多属实热证;高肿而色深红,疼痛剧烈,三五天不减的,为热毒壅盛,可致化脓成痈;久病微红微肿,多属虚证。肿与痛是有一定关系,一般来说,风热表证,红肿疼痛较重;里热壅盛,红肿疼痛更甚;虚证红肿疼痛轻微或不红肿,只有不适感。

天容属于手太阳小肠经,位于咽喉附近,清热利咽作用显著。八脉交会八穴"列缺任脉行肺系,阴跷照海膈喉咙";肺经、肾经、大肠经均到咽喉部,据"经络所过,主治所在"的规律,无论实证、虚证的咽喉肿痛,列缺、照海、合谷三穴皆可用之。肾藏精,金水相生,故列缺、照海二穴相配更具养阴利咽之功,故更擅长治疗阴虚之咽喉肿痛;合谷为手阳明大肠经原穴,有开闭泻热之功,故更适于内热壅盛之候。

咽喉红肿属风热壅肺,加尺泽、外关、少商疏风清热;便秘口臭属胃火炽盛加内庭、曲池清泻热邪;咽喉干红属阴虚火旺加太溪、三阴交滋阴降火;咽喉痛甚属邪热内盛加天突、喉结旁阿是穴消肿止痛。

针灸对咽喉肿痛有较好的疗效,但应注意对原发病的配合治疗。暴喑或嘶哑,尽量少说话,是非常重要的调养方法。治疗期间还应禁止吸烟、饮酒及辛辣刺激等食物。

二、鼻窦炎

鼻窦炎是鼻窦黏膜的急、慢性化脓性炎症,重者可累及骨质。临床以慢性患者多见,其中慢性上颌窦炎最多,常与慢性筛窦炎并见,可多个鼻窦同时病变,单独的慢性筛窦炎或蝶窦炎少见。临床表现为鼻塞、流涕、头痛、嗅觉障碍,病程长者常有精神不振、易疲劳、头昏、头痛、失眠、注意力不集中及记忆力减退等症状。

本病中医学称为鼻渊、脑漏等。其发病大多因外感而急性发作,出现恶寒发热,周身酸疼,颧及额部午后疼痛,定时定位准确无误。

【治疗】

毫针刺法

[处方]迎香 风池 上星 合谷 列缺 下关 阿是穴(有叩、压痛的鼻窦处,上颌窦炎加印堂、巨髎、四白;筛窦炎加颧髎;额窦炎加印堂、攒竹;蝶窦炎加睛明)

随症配穴:巅顶痛加百会、太冲;前额及眉棱骨痛加阳白、内庭;枕部痛加风门、足通谷;两颞部痛加太阳、侠溪。

[操作]针下关时取下关前1.5cm处,用2寸半毫针向前上方斜刺,深度约5.5cm,刺入后患者可有瞬间即逝的放电、喷水或齿痛感,每周2次,一次一侧,不留针;印堂穴使针感传向整个鼻窍;余穴用1.5寸毫针针刺得气。

【明理与心得】

急性鼻窦炎多并发于急性鼻炎,而慢性多因急性化脓性鼻窦炎迁延而致。由于上颌窦窦腔较大,窦底较低,而窦口较高,易于积脓,且居于各鼻窦之下方,易被他处炎症感染,故上颌窦炎的发病率最高,筛窦炎次之,额窦炎又次之,蝶窦炎最少。鼻窦炎对邻近器官和下呼吸道、消化道功能均有一定影响,且可发生严重的颅内并发症。其特点为特定部位头痛和近窦壁压痛,鼻腔内可出现继发性病变如鼻腔内分泌物、鼻甲肥大、嗅觉减退、咽部症状甚至精神神经症状等。

本病主要责之于肺,与胆、脾关系密切。肺开窍于鼻,其发病多因外感风热邪毒,或风寒侵袭,蕴而化热,热郁于肺,循经上蒸于鼻而致;或因肝胆火盛,胆火循经上犯于脑,即"胆移热于脑"而成;另外脾胃湿热使运化失常,湿热循阳明经上犯于鼻,亦可发为此病。

风池调和营卫,疏风解表;迎香位于鼻旁,属大肠,络肺,上挟鼻孔,取之可疏风散热,宣肺利窍,《通玄指要赋》曰:"鼻塞无闻,迎香可引。"《针灸甲乙经》"鼻鼽不利,窒洞气塞,喝僻,多涕,鼽衄有痈,迎香主之。"所以迎香是治疗鼻部疾病的常用穴;《玉龙赋》"头风鼻渊,上星可用",上星可疏风清热、宣通鼻窍。

印堂为经外奇穴,位于督脉循行线上,针刺此穴可使针感放射至整个鼻窍,气至而有效;列缺配合谷属表里经原络配穴,用之能宣肺气、祛风邪、通鼻窍。以上诸穴对鼻塞、流涕、鼻黏膜充血肿胀疗效明显,可达到平衡阴阳、改善体质、提高机体免疫力、消除鼻黏膜炎症反应,起到标本兼治的作用。阿是穴又称天应穴,取之可起到局部止痛的作用。

临证时,下关穴是治疗本病的关键。下关穴下布有蝶腭神经节,蝶腭神经节不仅集中了源于三叉神经的感觉支,还有来自翼神经的交感和副交感支等。针刺下关时,通过刺激鼻腔内的自主神经可以供其恢复平衡而达到治疗的目的。

巅顶属厥阴,前额及眉棱骨属阳明,枕部属太阳,两颞部属少阳,故临床治疗这些部位疼痛时采用远近配穴,分别取百会配太冲、阳白配内庭、风门配足通谷、太阳配侠溪,可产生协同作用,增强疗效。

He-Ne 激光照射,可局部温度升高 0.1~0.5℃,加速血液循环、调整功能、促进细胞生长和组织修复,起到消炎、镇痛、调节免疫反应、促进伤口愈合等作用。故常配合针灸治疗一起使用。

三、斑秃

斑秃俗称“鬼剃头”,又称“圆秃”,中医称本病为油风。是一种突然发生的头部局限性秃发,局部皮肤正常,可无自觉症状,严重者头发全部脱落。

现代医学认为该病可能是由于皮质下中枢及自主神经功能失调,毛乳头血管痉挛,毛发营养障碍所致。精神过度紧张或过度疲劳,均可促使脱发加剧,此病与免疫、内分泌功能障碍有一定关系。本病可发生于任何年龄,但以青壮年多见,无传染性。

【治疗】

1. 毫针刺法

[处方] 阿是穴(即脱发区) 膈俞 肝俞 肾俞

随症配穴:病灶在前顶加合谷、内庭;病灶在侧头加外关、足临泣;病灶在头顶加太冲、中封;病灶在后头加后溪、申脉。每次可选用 3~5 个穴,前后穴交替使用。

[操作] 阿是穴的针刺方法,从病灶部位四周向中心斜刺,各穴用平补平泻法,留针 30 分钟。

2. 皮肤针

[处方] 阿是穴(即脱发区)

[操作] 先从脱发边缘呈螺旋状向中心区叩刺,即从不脱发区向脱发区中心密刺,背部夹脊穴或背俞穴每穴叩刺范围在 0.5~1cm,叩至局部皮肤微出血。隔日 1 次,10 次为 1 个疗程,也可在叩刺局部再外搽旱莲草酊剂或用姜片外擦,也可在叩刺部位施行艾条温和灸 5~10 分钟。

【明理与心得】

斑秃是由于血虚不能随气荣养皮肤,以致毛孔开张,风邪乘虚侵入,风盛血燥,发失所养而成片脱落;或因情志抑郁,肝气郁结,有伤心脾,气血生化不足,发失所养而致;肝藏血,发为血之余,肾藏精,主骨生髓,其华在发,肝肾不足,经血亏虚,发失所养亦为本病主要原因。《外科正宗·油风》:“油风乃血虚不能随气荣养肌肤,故毛发根空,脱落成片,皮肤光亮,痒如虫行,此皆风热乘虚攻注而然。"

本病针灸治疗应从血分入手,以活血、养血为主,兼以柔肝、补肾,选用膈俞活血化瘀,"治风先治血,血行风自灭",肝俞养血柔肝,疏肝解郁,肾俞补肾填精,治疗方法还可用皮肤针叩刺阿是穴(即脱发区),或配合体针、艾灸、外擦中药。针灸治疗本病有较好的疗效,可调节神经系统功能,改善局部血液循环和局部毛发脱落,增强毛囊活性。

运用皮肤针治疗斑秃,古籍早有记载,《医宗金鉴》记载:"宜针砭其光亮之处,出紫血,毛发庶可复生。"叩刺患处能使其血脉流通,疏通经络、活血化瘀,达到活血生新的作用。梅花针叩刺可促进气血流畅,疏导局部气血;还可以止痒生发,促进头发新生,有激发调整浅表神经功能,旺盛局部血液循环的功效,调节机体的内分泌和神经系统,提高机体的免疫力。

该病病因复杂,治疗上要注意审症求因,辨证论治,同时也要注意患者的精神因素,适当给予一定的心理干预。

四、目赤肿痛

目赤肿痛是以目赤而痛、羞明多泪为主要症状的急性常见眼科病症,又称"赤眼""风火眼""暴风客热""天行赤眼",俗称"红眼病"。往往双眼同时发病,多发于春夏两季,具有传染性和流行性。中医学认为本病多由外感时疫热毒所引起。

目赤肿痛相当于现代医学的急性结膜炎、假膜性结膜炎和流行性角结膜炎等,本病多是由细菌或病毒感染,或过敏导致。

【治疗】

1. 毫针刺法

[处方] 风池 头维 太阳 合谷

随症配穴:目外眦疼痛者加丝竹空、瞳子髎;目内眦疼痛者加攒竹;眼睑下方疼痛者加颧髎、巨髎。

[操作] 风池的进针点应稍靠外,针尖向眼睛,使针感沿侧头胆经直达头临泣或阳白,非此针感疗效不著,此针感传导区分布有枕小神经、枕大神经和面神经的额支和颞支,针刺后部分患者即感眼前明亮;针刺头维穴针尖向前,进针后用小幅度低频捻转手法,使针感向前传至眼周。丝竹空向瞳子髎方向透刺;其余穴以得气为度。

2. 刺络放血法

[处方] 角孙 耳尖 太阳

[操作] 可用三棱针或一次性注射器针头点刺放血,隔日1次,5次为1个疗程。

3. 梅花针疗法

[处方] 风池

[操作] 梅花针消毒后,叩刺风池穴 200~300 次。

【明理与心得】

本病病位在目,多因外感风热时邪,侵袭目窍,郁而不宣;或因肝胆火盛,循经上扰,以致经脉闭阻,血壅气滞,骤然发病。针刺治疗目赤肿痛临床效果较好,可明显缓解症状。

风池、头维是治疗目赤肿痛的常用穴。《玉龙歌》"风池清头目。"《针经指南》"头晕目眩,要觅于风池。"风池穴为清利头面五官病症的首选穴。《玉龙歌》"眉间疼痛苦难当,攒竹沿皮刺不妨,若是眼昏皆可治,更针头维即安康。"《玉龙赋》"攒竹、头维,治目疼头痛。"《针灸甲乙经》"寒热头痛如破,目痛如脱,头维主之。"

《太平圣惠方》载太阳穴"理风,赤眼头痛,目眩涩"。《奇效良方》"治眼红肿及头痛",由此可见太阳穴善治目赤肿痛。

攒竹属膀胱经,"起于目内眦",且是治疗眼疾的常用穴之一,根据"经络所过,主治所在"的理论,本穴可治疗目内眦疼痛的疾患。同理,治疗目外眦疼痛者可加丝竹空、瞳子髎,丝竹空、瞳子髎分属手足少阳经:三焦经"从耳后入耳中,出走耳前,过客主人",布于侧头上部,《针灸甲乙经》"眩,头痛,刺丝竹空主之";胆经"起于目锐眦,上抵头角",《铜人腧穴针灸图经》载瞳子髎治"头痛,目外眦赤痛"。且笔者临床体会透刺法效果更为显著。

《针灸甲乙经》"目赤目黄","颊肿唇痈,颧髎主之。"《百症赋》"目䀮兮,颧髎,大迎。"《针灸大成》载巨髎治"目障无见,远视䀮䀮",故颧髎、巨髎二穴是治疗目赤肿痛、眼睑瞤动等眼部病症的常用穴。

此外,角孙点刺出血治疗目赤肿痛、睑腺炎、腮腺炎,与耳尖同用效果更佳,梅花针叩刺风池亦有一定疗效。

针灸治疗本病效果良好,本病流行时避免共用洗漱用品,以防接触感染。

五、假性近视

假性近视是指眼在调节存在的情况下远视力低于 1.0,而近视力正常,配戴凹球面透镜片可使视力提高,但在调节完全麻痹时验光却为正视或远视。该病多见于学习负担过重的青少年,多由后天获得。近视,在中医又名"能近怯远"。中医认为近视发病与肝、脾、肾关系密切,其病机多由于肝肾不足或脾气虚弱所致。

现代医学认为,近视是由于睫状肌痉挛、晶状体曲率改变或眼轴延长等因素造成平行光线通过眼屈光间质而成焦于视网膜之前形成。区别真性近视与假性近视的最好方法是通过散瞳验光,散瞳验光可以检验出真实的屈光度。

【治疗】

1. 毫针刺法

[处方]睛明　攒竹　四白　丝竹空　瞳子髎　目窗　风池　光明　三阴交

随症配穴:肝肾不足加肝俞、肾俞;心脾两虚加脾俞、足三里。

[操作]选主穴 4~6 个,眼周穴行平补平泻,配穴用补法,每日 1 次,留针 20 分钟。

2. 耳针疗法

[处方]眼　肝　肾　心　脾　神门

[操作]毫针刺,快速捻转半分钟后出针,再用王不留行籽或锨针固定于耳穴,每日按压 3~5 次,每次 2 分钟,3~5 天贴压一次。

【明理与心得】

假性近视多由于先天禀赋不足,或后天脾胃受损,生化乏源,使心肝气血耗损,精气不能上荣;不良用眼习惯、用眼距离过近、坐姿不正及光线强烈或不足,导致目失所养、目络瘀阻而发病。临床患有本病的患者多表现有肝肾不足或心脾两虚的症状,或兼见健忘、目干涩、舌红脉细,或见神疲、纳呆、头晕、面色不华、舌淡脉细的表现。因此治疗时,选取眼周局部穴位以疏通目络,同时配合补益肝、心、脾、肾。

《素问·热论》有"目者,宗脉之所聚也。"手足三阳经皆与目相系,故取少阳经之瞳子髎、丝竹空、风池;足太阳膀胱经,起于目内眦,其经别分支,为目上纲,治疗目疾时,常取膀胱经腧穴睛明,位于目内眦,为手足太阳、足阳明、阴跷、阳跷五脉之会,主治目疾,使复其明;阳明经之四白有明目之效;光明,胆经络穴,有引邪外出,通络明目之功,目络通畅,气血得行则目窍得养,目筋舒缓,故名"光明",是临床治疗眼疾的常用穴;三阴交为足三阴经交会穴,是精血汇聚之所在,针刺本穴可以益精养血。

肝开窍于目,目不得养责之于肝血不足,因此取肝俞、肾俞,以资肝肾之阴。现代医学认为,假性近视者多为睫状肌疲劳,而中医学中,脾主肌肉,肌肉功能失调与脾有密切关系。近视患者多为脾胃虚弱者,因此取脾俞、足三里以升脾土之阳气,培补后天,助气血生化之源。

对于假性近视的视疲劳患者,平时应注意用眼卫生,劳逸结合,增加户外活动,并且可以常常按摩眼区穴位以缓解疲劳。

六、耳鸣耳聋

耳鸣,是指病人自觉耳内鸣响、妨碍听觉及听觉功能紊乱的一种症状;耳聋是指不同程度的听力减退,轻者耳失所聪,听而不真,成为重听,重则全然不闻外声,则为全聋。耳鸣因自觉耳内有声,常由此妨碍听觉,故耳鸣耳聋两症往往同时存在。中医学称耳鸣为"聊秋"。

现代医学认为耳鸣是指患者主观地感到耳内或颅内鸣响,而周围环境中并无相应的声源的一种病症,内耳的血管性痉挛是耳鸣发生的重要原因。

【治疗】

1. 毫针刺法

[处方] 翳风　天容　耳门　听宫　听会　风池

随症配穴:肝胆火旺者加太冲、丘墟;痰火郁结者加丰隆、中脘;外感风热者加合谷、中渚;肾阴不足者加太溪、三阴交;肾阳不足者加肾俞、命门。

[操作] 先针刺患侧听宫、听会、耳门,直刺 0.5~1 寸,至耳部及周围有酸胀感,行轻微提插,再刺患侧翳风,向内前下方斜刺 1.5~2.0 寸,局部酸胀,可向咽部扩散,咽部有发紧发热感。其余主配穴均取双侧穴。

2. 耳针疗法

[处方] 神门　皮质下　耳　肾　肝　内分泌

[操作] 毫针刺法,或用埋针法,或王不留行籽压丸法。

3. 穴位注射

[处方] 听宫　翳风　风池

[操作] 维生素 B_1,维生素 B_{12},丹参注射液,每穴 0.2~0.4ml,隔日 1 次。

【明理与心得】

古籍中关于耳鸣、耳聋的记载较多,如《灵枢·海论》:"髓海不足,则脑转耳鸣,上气不足,耳为之苦鸣。"由于肾主骨生髓,所谓"髓海不足"意即肾精不足;脾为气血生化之源,"上气不足"指的脾气虚弱。耳鸣、耳聋的原因主要有两类:一类是实邪蒙蔽清窍,这类实邪常见的有外邪、肝火、痰火、瘀血等;另一类是脏腑虚损,清窍失养,其中主要是脾虚和肾虚。故临证治疗时须先辨清虚实,后定其治法。

翳风穴和天容穴是治疗耳鸣、耳聋之要穴。天容为手太阳小肠经腧穴,翳风穴为手少阳三焦经腧穴,但是二穴位置相邻,都位于耳后颈部。《针灸甲乙经》"耳聋,嘈嘈无所闻,天容主之。"《针灸大成》"主耳鸣耳聋,口眼㖞斜,脱颔颊肿,口噤不开,不能言。"《玉龙歌》"耳聋气闭痛难言,须刺翳风穴始痊,又治项上生瘰疬。"因此临床上将二穴合用治疗耳聋、耳鸣以增强疗效。虚证的耳鸣、耳聋多取肾俞、太溪以培肾固本,调补肾气;翳风、听会可疏导少阳真气,使精气上输耳窍;风池穴区分布有枕动脉、枕静脉、枕小神经、枕大神经和耳大神经。《针灸甲乙经》"气厥耳目不明,咽喉偻引项筋挛不收,风池主之。"故风池穴为清利头面五官病症的首选穴。

耳鸣、耳聋由多种原因引起,因此在治疗时还应注重病因治疗。针刺对神经性耳鸣、耳聋和暴发性耳聋有一定的疗效,而对持久性的、药物引起的耳聋或先天性耳聋,或内耳器质性病变引起的耳聋,针刺效果较差。

本证还可以结合自我按摩法,两手掌心紧按两耳外耳道,两手的食指、中指和无名指分别轻轻敲击脑后枕骨,然后掌心掩按外耳道,手指紧按脑后枕骨不动再骤然抬离,这时耳中有放炮样声响,称为"鸣天鼓"。

七、口疮

口疮是口腔黏膜疾病中最常见的溃疡性损害,中医又称其为"口疳"。其特征是在口腔黏膜上出现黄白色如豆大的溃点,具有周期性复发的规律。临床上以女性多见,以青壮年为多。

现代医学认为该病发病与某些细菌感染有关,也有人认为本病与免疫功能减退有关;还有,黏膜角化程度差,则易患口腔溃疡;此外,临床上还发现不少同口疮复发有关的因素,如消化不良、便秘、腹泻、发热、睡眠不足、精神紧张、疲劳、月经等,以及消化道溃疡、慢性肝炎、结肠炎等疾病,似与本病有一定的联系。

【治疗】

1. **毫针刺法**

[处方] 合谷　劳宫　照海　金津　玉液

随症配穴:溃疡在下唇者加承浆;在上唇者加迎香;在颊黏膜者加颊车;在舌下者加廉泉。

[操作] 金津、玉液一次性注射器针头点刺放血,其他各穴用平补平泻法,留针 30 分钟,每日 1 次,10 次为 1 个疗程。

2. **耳针疗法**

[处方] 神门　口　舌　心　肝　脾　胃　交感

[操作] 单耳穴、双耳穴交替使用,手法以速进针,轻捻转,强刺激为主,留针 30 分钟,每 10 分钟行针 1 次,每日 1 次,5 次为 1 个疗程,或贴王不留行籽。

3. **火针法**

[处方] 溃疡处

[操作] 平头或者三头火针点刺溃疡处。

【明理与心得】

中医认为,本病责之心、脾。心开窍于舌,脾开窍于唇,口疮多由心脾积热、阴虚火旺,脾胃虚弱及肝气郁结等脏腑失衡所致,当邪循经上行,搏结于口舌,热盛内腐,则致口舌生疮。

合谷,是大肠经之原穴,素有"面口合谷收"之称。劳宫是心包经之荥穴,荥可治热病,《寿世保元·口舌》"口疮者,下焦阴火也。"劳宫为心包经荥穴,属火;照海归足少阴,属水。两穴相配,既滋肾水又清心火,照海穴通阴跷脉,肾气归聚于此而生发阴跷,此组穴有补有清、刚柔并济,发挥了协同作用。《杂病穴法歌》曰:"口舌生疮舌下窍,三棱刺血非粗卤。"金津、玉液可以用三棱针刺血以泻其热毒。

火针点刺疮面具有通经散火、祛腐生肌敛疮、杀菌止痛之功,临床治疗一般需要 1~2 次即愈,效果肯定,是治疗口疮的常用方法之一。

本病预后良好,但比较顽固,不易根治,常反复发作。并且该病病因尚不明确,在其他疗法无效时用针刺可获得一定效果。若伴有消化道疾患、肝炎及其他疾病者,应注意对伴随病症的治疗。

此外,要嘱患者注意口腔卫生,去除不良嗜好,少食辛辣、海鲜等易发之品,少喝茶、咖啡等刺激性饮料,戒烟戒酒,劳逸结合,睡眠充足,心胸开阔,积极参加体育锻炼,提高机体免疫力,可以减少本病的发生。

八、牙痛

牙痛,中医称为"牙宣""骨槽风",是口腔科疾病常见症状之一。无论是牙齿、牙周组织、颌骨或神经疾患,都可引起牙痛,亦可是全身疾患的局部反应。中医学认为,牙痛有虫痛和火痛之分,而火痛又有实火和虚火之别,实火多由胃火、风热所致,虚火多因肾虚火旺引起。

本病可见于西医学龋齿、牙髓炎、根尖周炎、牙外伤、牙本质过敏、楔状缺损等,由于引起牙痛的原因各不相同,所以疼痛可以是自发痛或激发痛,剧痛或隐痛,或者是咬合痛(上下颌牙接触时或咀嚼时发生的疼痛),可能是阵发的、持续的、放射性的,仅白天疼痛或在夜间疼痛加剧,可伴有全身发热,牙龈肿胀,流脓出血,牙齿松动,张口困难,局部淋巴结肿大等,遇冷、热、酸、甜等刺激时常可加剧症状,亦可因病因的不同而有差异。

【治疗】

1. 毫针刺法

[处方]大迎 颊车 下关 太阳 合谷 内庭

随症配穴:肝胆火旺者加太冲、丘墟;痰火郁结者加丰隆、中脘;外感风热者加曲池、外关、中渚;脾气虚弱者加足三里、阴陵泉;肾阴不足者加肾俞、太溪、照海;肾阳不足者加命门、腰阳关。

[操作]下关穴直刺 0.5~1 寸,太阳穴深刺 2~3 寸,其余穴位常规中针刺,得气即可。

2. 耳针疗法

[处方]神门 皮质下 牙痛点 口 胃 脾 肾

[操作]毫针刺或埋针或王不留行籽压丸。

3. 穴位注射法

[处方]合谷 下关

　　[操作] 用0.5%~1%盐酸利多卡因注射液注入患侧合谷或患侧下关穴，0.5~1ml/穴。

4. 火针疗法

　　[处方] 耳周及下颌部痛点

　　[操作] 火针点刺痛点及周围。

【明理与心得】

　　牙痛，属中医学"牙宣""骨槽风"范畴，《临证指南医案》认为："牙证不外乎风、火、虫、虚，此言其痛耳。"张景岳指出："齿牙之痛有三证：一曰火，二曰虫，三曰虚。"牙痛的关键在于"火"，包括实火和虚火，清热泻火为其治疗原则，故多取阳明多气多血之经以泻火。

　　针刺具有止痛的作用，治疗牙痛效果较佳，尤其在治疗即时疼痛方面更为突出。但由于牙痛的原因较为复杂，因此必须明确诊断，并针对病因进行彻底治疗。

　　《针灸大成》载大迎治"齿龋痛"，颊车治"颔颊肿，牙不开嚼物"，《胜玉歌》"牙腮疼紧大迎全。"二穴位于下颌，治疗局部病症效果良好，二穴经常配合使用。现代医学认为，颊车穴附近深部分布有面神经、耳大神经及咬肌神经等，针刺刺激能在一定程度上阻滞神经传导，而起到止痛作用。

　　值得一提的是，下关深刺效果尤为显著，此处下牙槽神经刚刚穿出，深刺下关恰能刺中其主干。太阳穴深刺治疗牙痛，太阳进针后向下牙床方向深刺可达2~3寸，也有人称其为太阳透下关或太阳透颧髎，针刺方向略有不同，太阳深刺可刺中三叉神经的下颌神经，该神经分布在咬肌的深层，因而唯有深刺方能刺中。颧髎深刺也可达到同样效果，深刺时产生牙齿的放射性感觉为佳。

　　"面口合谷收"，合谷疏通阳明经络，兼能祛风。内庭清热消肿，治疗牙龈肿痛，故上牙痛者加内庭穴，临床常可达到较好的疗效。

　　内庭为足阳明胃经之荥穴，"胃足阳明之脉，起于鼻，交頞中……入上齿中，还出挟口，环唇……循喉咙……循腹里。"故针刺内庭可清热消肿。笔者在临床工作中应用本穴配合谷交替使用治疗牙龈肿痛。

　　一般来讲，在牙痛发作时针刺较容易奏效，轻者较重者疗效好，针刺感应越强，效果越佳。本病患者必须注意口腔卫生，尽量避免热、冷、酸、甜等刺激，以防激惹复发。

第四节　皮肤科病症

一、痤疮

　　痤疮，中医称其为"肺风粉刺"。患者丘疹如刺可挤出白色如米粒样的脂质，故又名"粉刺"。本病主要发生于脸部,是影响颜面美容的主要疾病之一。痤疮多在青少年发育期发病,初起多为细小的丘疹和脓疱,严重者伴有结节、囊肿、瘢痕、色素沉着。

现代医学认为该病可能与遗传因素有一定关系,好发于15~20岁的男女青年,中年以上极少见到本病。发病无季节性差异,病程较长,青春期过后有自愈倾向,无传染性。虽然痤疮是有自愈倾向的疾病,但是痤疮治疗不及时易引起的瘢痕,严重影响患者的生活质量,造成患者的精神压力和经济负担,需引起患者重视。痤疮好发于面颊、额部、颏部和鼻唇沟,其次是胸部、背部和肩部。痤疮皮损一般无自觉症状,炎症明显时可伴有疼痛。

【治疗】

1. 毫针刺法

[处方]合谷 曲池 大椎

随症配穴:肺经风热加少商、尺泽;湿热郁结加三阴交、阴陵泉;瘀血凝滞加血海、膈俞。

[操作]直刺1.5寸。

2. 火针

[处方]阿是穴(即面部痤疮区)

[操作]选用细火针或平头火针进行操作。点刺前先用棉签将痤疮中脓头挤出黄色或白色半透明的脂栓,要注意火针灼烧时间较通常时间短,烧灼1~2秒即可点刺,绝不能烧至白亮,否则会在面部留下瘢痕。

3. 刺络放血拔罐法

[处方]背部心肺区

[操作]多采用一次性注射器针头作为针具,在背部心肺区各穴的1cm范围内进行刺,然后再在点刺部位进行拔罐放血。

【明理与心得】

中医学认为,肺经血热,面部属肺,血热熏蒸,留恋肌肤,发为丘疹。恣食膏粱厚味和辛辣之品,脾胃运化失常,生湿生热,蕴于胃肠,运化不健,不能下达,反而上逆,湿热阻于肌肤发为本病。《医宗金鉴》曰:"此证由肺经血热而成,每发于面鼻,起碎疙瘩,形如粟屑,色赤肿痛,破出白粉汁,日久皆成白屑。"

火针对本病疗效较好,但要在有经验的医师操作下进行,火针灼烧时间需较短,点刺深度浅,否则会留下瘢痕,点刺部位一天内不能沾水。点刺当天可出现面部泛红,以痤疮局部为重,此为正常反应。点刺1天后痤疮颜色会逐渐变浅,5~7天后再施以火针,如此重复3~4次。

痤疮以热证、实证为多见,也可见于虚证、寒证、虚实夹杂,治疗上除了上述腧穴之外,应注意补肾、补气等法的运用,并结合艾灸、中药等综合疗法。

二、带状疱疹

带状疱疹是由水痘 - 带状疱疹病毒感染引起的一种以簇集状丘疱疹、局部刺痛为主要特征的急性疱疹性皮肤病。发病时常伴有神经痛和局部淋巴结肿痛，或轻度发热、乏力等前驱症状。患部先出现红斑，继而成簇性丘疹、丘疱疹，随即成水疱，1 周后水疱干涸结痂，各群水疱之间皮肤正常，附近淋巴结肿大。

本病中医学又称蛇丹、蛇串疮、蜘蛛疮、缠腰火丹。病程一般 2~4 周，愈后获终身免疫。疼痛可出现在发疹前或伴随发疹存在，年龄愈大，疼痛愈剧。个别老年患者于皮损消退后遗留顽固性神经痛数月。

【治疗】

1. 毫针刺法

[处方] 刺泡周围 / 刺泡　曲池　合谷　三阴交　太冲　阿是穴

随症配穴：病在头部加患侧风池、耳门透听会、翳风；病在胸胁加患侧相应节段夹脊穴、肋缘下、支沟、阳陵泉；病在腰腹加患侧相应节段夹脊穴、足三里、血海；疼痛剧者加阿是穴及患处疱疹分布带围刺。

[操作] 刺泡周围用 1.5 寸毫针沿疼痛区域边缘向中心与皮肤呈 15° 角围刺；刺泡时取三棱针点刺，然后在点刺部位用闪火法拔罐，以吸出黄色液体为佳；余穴用 1.5 寸毫针针刺得气。

2. 刺络拔罐法、火针刺法、叩刺法

[处方] 疱疹处及周围皮肤

[操作] 对疱疹分布区及周围皮肤消毒后，用三棱针在疱疹头尾及密集处点刺出血，再用闪火法于叩刺区域拔罐 5~10 分钟，以促进出血及分泌物流出。起罐后严格清洁消毒局部，次日复诊时将新出现的疱疹及遗漏疱疹再行点刺拔罐即可。或用火针刺法，于局部消毒后，在疱疹疼痛处局部快速密集点刺、浅刺，然后迅即于点刺部位闪火法拔罐 5~10 分钟，以促进局部出血和分泌物流出。或取疱疹疼痛处梅花针叩刺致局部出血或有分泌物溢出。

【明理与心得】

本病常突然起病，以夏春季较多。其发病主因机体内有郁热，复感毒邪后而致。毒热交结，阻滞头面、胸胁、腰腹之络，凝结于肌肤，最终呈带状发作。本病具有亲神经及皮肤的特征，皮疹往往沿一侧周围神经分布排列成带状，一般不超过体表中线，多见于肋间神经、颈神经、三叉神经及腰骶神经支配区。绝大多数于神经痛后 1~4 天发出皮疹，继而出现以沿单侧周围神经呈带状分布的簇集性小水疱。由于机体免疫状态不同，部分患者可不出现水疱，或仅出现红斑、丘疹的顿挫性或不全性带状疱疹。

本病治疗谨宗"盛则泻之，宛陈则除之"的原则，兼以扶正，以期缩短病程、

减少并发症。刺泡周围或刺泡治疗是治疗的关键。通过围刺水泡或点刺水泡处刺络拔罐法或火针刺法散刺，均可改善皮肤微循环，使关闭的血管祥重新开放，并增加毛细血管的开放数目，有利于炎症和代谢产物的疏散和排泄，促进炎症细胞消散，减轻炎症水肿，加快疱疹枯萎，从而达到消炎止痛、病程缩短的目的。同时加用拔罐，使体内蕴蓄之毒邪随针孔而泄，使血出邪尽，气血畅达，通则不痛。针刺曲池、合谷具有疏风散热、祛邪透表作用；三阴交可滋阴活血，太冲可行气止痛，两穴相配使血得气之推动，通则不痛。

头面部疱疹多出现在耳周部，常累及三叉神经、颈神经，治疗时加风池以疏风散邪，加耳门透听会、翳风局部治疗以疏经通络止痛；病在胸胁者多累及肋间神经，故加患侧相应节段夹脊穴及肋缘下可刺激相应水平的脊神经根及肋间神经，起到通络止痛的作用，《杂病穴法歌》载有"胁痛只须阳陵泉"，《针灸甲乙经》"……胁腋急痛……支沟主之"，故阳陵泉、支沟为治疗本病经验穴；病在腰腹主要累及腰骶神经支配区，故取患侧相应节段腰骶部夹脊穴，加足三里、血海可行气活血，通则不痛。疼痛剧者加阿是穴及患处疱疹分布带围刺或疼痛部位皮肤梅花针叩刺，可促进局部血液循环，荣则不痛；老年患者及病久体虚之人，可加足三里、气海、内关、膻中等补益作用的腧穴，以扶助正气，加快疾病康复过程。

近年来，中医治疗带状疱疹方法多样，门类众多，笔者常用以上疗法，或单独使用，或联合使用，效果极佳。临床中，少数顿挫性或不全性带状疱疹，常因误诊而延误病情，且以上诸法，效果不佳，最为难治。一些特殊类型的带状疱疹，如眼部、泛发性带状疱疹及坏疽性带状疱疹等，因这类疱疹除局部疼痛之外，可累及角膜、眼球、并发肺脑损害等，慎用本法，免生意外。另外采用刺络拔罐皮肤创面大，要严格消毒，以防局部感染。治疗过程中告知患者，结痂未脱落时，切勿沾水，忌食海鲜等发物。

三、丹毒

丹毒是以皮肤突然发红，色如涂丹为主要表现的急性感染性疾病。由于素体血分有热，外受火毒，热毒蕴结，郁阻肌肤而发；或由于皮肤黏膜破伤，毒邪乘隙侵入而成。好发于下肢和面部。其临床表现为起病急，局部出现界限清楚之片状红疹，颜色鲜红，并稍隆起，压之褪色。皮肤表面紧张炽热，迅速向四周蔓延，有烧灼样痛，伴高热畏寒及头痛等。

丹毒在西医学中相当于急性网状淋巴管炎。丹毒是由细菌感染引起的急性化脓性真皮炎症，其病原菌是 A 族乙型溶血性链球菌，多由皮肤或黏膜破伤而侵入，亦可由血行感染。

【治疗】

1. **毫针刺法**

[处方] 地机　血海　曲池　委中　三阴交　皮损局部

随症加减:风热者加大椎、合谷;湿热盛者加三阴交、内庭、阴陵泉、丰隆。

[操作] 针刺时以患侧局部为主,皮损局部围刺。

2. **点刺放血法**

[处方] 皮损局部　大椎　委中

[操作] 以三棱针或中粗火针,在局部点刺,任污血自出,待血色转红而自止。大椎、委中穴可刺络、局部点刺放血。

3. **罐法**

[处方] 背部膀胱经两侧线

[操作] 以中号火罐在背部沿膀胱经两侧线走罐,痧点集中部位可加点刺放血。

【明理与心得】

治疗本病时,可采取毫针针刺结合点刺放血法,在毫针辨证取穴治疗的基础上,采取点刺放血和背部走罐隔天交替应用。丹毒病机为热毒炽盛,湿热蕴结,瘀血阻络,治当清热解毒,点刺放血可使瘀血出而新血生。操作时,针刺前患处局部及刺血器具均应注意严格消毒,避免交叉感染,使用一次性针具。膀胱经贯穿背部,为气血运行的主要通道,承担防御外邪的责任。沿膀胱经走罐可疏通膀胱经气血,增强人体功能反应,有利于驱邪外出。走罐后痧点集中的位置可作为机体阳性反应点,点刺出血,起到解毒祛瘀的作用。

针刺治疗丹毒以下肢丹毒疗效较佳,与方药结合疗效更著。下肢丹毒多与足癣相关,患者应注意控制足癣的发展;头面部丹毒病势急、病情重,当中西医结合疗法配合针灸治疗,防止败血症或脓毒血症的发生。抗生素首选青霉素。丹毒患者应注意休息,避免过度劳累,饮食清淡,忌食发物,并适当隔离。下肢丹毒易造成淋巴管堵塞、淋巴淤滞而导致淋巴水肿,抬高患肢可减轻水肿,促进静脉回流。

四、湿疹

湿疹是一种常见的表皮的炎症,有瘙痒、糜烂、渗出、结痂、肥厚及苔藓样变等特点的皮肤疾病。本病病因复杂,病情易反复,可迁延多年不愈。泛发全身、滋水淋漓的称为浸淫疮;以丘疹为主,抓之出血的称血风疮或粟疮;发于耳部的称旋耳疮;发于手背的称癣疮;发于乳头的称乳头风;发于脐部的称脐疮;发于阴囊的称绣球风或肾囊风;发于肘膝关节的称四弯风;发于小腿的称臁疮。急性湿疹中医称谓风湿疡,慢性湿疹称谓顽湿疡。湿疹具有多形性皮损,大多对称分布,自觉瘙痒,反复发作易变成慢性湿疹。

现代医学认为该病内在因素和外界刺激均可诱发。变态反应是本病的主要原因,变应原可以是摄取的食物(鱼、虾、牛羊肉等),吸入的物质(花粉、尘螨、羊毛等),病灶感染(胆囊炎、肠道寄生虫等),内分泌及代谢障碍(糖尿病、月经紊乱等)等;外界刺激如寒冷、湿热、油漆、毛织品、麦芒刺激等;神经精神因素与湿疹的发病也有密切关系,如精神紧张、苦闷忧虑、失眠疲劳等均可诱发本病。本病可发于各种年龄、男女性别和季节无明显差异。

【治疗】

1. 毫针刺法

[处方]血海　曲池　阳陵泉　丰隆　心肺区　曲池　手三里　地机

随症配穴:伴发热者加大椎;纳食不佳者加脾俞、胃俞;大便干结者加天枢、支沟;夜寐欠宁者加内关。

[操作]各穴用平补平泻法。

2. 耳针

[处方]肺　神门　内分泌　皮质下

[操作]单耳穴、双耳穴交替使用,手法以速进针,轻捻转,强刺激为主,留针30分钟。

3. 点刺放血法

[处方]皮损局部　大椎　委中　血海

[操作]以三棱针或中粗火针,在局部点刺,任污血自出,待血色转红而自止。大椎、委中穴可刺络、局部点刺放血。

4. 罐法

[处方]背部膀胱经两侧线

[操作]以中号火罐在背部沿膀胱经两侧线走罐,瘀点集中部位可加点刺放血。

【明理与心得】

湿疹是一种常见的表皮炎症性皮肤病,中医学认为本病是因禀赋不足,风湿热邪客于肌肤而成,湿邪是主要病因,涉及脏腑主要在脾。

治疗本病从风、湿、热、脾虚、血虚、肾虚等方面着手进行,此病缓解症状较易,但根治有相当的难度。临证发现,血海理血统血效用显著,善治皮肤湿疹、瘾疹、荨麻疹、瘙痒、丹毒等,取"治风先治血,血行风自灭"之意。如《胜玉歌》言:"热疮臁内年年发,血海寻来可治之。"《类经图翼》曰:"血海主⋯⋯两腿疮痒湿,湿不可当。"曲池也是治疗湿疹瘙痒的要穴,如《马丹阳十二穴歌》所述:"曲池善治⋯⋯发热更无休,遍身风癣癞。"足三里和丰隆能健脾利湿,祛痰化浊。阴陵泉和阳陵泉清热利湿,上述穴位共奏清利湿热、健脾化湿之功。

本病的发生主要是迟发性变态反应,针刺能提高机体抗变态反应的能力,所以针灸治疗有一定的疗效,尤其在药物治疗效果不明显时。在治疗期间应忌食辛辣刺激性食物,忌用热水烫洗及有刺激性的洗涤用品,以减少本病的复发和加重。

第五节　生殖泌尿系统疾病

一、尿频

正常成人白天排尿4~6次,夜间0~2次,次数明显增多称尿频。可伴有尿急、尿痛、尿频等症状。尿频是一种临床症状,并非疾病。本病属于中医学淋证范畴。

现代医学认为该病是由多种原因引起的膀胱平滑肌肌纤维张力下降,使得膀胱的伸缩性降低,进而导致小便次数增多,但无疼痛,又称小便频数。尿频的原因较多,包括神经精神因素、病后体虚、炎症刺激、下尿路梗阻(如前列腺增生)、寄生虫病、膀胱容量减少等。

【治疗】

1. 毫针刺法

[处方] 净府五刺　秩边透水道

随症配穴:肾气不足者加肾俞、命门;肝气郁滞者加太冲、行间;中气不足者加阳明四穴。

[操作] 对于净府五刺,取1~1.5寸毫针向会阴部呈45°~60°斜刺;秩边透水道,取3寸针深斜刺,使针感达到会阴部,不留针。除秩边外,其余各穴留针30分钟。

2. 拔罐法

[处方] 肾俞　大肠俞　八髎　秩边　气海　关元　水道　曲骨

[操作] 闪火法拔罐,每穴留罐10分钟,每周2次,前后腧穴交替使用。

【明理与心得】

尿频的病因多由于湿热之邪蕴结于下焦,也可因脾肾气虚,膀胱气化功能失常所致;或病久不愈,损伤肾阴而致阴虚内热者。病位在肾与膀胱,病邪主要是湿热。

净府五刺由曲骨穴及曲骨Ⅰ、曲骨Ⅱ共五穴组成。此组穴的主要功能是调节膀胱功能。膀胱乃净府之官,净府五刺之名由此得来。

曲骨为任脉穴,虽然中极是膀胱的募穴,然从现代解剖学的角度来看,曲骨穴更接近膀胱,因为它的深部即为膀胱所在,针刺该穴可更直接调节膀胱功能。在此基础之上,根据膀胱的体表投影,我们又将曲骨穴延伸至旁开1.5寸和3寸之处,以加强疗效。据临床观察,中极、关元、三阴交在捻针时,均会引起膀胱肌收缩,内压上升。治疗时在辨证论治的基础上可以在本组穴上酌情加入以上腧穴,病情较重的患者可同时使用以上腧穴。病程长者可与胞宫五刺交替使用,从而减少腧穴的耐受性。

秩边透水道要求针感到达阴部才可发挥疗效,其机制可能是通过刺激病位感受器,通过神经反射到达脊髓中枢或大脑皮质,发挥良性调节作用。一般疾病只求腧穴局部得气即可,而某些顽固性疾病,必须"气至病所",针达病处。

另外,尿频中气不足者可以运用阳明四穴补中气以补元气,达到补气固脱的效果;太冲、行间二穴有疏肝解郁、平肝潜阳、清利肝胆湿热之功效,因此尿频兼肝气郁滞者可用此二穴。

引起尿频的原因很多,在诊疗尿频症状的同时须积极治疗原发病,从根本上消除导致尿频的病因,巩固疗效。

二、尿崩症

尿崩症是以烦渴、多尿、低比重尿为临床特征的内分泌疾病。尿崩症在中医学中无特定病名,一般认为其归属于"消渴"病范畴,虽刘河间曾提出尿崩与糖尿的区别,但迄今仍统归于"消渴""下消""肾消"等范畴。

现代医学认为,尿崩症是指由于各种原因使抗利尿激素(ADH)的产生和作用发生障碍,肾脏不能保留水分,临床上表现为排出大量低渗透、低比重的尿并伴有烦渴、多饮等症状的一种疾病。临床上多数是由于 ADH 缺乏导致的中枢性尿崩症,也有部分是由于肾小管对 ADH 的反应障碍导致的肾性尿崩症,也有因饮水过多所表现的多饮、多尿症状。因此,临床上可分为中枢性尿崩症、肾性尿崩症、原发性烦渴等类型。

【治疗】

1. 毫针刺法

[处方]肾区 丹田三穴 中极 秩边透水道

随症配穴:肾气不足者加照海、命门;脾阳不足者加脾俞、足三里;中气不足者加中脘、气海、天枢。

[操作]秩边透水道,取 3 寸针向上面深斜刺,使针感达到会阴部,不留针。背俞穴针刺采用透夹脊法:45°角斜刺,针尖抵至椎体。其余穴行平补平泻刺法,针刺得气后行捻转手法。

2. 耳针疗法

[处方]肺 渴点 脑点

[操作]以消毒锨针埋入,左右耳交替,每周 2 次。

【明理与心得】

本病病因较多,主症为多尿、烦渴。其病位在膀胱、肾。肾阴不足是其病根,肾阳不足、脾阳失健为其病变枢机,上燥下消为其主要病症表现。本病病因有禀赋不足、饮食不节、情志不畅、跌仆外伤及外邪侵袭等因素。

肾藏精,主生长、发育与生殖。《素问·六节脏象论》"肾者主蛰,封藏之本,精之处也。"肾中精气亏虚,则阳痿、滑精、早泄、遗精、耳鸣耳聋、发白早脱、牙齿松动、腰冷酸痛、下肢痿软、健忘等。肾为先天之本,为脏腑阴阳之本,生命之源。肾的阴阳失调,会导致其他各脏腑阴阳的失调,所以,肾区常用于治疗包括尿崩症在内的泌尿系统疾病;中气不足者配中脘、气海、天枢,有补气升阳的作用,临床治疗尿崩症确有一定疗效。需要指出的是,针刺治疗之前,患者须排尿,避免因膀胱充盈而刺破膀胱。

平时应注意配合饮食,除适当限制钠盐摄入外,宜禁忌咖啡、茶类等有利尿作用的饮料。可配合替代疗法,即以抗利尿激素制剂以弥补抗利尿激素的分泌不足,如因肿瘤、结核感染引起者,应做病因治疗。

三、遗尿

年满5周岁以上,具有正常排尿功能的小儿,在睡眠中小便不能自行控制,称为遗尿。本病以夜间不能自主控制的排尿为主症,往往兼见小便清长而频数、面色㿠白、精神疲乏、肢冷畏寒、智力迟钝、腰腿乏力、气短、食欲不振、大便溏稀等症状。本病属中医"遗溺"证范畴,在《黄帝内经》中已有论述。

西医学认为单纯的遗尿是患儿缺乏规律排尿训练而致排尿功能不成熟所致。泌尿系异常、感染,隐性脊柱裂也可导致本病。

【治疗】

1. 毫针刺法

[**处方**] 净府五刺 气海 关元 三阴交 太溪 复溜 神阙

随症配穴:夜梦多者加百会、神门;体弱神疲,小便清长者,加肾俞、太溪;纳呆、便溏者加脾俞;夜寐深沉,不易唤醒者,加四神聪;急躁、尿黄者加阳陵泉、行间。

[**操作**] 净府五刺一般用45°~60°斜刺1.0~1.5寸,以针感传到会阴部为佳;气海、关元采用傍针刺法,直刺1.0~1.5寸;太溪、复溜宜浅刺0.2~0.3寸;神阙采用灸法。小儿应注意针刺深度酌减。

2. 耳针

[**处方**] 肾 膀胱 皮质下 尿道

[**操作**] 每次选用2~3个穴位,毫针刺用中等刺激,留针20分钟。或用耳穴压丸法或埋线法,于睡前按压以加强刺激。

3. 皮肤针

[处方] 夹脊穴 肾俞 气海 关元 中极 膀胱俞 八髎 三阴交

[操作] 用皮肤针轻叩,使皮肤微微潮红,也可叩刺后再加拔火罐。

【明理与心得】

小儿遗尿,病因有寒热之分,病位在肾。禀赋不足、病后体弱等原因导致肾气不足,下元虚冷,膀胱约束无力;或脾肺气虚,上虚不能制下。水道制约无权是遗尿的主要病机。

在净府五刺中,本组穴位由曲骨穴及曲骨Ⅰ、曲骨Ⅱ共五穴组成。此组穴的主要的功能是调节膀胱功能。虽然中极是膀胱的募穴,然从现代解剖学的角度来看,曲骨穴更接近膀胱,因为它的深部即为膀胱所在,针刺该穴可更直接的调节膀胱功能。在此基础之上,根据膀胱的体表投影,我们又将曲骨穴延伸至旁开1.5寸和3寸之处,从而以加强疗效,可作为泌尿系统疾病治疗的重要组穴。据临床观察,以上穴位在针刺捻针时,均能使膀胱肌收缩,内压上升。在治疗时可与胞宫五刺进行交替使用,从而减少腧穴的耐受性。

关元为任脉要穴,元气关藏出入之所,有温肾助阳之功;气海穴为元气生发之海,有大补元气和总调下焦的功能,主治脏器虚惫诸证,补之可化气行水治疗遗尿;神阙为"生命之根蒂,真气之所系"。因而三个穴位都有大补元气的作用,合用之后,其作用更强,对于遗尿常获显效。脾主运化水湿,肝主疏泄,肾主水,各种水溲病,无不与此三脏功能失调相关,故三阴交、太溪、复溜这组穴位为治疗遗尿的常用穴,其中三阴交能补足三阴之气,有加强膀胱气化功能的作用。

嘱家属治疗期间,晚上少给患儿进水,养成睡前解小便,夜间定时排尿的习惯,并鼓励患儿消除自卑心理。

四、乳痈

乳部急性化脓性疾患称为乳痈。发于妊娠期的,称为内吹乳痈;发于哺乳期的,称为外吹乳痈。本病以乳房结块,红肿疼痛为主症,往往兼见恶寒、发热、头痛、恶心烦渴、口臭便秘、全身不适等症,甚至可见乳头有浓汁排出。

本症常见于西医学的急性化脓性乳腺炎,主要是由于金黄色葡萄球菌等细菌侵入乳腺和乳腺管组织而引起的乳房感染。

【治疗】

1. 毫针刺法

[处方] 肩井 膻中 阳明四穴 天宗 光明

随症配穴:胃腑积热者加内庭、梁丘、乳根;肝郁者加期门、足临泣;乳汁壅闭者加少泽;风热上犯者加合谷、曲池、风池。

[操作] 肩井穴刺0.8寸,得气后将针提至皮下,再分别向前、向后斜刺约1

寸,也使之得气;膻中穴沿任脉正中线平刺,得气后将针提至皮下,再分别向两乳方向平刺,刺入约 1.5 寸深,使乳房有酸胀感,斜向患侧的一针,可加强刺激,并在此留针;阳明四穴直刺 1~2 寸;内关、间使、郄门直刺 0.5~1 寸。

2. 耳针

[**处方**] 乳腺　内分泌　肾上腺　胸

[**操作**] 用耳穴压丸法或埋线法,于睡前按压以加强刺激。

3. 引流

[**操作**] 此法用于乳痈成脓期,脓肿形成时,应在波动感及压痛最明显处及时切开排脓。切口应按乳络方向并与脓腔基底大小一致,切口位置应选择脓肿稍低的部位,使引流通畅。若脓肿小而浅者,可用针吸穿刺排脓或用火针刺脓。

【明理与心得】

恣食厚味,胃腑积热;或忧思恼怒,肝气郁结;或乳头不洁,皮肤破裂,导致外邪火毒侵入乳房,致使脉络阻滞,营气不和,排乳不畅,火毒与积乳互凝,结而成痈为乳痈的主要病机。

胆经的肩井穴为治疗乳痈的常用效穴,虽然胆经的经脉并不分布于乳房,但其经筋"系于膺乳",故肩井是治疗乳房疾病的常用穴。足厥阴结于玉英,络于膻中,膻中为"四根三结"中胸结所在,又为胸气街之处,气海之位,膻中为治疗胸部疾患的效穴。笔者认为胸部疾患亦归于肝胆经,可以从根结理论去阐述这一问题。"根"是经脉之气起始的部位,"结"是经脉之气归结的部位。《灵枢·根结》载:"厥阴根于大敦,结于玉英,络于膻中。"玉英指胸部,厥阴经又络于膻中,说明肝经和胸部疾患关系密切,故选取肝经之期门;阳明四穴治疗乳痈,是因为乳房为足阳明经脉所过,其主治所及,《针灸大成》中用梁丘治"乳中痛";心主血,内关、间使、郄门三穴具有清热凉血解毒之功,而乳痈为热性疾病,针刺此三穴即可泻血热而达治疗疾病目的。

肩井穴深处正当肺尖,刺之过深能导致气胸,只用直刺法针感不强,但是没有足够的刺激量又不能达预期的治疗效果。为解决这个矛盾,可采用合谷刺法;膻中位于两乳之间,乃宗气会聚之所,任脉、手足少阴、手足太阴经的交会穴,膻中既为气会,又为心包经的募穴,故补之可补益宗气,泻之可宽胸利膈、理气通络,善治乳部气机不利之证,针自膻中向两乳处斜刺,有宽胸理气、宣通乳络之效。

嘱哺乳期患者注意乳头清洁,发病期停止喂养,但应及时吸乳,防止乳汁积聚。针灸对于本病早期,尚未破溃者有良好的效果;已溃破者配合药物外治可提高疗效。

五、乳腺增生病

乳腺增生病是指妇女乳房部常见的慢性良性肿块,以乳房肿块和胀痛为主症,常见于中青年妇女,是临床上最常见的乳房疾病,相当于中医学的"乳癖"。《疡科心得集》云:"有乳中结核,形如丸卵,不疼痛,不发寒热,皮色不变,其核随喜怒消长,此名乳癖。"该病的主要病机为肝气瘀滞、气血不和。

西医认为乳腺增生是由于体内多种激素作用失调及其他因素导致的乳腺实质和间质发生不同程度增生,以及在复旧时未能完全复旧所造成的,故又称乳腺结构不良。

【治疗】

1. 毫针刺法

[处方] 期门　膻中　肩井　太冲透涌泉　肝区

随症配穴:肝郁气滞者加行间、日月;冲任失调者加血海、三阴交。

[操作] 期门沿肋下缘平刺0.5~0.8寸,不可深刺,以免伤及内脏;膻中平刺0.3~0.5寸,治疗胸胁胀痛为主者针尖可向上或向下,治疗乳房肿块为主者针尖向乳根方向;肩井穴由后向前平刺0.5~0.8寸;太冲透涌泉先直刺太冲,得气后将针提至皮下,向外斜刺,使针尖达涌泉处,进针1.0~1.2寸,然后行捻转提插之补法或平补平泻法使二穴均得气,亦是在本书中不断强调的凡是透穴均应双重得气;背俞穴透夹脊法:肝胆区位于第7胸椎至第2腰椎45°角斜刺,针尖抵至椎体,膀胱经第2侧线透第1侧线,督脉穴采用直刺法。

2. 刺络拔罐法

[处方] 阿是穴

[操作] 多用散刺法放血,如用三棱针点刺胸胁痛局部,或用皮肤针叩刺疼痛部位。视病情轻重可在出血部位加拔火罐,出血量以病人耐受为度。

3. 耳穴疗法

[处方] 肝　肾　内分泌　胸　乳腺

[操作] 采用王不留行籽贴压,每日自行按压3~6次。

【明理与心得】

本病病位在胸部乳房,为肝经循行所过,从历代医家文献记载和现代医家临床治疗实践来看,多认为本病是由肝气郁结所致,如清·沈金鳌在《杂病源流犀烛》中指出,"乳房属胃,乳头属肝,人不知调养,忿怒所逆,郁闷所过,厚味所奉,以致厥阴阴血不行,遂令窍闭而不通……是以结核而成乳症,此固女子常患之。"《外科正宗》云:"忧郁伤肝,思虑伤脾,积想在心,所愿不得志者,致经络痞涩,聚结成核。"

女子乳头属肝,乳房属胃。脾胃为气血生化之源,脾伤则营气遏,营血失化,脾虚失运,气血津液运行不畅,则易造成气滞痰凝,经络阻塞,结滞乳中;或肝郁气滞导致血瘀;或思虑伤脾,脾运失司,痰浊内生,痰浊和血瘀互结,阻于乳络而结成乳癖。乳癖的两大主症为乳房结块和乳房疼痛,此二症均由痰凝血瘀而成。

《灵枢·根结》"厥阴根于大敦,结于玉英,络于膻中。"此处玉英即指胸部,膻中为四根三结中胸结所在,又为胸气街之处,气海之位。膻中作为任脉上的穴位,不仅有调理冲任的作用,同时还具有"胸结"的属性,可调整肝气在胸中的分布。值得注意的是,《针灸大成》中曾着重提到了膻中为人身之要害,谓"实证可浅刺,虚症可灸",因此我们在针刺膻中时要特别注意针刺深度,同时针尖的方向,使胸中之肝气通达胸胁或乳房的位置。

临床应用推拿治疗乳腺增生病也有不错的效果,现代医学认为,背部1~7胸椎两侧的穴位,如膏肓、厥阴俞、心俞、肝俞等穴的分布规律常与支配乳房部位的第4~5胸神经和胸神经后支相吻合,因此刺激后背的穴位,可以调节前胸部位经络气血的畅通,患者即可感到胸部轻松,胸闷缓解,乳房胀痛减轻。

六、缺乳

产后乳汁甚少或乳汁全无称为缺乳,又称产后乳汁不行。缺乳分为虚证和实证,虚证即乳汁分泌不足,实证即乳汁排出不畅。

现代医学认为,乳汁的合成及分泌是一个复杂的生理过程。下丘脑、垂体、卵巢、胎盘、甲状腺、肾上腺及胰腺等都参与这个调节过程。任何精神因素如情绪紧张、焦虑、忧郁、睡眠等因素都可直接或间接地通过神经反射抑制催乳素和缩宫素的分泌,影响乳汁的合成与分泌。

【治疗】

1. 毫针刺法

[处方]阳明四穴　肩井　膻中　肝胆区　光明

随症配穴:乳汁分泌不足者,加阴陵泉;乳汁排出不畅者,加太冲透涌泉。

[操作]足三里穴采用驾驭针感法,捻转得气后使用短时间动留法,使针感停留较长时间;肩井穴由后向前平刺0.5~0.8寸;膻中穴浅刺0.3~0.5寸,小幅度捻转使针感停留。肝胆区位于第7胸椎至第2腰椎,采用背俞穴透夹脊法:45°角斜刺,针尖抵至椎体。膀胱经第2侧线透第1侧线。督脉穴采用直刺法。

2. 灸法

[处方]足三里　膻中　神阙

[操作]使用艾条温灸,足三里与神阙采用回旋灸,膻中采用雀啄灸,补泻兼施。

【明理与心得】

产后缺乳的机制不外乎两种,一为素体气虚血弱或产时失血,产后脾胃虚弱,乳汁生化无源,无乳可供排出;二是心怀不遂,郁怒伤肝,气滞血瘀,乳络不通,有乳却不得下。因此,在治疗乳少的方法上,要考虑攻补兼施,塞通并用,使脾胃之气生化有源补而不滞,肝经之气条达通畅通而不郁。

女子乳房属胃,胃为水谷之海,是人体气血生化之源,针刺阳明四穴能补气、行气、补血、行血,从而达到调理气血使乳汁生化有源、疏泄有度的目的。足三里为胃经之合穴,又为全身强壮要穴,能培补气血,助乳汁化生。临床实践证实,"胃病足三里,虚实皆可宜",本穴既是补虚的重要腧穴,又是泻实的重要腧穴,对于缺乳症这样病机虚实夹杂的疾病更为合适。且乳房部为足阳明胃经循行所过之处,因此在针刺足三里时,既要使用动留针法,使针感能持续汇聚停留,激发胃腑化生气血,同时还要结合驾驭针感法,使针感可向上传导至乳房,活血通络。

《儒门事亲》有言:"乳汁不下针肩井两穴。"由此可见,肩井是治疗乳房疾病的常用穴。但肩井穴属胆经,胆经循行并不经过乳房,但其经筋却系于膺乳。经筋系附属于十二经脉的筋肉系统,人一生劳作,尽筋承力,维筋劳损,重叠反复,易致经筋病,经筋不利则最容易出现的情况就是无力与疼痛。胆经经筋不利,无力推动乳房运动分泌乳汁造成了乳少,因此刺激胆经肩井穴能起到调节乳汁分泌的作用。

膻中属任脉,乳汁生成与阴血有密切关系,且膻中为八脉交会穴之气会,位于两乳之间,针刺膻中可通行任脉,气行则血行,发挥活血通乳的作用;光明为胆经络穴,因足少阳筋经系于膺乳,是治疗乳房疾患的特效穴。

七、月经不调

凡是月经的周期、经量、经色、经质出现异常改变者,称为月经不调。月经不调为妇科常见疾病,主要包括以月经周期异常为主的有月经先期、月经后期、月经先后不定期;以经量异常为主的有月经过多、月经过少,还可伴月经前、经期时的腹痛及全身症状。

西医学中,可见于排卵型功能失调性子宫出血、生殖器炎症或肿瘤等疾病。

【治疗】

1. 毫针刺法

[处方] 丹田三穴　血海　三阴交　章门　带脉　胞宫五刺

随症配穴:实热证者,加太冲或行间;虚热证者,加太溪;气虚证者,加足三里、脾俞;寒证者,加归来、命门;肝郁者,加期门、太冲;肾虚者,加肾俞、太溪。

[操作] 丹田三穴向下斜刺 1~1.2 寸;血海、三阴交直刺 0.5~1.0 寸。

2. 灸法

[处方] 丹田三穴　净府五刺　提托　八髎　肾区

[操作] 以艾炷悬于相应穴区,每个部位 20 分钟左右,或以患者感觉局部温暖舒适为度,腹部腧穴与腰部腧穴可交替使用。

【明理与心得】

本病与肝、脾、肾三脏及冲、任二脉关系密切,冲任失调是其主要病机。所涉及证型虚实夹杂,虚者多见肾虚(肾阴虚、肾气虚、肾阳虚)、脾虚(脾气虚),实者多见肝郁气滞、肝郁血热、血瘀等。西医学认为,月经不调的病因可能是器质性病变或功能性失常。针灸对功能性失常引起的月经不调具有较好的调节作用。

足少阳经脉"以下胸中,贯膈……出气街,绕毛际",足少阳经别"入毛际,合于厥阴",足厥阴经脉"入毛中,环阴器,抵小腹",足厥阴经筋"上循阴股,结于阴器,络诸筋",足少阳、足厥阴皆与生殖器官有一定联系,《针灸甲乙经》"妇人少腹坚痛,月水不通,带脉主之。"《医宗金鉴》"主治疝气,偏堕木肾,及妇人赤白带下等证",章门、带脉为治疗妇科生殖系统疾病的常用穴,尤对月经病效果显著。

气海、石门和关元的别名皆为丹田。气海穴位于脐下 1.5 寸,为元气之海,有大补元气和总调下焦的功能,主治脏器虚惫诸证;关元穴是人体元气出入的要道,是治疗元气不足引起的遗精、阳痿、早泄、月经不调、痛经、崩漏、带下、不孕等疾病的主穴;石门穴补元气的作用与气海、关元等同,又因为三焦募穴,调补三焦,对由于三焦气机不利引起的月经不调也有较好的疗效。三穴合用,协同增效,对月经不调、不孕症等生殖系统疾病有良效,故称丹田三穴。

血海,归属脾经,功善扶脾统血、养血、活血、理血,为血证之要穴,主要调理经血。三阴交,因足三阴经交会于任脉,故能调冲任,为调经之要穴。如月经先期属实热证者,加太冲或行间清泻血分之热;虚热证者,加太溪以滋阴清热;气虚证者,加足三里、脾俞以健脾胃、益气血。月经后期属寒证者,加归来、命门以温通胞脉、活血通经。月经先后无定期属肝郁者,加期门、太冲以疏肝解郁;肾虚者,加肾俞、太溪以调补肾气。

艾灸胞宫前面的丹田三穴、净府五刺、提托和胞宫后面之八髎、肾俞区域,前后共灸,可调理冲任,濡养胞宫。本病毫针刺法可单独应用,配合艾灸疗法效果更佳,尤宜于因寒凝气滞导致的月经后期和因肾虚导致的月经先后无定期。此外,肥胖也是引起月经不调的常见原因,肥胖可导致性激素分泌紊乱,体重减轻后多数患者症状得到改善。

八、痛经

凡在经期或经行前后出现周期性小腹疼痛,或痛引腰骶,甚至剧痛晕厥者,称为痛经,又称为"经行腹痛"。痛经是妇女常见疾病之一,尤以青年妇女多见,其发生常与饮食生冷、情志不畅、起居不慎等因素有关。本病以经前一两天或经期小腹的剧烈疼痛为主症,往往伴有乳房胀痛、恶心、呕吐、腰酸等全身症状。

西医学将痛经分为原发性痛经和继发性痛经。原发性痛经是指生殖器官无器质性病变者;继发性痛经则是由于生殖器官器质性疾病(如子宫内膜异位症、子宫腺肌症、盆腔炎、子宫发育异常、宫颈狭窄等)所导致。

【治疗】

1. 毫针刺法

[处方]胞宫五刺　三阴交　次髎　丹田三穴

随症配穴:气滞血瘀者加合谷、太冲;寒凝血瘀者加归来;气血虚弱者加气海、足三里、血海;肝肾亏虚者加肝俞、肾俞、太溪。

[操作]胞宫五刺应以45°角向会阴部斜刺1.0~1.5寸,以针感传到会阴部为佳;三阴交、地机直刺0.5~1.0寸;肾区向脊柱两侧斜刺或直刺;次髎刺向第二骶后孔,亦使针感传向会阴部。胞宫五刺、三阴交、地机和肾区、次髎可作为两组穴位,交替使用。

2. 艾灸疗法

[处方]丹田三穴　净府五刺　提托　八髎　肾区

[操作]以艾炷悬于相应穴区,每个部位20分钟左右,或以患者感觉局部温暖舒适为度,腹部腧穴与腰部腧穴可交替使用。

【明理与心得】

本病病位在胞宫,与肝、脾、肾三脏关系最为密切,并涉及冲、任两脉,本病的主要病机为"不通则痛"和"不荣则痛"。"不通则痛"是指经期前后冲任二脉气血失调,脉络瘀阻,使胞宫的气血运行不畅而致痛者;"不荣则痛"是指阴血不足,血海空虚,胞宫失于煦濡而致痛者。

胞宫五刺包括中极和子宫Ⅰ、子宫Ⅱ:子宫穴是治疗妇科病的经验要穴,建议同时采用4穴进行治疗;中极穴属任脉,是足三阴经与任脉的交会穴。左右子宫Ⅰ、Ⅱ,中极五穴同用,可提高针感,加强针刺疗效,可作为妇科系统疾病治疗的重要组穴。肾区是肾脏在背部体表的投影,对生殖系统疾患有着良好的调节作用。次髎穴为足太阳膀胱经穴,与肾经相表里,位于腰骶,局部有第二骶神经通过,深刺可触及盆腔神经丛,故可调节盆腔脏器的功能,解除子宫平滑肌的痉挛,并通过刺激使体内脑啡肽的含量升高,提高痛阈,而达到止痛效果。丹田三穴具有补元气之功效,净府五刺、提托为临床治疗痛经常用经验穴,这些穴组都位于小腹部,具有相似的功效,可酌情选穴,交替使用。使用艾条温灸胞宫前面的丹田三穴、净府五刺、提托和胞宫后面之八髎、肾俞区域,前后夹攻,辛温之气直入少腹胞宫及任脉气血壅滞之所,温通胞脉,使其气机畅达,经行畅通则不痛。艾灸治疗痛经,可单独应用,与针刺配合使用,效果更佳。

八总穴歌中有"小腹三阴交",且足三阴经交会于任脉,故三阴交是治疗痛经的主穴之一。

针灸治疗痛经疗效显著,可从经前3~5日开始,直到月经末期,连续治疗2~3个月经周期。并应嘱患者经期避免激烈运动、情志刺激、过食生冷和坐卧潮湿之地。

九、带下病

由于历史上"带下病"一词涵义众多,本书选取的是《中国医学百科全书·中医妇科学》中的"带下病"的定义:"带下绵绵不断,量多腥臭,色泽异常,并伴有全身症状者,称'带下病'。"

西医学中的内分泌异常、生殖器官炎症(阴道炎、宫颈炎、盆腔炎)等原因造成的带下物量色质等异常均属本病范畴。

【治疗】

1. 毫针刺法

[**处方**] 胞宫五刺　丹田三穴　三阴交　肾区　冲门

随症配穴:脾肾两虚者加阴陵泉、复溜、太溪。肝胆湿热者加章门、带脉。

[**操作**] 胞宫五刺中,左右子宫Ⅰ、Ⅱ,中极五穴同用针45°角向会阴部斜刺1.0~1.5寸,以针感传到会阴部为佳;丹田三穴气海、石门、关元向下斜刺1~1.2寸,采用局部酸胀法使针感停留并向会阴部传导;太溪宜浅刺0.2~0.3寸;刺三阴交针尖朝向会阴部,斜刺0.5~1寸;肾区(第12胸椎至第3腰椎)背俞穴透夹脊法:45°角斜刺,针尖抵至椎体,膀胱经第2侧线透第1侧线,督脉穴采用直刺法。

2. 艾灸疗法

[**处方**] 神阙　带脉　三阴交

[**操作**] 神阙穴使用隔附子饼灸,艾炷数量与大小以病人耐受程度为限,带脉、三阴交使用艾条雀啄灸,使灸感向会阴部放射为佳。

【明理与心得】

带为阴湿之物,生理状态属津液范畴,病理状态则为湿浊之邪。湿浊之邪一般与脾肾两脏功能失常导致任带二脉失于固约有关。脾为中州,喜燥恶湿,主敷布精微,转输津液,运化水湿,若脾虚精微津液失于敷布,转输失职,不能化营血而为经水,反变成湿浊,或脾虚不运,湿邪内停,下注任带,致任脉失司,带脉失约,可发为带下病,故脾虚湿陷是发生带下病最常见的病机。此外,带下病的发生与任带二脉失司关系密切。任主诸阴,司阴液,为阴脉之海,又通于胞中,与肾相系,故带下属任脉主司,任脉失司可发为带下病。带脉约束诸经,若带脉纵弛,失于约束,也可成为带下病。

本病病位在阴器、胞宫,病位明确,因此在治疗时应充分发挥"腧穴所在,主治所在"的特点。胞宫五穴的位置皆位于人体下腹部骨盆周围。其中中极穴是膀胱的募穴,属任脉,任脉素来有"主男子内结七疝,女子带下"的作用说法,并且其体表投影为盆腔脏器,操作时易产生较强针感放射向会阴部;子宫Ⅱ号位于耻骨联合中点上1寸(中极穴)与骨盆外侧壁连线的中点,即中极旁开1.5寸,下方为盆腔脏器,对子宫病症有效,从现代解剖学角度来看,子宫的位置在骨盆腔中央,膀胱和直肠之间,活动性较大,其形态、结构、大小和位置随年龄、月经周期和妊娠的情况而变化,甚则有的女性因睡觉姿势的不同都可使子宫左移或右移;而中极旁开3寸的子宫Ⅰ号其位置毗邻髂窝,穴位下的体表投影虽在左侧为乙状结肠髂窝,右侧为盲肠,但对子宫病证疗效亦可靠。脾主统血,主运化水湿,故冲门可治疗妇产科病症。《百症赋》中记载可治疗带下产崩、疝癖等。此外,太溪穴的取穴也应当注意,现文献皆言太溪在跟腱与内踝尖之间取穴,但具体位置位于跟腱的前缘、后缘或是跟腱之间均未明确,故穴位位置难以确定,据考《针灸甲乙经》太溪穴"在足内踝后跟骨上动脉陷者中",因此取本穴时应在内踝仔细压摸,揣摩动脉跳动,动脉旁即为此穴,也正逢内踝后缘,无须以跟腱作为取穴标志,此法更简便准确。

十、盆腔炎

盆腔炎是指女性盆腔内生殖器官、子宫周围的结缔组织及盆腔腹膜的炎症,是妇科常见病。中医古典医籍对此病无专篇论述,根据其临床特点,可散见于"带下病""妇人腹痛""癥瘕""不孕"等病证中。临床表现多见下腹部疼痛,痛连腰骶,可伴有发热,赤白带下或恶露增多,月经不调,亦可伴有腹胀、腹泻、尿频、尿急等症状,严重者可导致不孕。

西医学根据病变部位及发病缓急的不同,分别称作急、慢性输卵管炎,急性子宫内膜炎,输卵管积脓(水),输卵管卵巢脓肿,输卵管卵巢炎,急、慢性盆腔结缔组织炎,急性盆腔腹膜炎等。

【治疗】

1. 毫针刺法

[处方] 胞宫五刺　三阴交　八髎　关元

随症配穴:下腹部疼痛加合谷、气海;发热加大椎、合谷;赤白带下或恶露增多加带脉、中极;月经不调加血海;尿频、尿急加阴陵泉、气海。

[操作] 胞宫五刺45°角向会阴部斜刺1.0~1.5寸,以针感传到会阴部为佳;三阴交直刺0.5~1寸;八髎针尖略向内,刺入0.5~1寸。

2. 走罐法

[处方] 腰骶"八"字方案(自大肠俞穴向下沿八髎穴外侧至臀外侧形成的类似"八"字的区域。)

[操作] 用闪火法走罐,视病情的轻重与患者的耐受力,调整手法轻重,以局部发红为度。

3. 艾灸疗法

[处方] 神阙　关元　气海

[操作] 艾炷灸或艾条灸均可。以艾炷悬于相应穴区,每个部位20分钟左

右,或以患者感觉局部温暖舒适为度,腹部腧穴与腰部腧穴可交替使用。

【明理与心得】

盆腔炎是经行产后,胞门未闭,正气未复,风寒湿热,或虫毒之邪乘虚内侵,稽留于冲任与胞宫脉络,与气血相搏结,邪正交争,而发热疼痛,邪毒炽盛则腐肉酿脓。若邪毒反复进退,耗气伤血,致气虚血瘀,故缠绵难愈。

中极穴是膀胱的募穴,属任脉。任脉主"男子内结七疝,女子带下",中极穴下的体表投影盆腔脏器,故中极穴乃治疗生殖系统和泌尿系统的主穴;左右子宫Ⅰ、Ⅱ,中极五穴同用,可提高针感,加强针刺疗效;曲骨穴为任脉穴,为任脉、足厥阴之会,女性曲骨穴下分布有子宫,可作为治疗生殖系统疾病的重要组穴。

三阴交为肝脾肾三经交会穴,能补脾胃、益肝肾、调气血。八髎穴能治疗腰骶部疾病和盆腔疾病,若能刺中骶神经,疗效更佳。关元穴为任脉要穴,元气关藏出入之所,有温肾助阳之功。

温针灸具有温经通络,消炎止痛之功,对于下腹坠胀疼痛疗效较好。本病预防很重要,育龄期妇女应注意经期、产后及流产后的卫生及护理。对于急性盆腔炎要及时治疗,防止其转化为慢性盆腔炎而反复发作。

十一、围绝经期综合征

月经紊乱或绝经,出现阵发性潮热汗出、五心烦热、烦躁易怒、情绪不稳、头晕耳鸣、心悸失眠、面浮肢肿或皮肤蚁走样感等症状,称为绝经前后诸证,亦称"经断前后诸证"。中医古典医籍对此病无专篇论述,认为本病发生的根本原因是肾气渐亏,天癸将竭,冲任虚损,精血不足。本病发病年龄多在45~55岁,证候往往因人而异,轻重不一,持续时间或长或短,短者仅数月,长者迁延数年,常出现月经紊乱、潮热汗出和情绪改变等症状。

妇女绝经前后,西医学认为绝经是妇女生命进程中必然发生的生理过程,绝经提示卵巢功能衰退,生殖能力终止。围绝经期指从接近绝经出现与绝经有关的内分泌、生物学和临床特征起至绝经1年内的时间。

【治疗】

1. 毫针刺法

[处方]　太冲透涌泉　肾区　三阴交　太溪

随症配穴:肾阴亏虚加照海;肾阳不足加关元、命门;肝阳上亢加太冲、风池;痰气郁结加丰隆、中脘。

[操作]　太冲透涌泉先直刺太冲,得气后将针提至皮下,向外斜刺,使针尖达涌泉处,进针1.0~1.2寸,即双得气;肾区采用背俞穴透夹脊法,45°角斜刺,针尖抵至椎体;三阴交直刺0.5~1寸;太溪宜浅刺0.2~0.3寸。

2. 罐法

[**处方**] 肾区　下焦"井"形方案（双侧肾俞穴至大肠俞穴连线，两侧肾俞穴、两侧大肠俞穴连线，四线相交形成"井"形区域。）

[**操作**] 背腰部用闪火法走罐，视病情的轻重与患者的耐受力，调整手法轻重，以局部发红为度。

3. 耳针法

[**处方**] 肝　肾　内分泌　内生殖器　交感

[**操作**] 每次选 3~4 穴，毫针刺，中等刺激，亦可用埋针法或压丸法。

【**明理与心得**】

妇女绝经前后，肾气渐亏，天癸将竭，精血不足，阴阳平衡失调，出现肾阴不足，阳失潜藏，或肾阳虚衰，经脉失于温煦等肾阴肾阳偏胜偏衰现象，导致脏腑功能失常。由于体质因素的差异，临床上有肾阴虚、肾阳虚、肾阴阳俱虚，或肝阳上亢、痰气郁结等不同症型。

针灸治疗本病有较好的疗效。现代研究表明，针刺可调节下丘脑 - 垂体 - 卵巢轴，纠正紊乱的自主神经；兴奋卵巢，促进性激素分泌；调节内分泌，调整雌激素、孕激素水平。有研究显示针灸治疗未绝经患者的疗效优于已绝经患者。太冲透涌泉适用于肝肾阴虚、肝阳上亢之证。肾藏精，肝藏血；肾属水，肝主木。从生理上讲，二者为母子关系，病理上可以母病及子，亦可子盗母气，无论哪脏先病均可导致肝肾同病。用此二穴，双重得气后，既滋阴又潜阳，既滋肾水又涵肝木，为治疗肝肾阴虚、肝阳上亢之证的常用效穴。

《类经》"十二俞，皆通于脏气"，肾区为第 12 胸椎至第 3 腰椎。在此范围的腧穴皆可治疗肾疾及与肾相关的其他脏腑病，针刺肾区穴位益肾气，助肾阳。

三阴交为肝脾肾三经交会穴，与背俞穴合用，可调补肝脾肾。太溪为肾经原穴，肾藏精，精血同源，肾精为营血化生之本，仍是填精补血之要穴，作用类似于三阴交。太溪能调节三阴元阳，固护先天之本，且擅长滋阴，用于阴虚之证。

本病还应注重加强精神疏导与情志调节，保持乐观心态，加强体育锻炼，增强体质。

十二、不孕症

不孕症，又称绝子、无子，指育龄妇女未采取任何避孕措施，配偶生殖功能正常，性生活正常，同居两年以上而没有成功妊娠者；或曾有过生育或流产史，而又两年以上未怀孕者。前者称为原发性不孕，《千金药方》称"全不产"，《脉经》称"无子"；后者称为继发性不孕，《千金要方》称"断绪"。

西医方面，将引起不孕的原因分为男性不育和女性不孕。女性不孕主要以排卵障碍，输卵管因素，子宫内膜容受性异常为主，且以输卵管因素最常见；男性不育主要是生精异常及排精障碍。本篇主要讨论女性不孕的治疗。

【治疗】

1. 毫针刺法

[处方] 胞宫五刺　肾区　丹田三穴　三阴交

随症配穴：肾阴虚加太溪、肾俞；肾阳虚加腰阳关、命门；肝气郁结加曲泉、太冲；痰湿蕴结加阴陵泉、丰隆；瘀血阻滞加血海、合谷。

[操作] 胞宫五刺45°角向会阴部斜刺1.0~1.5寸，以针感传到会阴部为佳；肾区采用背俞穴透夹脊法：45°角斜刺，针尖抵至椎体，膀胱经第2侧线透第1侧线，督脉穴采用直刺法；丹田三穴向下斜刺1~1.2寸；三阴交直刺0.5~1寸。

2. 罐法

[处方] 下焦"井"形方案（双侧肾俞穴至大肠俞穴连线，两侧肾俞穴、两侧大肠俞穴连线，四线相交形成"井"形区域。）

[操作] 用闪火法走罐，视病情的轻重与患者的耐受力，调整手法轻重，以局部发红为度。

3. 穴位注射

[处方] 子宫Ⅱ号，孕酮、胎盘注射液、当归注射液、绒毛膜促性腺激素等穴位注射。

【明理与心得】

导致不孕的原因很多，就脏腑气血而言，多与肾精关系密切。如先天肾阳虚，寒客胞宫；或肾阴虚，精血不足，使冲任虚衰，而不能成孕；或情志不畅，肝气郁结，气血不和；或脾失健运，痰湿内生；或气滞血瘀，瘀血阻滞，胞脉不通：均可致不孕。

子宫穴是治疗妇科病的经验要穴，但其定位一直存在一些争议。目前得到大家所认可的是中极穴旁开三寸，但也有旁开1.5寸的说法。子宫穴的雏形最早应见于《千金翼方》，书中《卷二十六·妇人》记载"胞下垂，注阴下，灸夹玉泉三寸，随年壮三报之。"玉泉即为中极穴，"夹"意为在两者之间，取"夹缝""夹道"之意。所以书中记载的子宫穴位置为与中极相平，之间相距3寸（即在中极旁开1.5寸），与现代解剖学中的子宫这一脏器的位置极为接近，而中极旁开3寸的子宫穴其位置毗邻髂窝，但对子宫病证疗效亦可靠，故建议同时采用4穴进行治疗。中极穴是膀胱的募穴，属任脉。任脉主"男子内结七疝，女子带下"，故中极穴乃治疗生殖系统和泌尿系统的主穴。左右子宫Ⅰ、Ⅱ，中极五穴同用，同样是应用了中药方剂中相须为用的原则，可提高针感，加强针刺疗效，可作为生殖系统疾病治疗的重要组穴。

肾脏位于脊柱两侧，左肾上端平第11胸椎下缘，下端平第2腰椎下缘，右肾比左肾略低半个椎体的高度，故肾区为第12胸椎至第3腰椎。在此范围的腧穴皆可治疗肾疾及与肾相关的其他脏腑病,针刺肾区穴位益肾气,助肾阳。

气海、石门和关元的别名皆为丹田,丹字意为"药之精华",田字意为"耕作之所出",故丹田于人体,即为修炼元气之所。气海穴位于脐下1.5寸,为元气之海,有大补元气和总调下焦的功能,主治脏器虚惫诸证;关元穴是任脉之穴,关意为门闩,引申为出入之所,元即为元气,二者暗喻此处是元气出入的要道;此处再次强调石门穴的作用,石门穴为三焦募穴,任脉之穴,可调补三焦,气化水液。《针灸甲乙经》:"女子禁不可刺灸中央,不幸使人绝子。"有医者就此演绎,认为针刺此穴绝育,犹如"石门之不开",而命名为石门。笔者认为此说稍有偏颇。从古代的针灸文献记载可知,"石"有针砭之意,"门"可引申为针刺之所,即本穴是针灸治病的重要腧穴。对腧穴名称的不同解释,意义迥异,因此我们认为它补元气的作用与气海、关元等同。

三阴交,是足太阴、足少阴、足厥阴三条经脉之处。三阴交健脾疏肝,理气化痰。就穴性而言,因脾主生血、统血,肾藏精,肝藏血,故此穴为精血之穴,本穴对男女生殖系统疾病疗效显著。

以上治疗方法均可单独使用,但配合使用效果更佳。毫针刺法重在固本培元、疏通局部气血;配合使用罐法、灸法可活血理气通络、培养先天之精;配合使用穴位注射对排卵障碍者效果更加。对神经内分泌功能失调性不孕患者,应注重排卵期的治疗,以促进排卵。

注意避免情绪变化,增强体质,有利于不孕病人恢复生育能力。

十三、癃闭

癃闭是以尿量减少,排尿困难,甚则闭塞不通为临床特征的一种病证。其中以小便不利,点滴短少,病势较缓者称为"癃";以小便闭塞,点滴全无,病势较急者称为"闭"。两者均指排尿困难,只是轻重程度不同,故多合称癃闭。

本病相当于西医学的尿潴留和无尿症。常见于膀胱括约肌痉挛、神经性尿闭、尿路结石、尿路肿瘤、尿路损伤、尿道狭窄、前列腺增生肥大、脊髓炎等病出现的尿潴留及肾功能不全引起的少尿、无尿、排尿困难。此外产后尿潴留也属本病范畴。

【治疗】

1. 毫针刺法

[处方] 丹田三穴　净府五针　秩边透水道　肾区　中极　水道　归来　大肠俞　三阴交

随症配穴:膀胱湿热加地机;肺热壅盛加鱼际、合谷;肝郁气滞加太冲、合谷;痰瘀阻络加中封、血海;脾气不升加脾俞、百会;肾气衰惫加补三气法。

[操作] 丹田三穴、净府五针用1.5寸毫针70°~80°角向下斜刺。秩边透水

道,用 3 寸毫针,针尖向前正中线倾斜,使针感至会阴部。余穴用 1.5 寸毫针针刺得气。丹田三穴、肾区、大肠俞针刺得气后,用温针灸。

2. 罐法

[处方] 肾区及腰骶部

[操作] 后背肾区及腰骶部用闪火法走罐,视病情轻重与患者耐受力,调整手法轻重,以局部发红为度。走完罐后于局部留罐。

【明理与心得】

本病病位在膀胱,与三焦、肺、脾、肾、肝等脏腑密切关系。其病因多为膀胱湿热互结,或肝失疏泄、气化不利,或气血亏虚、气化无权所致。其病理因素有湿热、热毒、气滞和痰瘀。

正常排尿反射:当膀胱充盈时,膀胱壁牵张感受器兴奋,产生冲动沿盆神经传入,到达骶髓排尿反射初级中枢,同时,冲动也到达高级反射中枢产生排尿欲,排尿反射进行时,冲动沿盆神经传出,引起膀胱逼尿肌收缩,内括约肌松弛,尿液进入尿道,这时尿液通过正反馈刺激尿道感受器,冲动再次沿盆神经传到脊髓排尿中枢,进一步加强其活动并反射性的抑制阴部神经的活动,使外括约肌开放,发生排尿。其中,人体脊髓排尿中枢在骶 2~ 骶 4 节段,膀胱逼尿肌主要由骶 3 支配,尿道括约肌主要由骶 2 支配,骶神经调节通过兴奋或抑制这些神经根进而达到纠正下尿路功能障碍。

临证中,我们结合脏腑辨证与经络辨证,标本兼治,效果良好。其中秩边透水道是治疗本病的关键。秩边属膀胱经,有疏通膀胱经脉作用;水道属胃经,位于小腹部,有通利水道作用。针刺秩边透水道,可使针感直达病所,直接调节人体排尿功能。

另外,从秩边透水道行针路径及穴周解剖看,其治疗机制可能为:①直接刺激阴部神经,针感直达外生殖器,促进膀胱逼尿肌收缩,直接参与排尿反射。②直接刺激盆丛神经内交感与副交感神经,调整排尿功能紊乱;同时神经反馈到脊髓中枢或大脑皮质,解除对排尿中枢的抑制,促进膀胱逼尿肌收缩。③针入盆腔,能改善局部微血管和淋巴循环,恢复膀胱平滑肌正常的收缩功能,改善膀胱逼尿肌、尿道括约肌的协调作用。

中极为膀胱募穴,丹田为元气贮藏之所,该组穴与膀胱较近,均可参与膀胱的气化作用,针刺时局部刺激可以兴奋膀胱的交感神经,增加膀胱收缩力,增强排尿功能;三阴交交通足三阴经脉,针刺此穴可起活血利水作用;肾区、大肠俞位于骶 2~ 骶 4 神经根段,针刺此部位可以刺激骶神经,调节排尿功能,同时还可以调节肾气,纳肾固本;水道、归来为调节人体水液代谢、增强膀胱功能的常用穴;三焦俞重在调理三焦气化功能。温针灸意在加强温阳化气行水作用。肾区及腰骶部走罐、拔罐可兴奋或抑制骶神经的神经根,从而纠正下尿路功能障碍。

水道配地机可利湿行水、清下焦热，故常用于膀胱湿热者；鱼际为肺经荥穴，荥主身热，配合谷穴可清肺经实热，并防止肺热下移大肠；太冲、合谷相配称开四关，主行气、止痛、开窍作用，对肝郁气滞者尤佳；血海功于活血化瘀，中封能息风化气，两者共用可祛痰化瘀、疏通经络；脾俞、百会可升阳健脾，故用于脾气不升者；肾气衰惫加补三气法补谷气，益元气，固本培元。

十四、前列腺炎

前列腺炎是前列腺特异性或非特异感染所致的急慢性炎症引起的全身或局部症状。主要表现为尿路和会阴部疼痛、尿路刺激症状、性功能障碍、精神神经症状等。可出现结膜炎、虹膜炎、关节炎、神经炎等继发症状。前列腺液检查是目前简单而有效的方法。

本病归属于中医学淋、浊、精浊等范畴，成年男性居多，不同病人症状表现相差很大。

【治疗】

1. 毫针刺法

[处方] 会阳 秩边透水道 丹田三穴 净府五针 太冲 三阴交 足三里 上巨虚

随症配穴：抑郁加胆经四透、透四关；失眠加四神聪透百会、玉枕透风池；性功能障碍加肾俞、命门。

[操作] 深刺会阳穴及秩边透水道，用3寸毫针，针尖向前正中线倾斜，使针感至会阴部；丹田三穴、净府五针用1.5寸毫针70°~80°角向下斜刺。余穴用1.5寸毫针针刺得气。丹田三穴针刺得气后，加用温针灸。

2. 罐法

[处方] 心肺区 肾区

[操作] 心肺区、肾区用闪火法走罐，视病情轻重与患者耐受力，调整手法轻重，以局部发红为度。

【明理与心得】

本病证属本虚标实，本虚主要为脾肾不足，标实为湿热下注，气滞血瘀：肾阳虚，命门火衰，阳不化阴，膀胱气化失司；脾气虚，水失健运，统摄无权，而致水液不通，小便不利。久病亦可导致心阴虚，出现心肾不交之抑郁、乏力、失眠等症状。

本病患者因前列腺独特的解剖结构（前列腺表面含有一层起屏障作用的致密纤维组织和平滑肌包膜，使药物不易渗透到前列腺上皮脂质膜中），造成药物到达前列腺组织中的浓度较低，难以达到治疗目的，给中西药治疗该病带来一定难度。针灸治疗本病历史悠久，通过针刺可直达病所，能起到中西药治疗难以达到的效果。

前列腺局部为任督二脉、足厥阴肝经、足少阴肾经、足阳明胃经及足太阴脾经所过,"经络所过,主治所在",故治疗本病以局部取穴和循经取穴为主。取会阳、秩边透水道刺激到深层的阴部神经干是治疗本病的重点。此组穴治疗机制可能如下:①可刺激阴部神经干使冲动传入中枢,经整合后传至肾上腺髓质,刺激组织释放儿茶酚胺,抑制血管通透性,减轻组织水肿、渗出,达到消肿抗炎、促进修复、调节分泌等功效。②调节垂体-肾上腺皮质功能,促进肾上腺皮质激素释放,增强机体应激和组织修复能力,促使局部组织炎症消退,改善前列腺的血液循环,使前列腺神经功能紊乱得以恢复。

净府五针解剖位置均接近膀胱,尤其曲骨穴其深部即为膀胱所在,针刺本组穴可直接调节膀胱功能,在针刺捻针时,能使膀胱肌收缩,内压上升,改善泌尿系症状;丹田为人体元气聚集之所,故取丹田三穴配伍三阴交、足三里、上巨虚可起益气活血、固本培元之功;肝经绕阴器,故取肝经原穴太冲以强肝固本。

胆经四透为胆经位于偏头部的四个腧穴,功于疏肝泻胆,调节情志;透四关为合谷透劳宫、太冲透涌泉,可行气利窍,透邪外出:笔者常用此两组配穴来治疗抑郁等情志疾患。四神聪透百会、玉枕透风池均为安神效穴,故用来治疗失眠效果倍佳。肾主生殖,故性功能障碍当责之于肾,取肾俞、命门以补肾壮阳,固本培元。背俞穴是脏腑经气输注于背腰部的腧穴,予以后背部走罐可起到强腰肾,利小便,尤其是取心肺区和肾区部位,可以交通心肾,水火相济。

十五、阳痿

阳痿是指男子虽有性欲,但阴茎不能勃起或勃起不坚,或不能持续一定时间,而不能进行正常性交的一种病症。常与早泄、遗精、性欲低下或无性欲等并见。

本病见于西医学勃起功能障碍。临床分器质性和功能性两种:功能性病变仅勃起障碍而无器质性损伤;器质性可见睾丸萎缩缺损及(或)阴茎畸形等。器质性阳痿少见而难治,本篇主要讲述功能性阳痿。

【治疗】

1. 毫针刺法

[处方] 丹田三穴　净府五针　秩边透水道　肾区　腰阳关　大肠俞　次髎　三阴交

随症配穴:湿热者加足三里、丰隆、阴陵泉;虚劳者灸丹田三穴、肾区;肝郁者加太冲、肝俞;心肾不交者加内关、神门。

[操作] 丹田三穴、净府五针用1.5寸毫针70°~80°角向下斜刺;秩边透水道,用3寸毫针,针尖向前正中线倾斜,使针感至会阴部;次髎刺向第二骶后孔,亦使针感传向会阴部。余穴位取1.5寸毫针针刺得气。丹田三穴、肾区针刺得

气后,用温针灸。

2. 罐法、灸法

[**处方**] 膀胱经大杼至次髎之间　丹田三穴　肾区

[**操作**] 沿膀胱经大杼至次髎之间用闪火法走罐,以局部发红为度。走完罐后局部留罐。

或者用艾灸法,使用温针灸、艾条灸、艾炷灸均可,丹田三穴、肾区可分别选一穴或两穴交替使用,灸至局部潮红,热感传至会阴部为佳。

【明理与心得】

本病责之于肝、肾二脏,病机关键在于肝气不舒,肾气亏虚。多因思想无穷,所愿不得,郁怒伤肝,致肝气郁结,失于条达,宗筋失用,引起阳痿;或房事不节,恣情纵欲,久犯手淫,以致精气虚损,命门火衰,导致阳事不举;或思虑忧郁,伤及心脾,惊恐伤肾,使气血不足,宗筋失养而致阳痿;抑或有湿热下注,宗筋受灼而弛纵者。

现代医学认为,阳痿系勃起中枢被大脑皮层过分抑制或本身抑制过分,使正常刺激不能引起勃起中枢兴奋而致。脊髓精神勃起中枢位于胸 12~ 腰 1 节段,反射性勃起中枢位于骶 2~ 骶 4 节段,故取与勃起中枢同神经节段的肾区和腰骶部腰阳关、大肠俞、次髎等穴,可以温肾壮阳,疏通经络,振奋阳气,使真元得充,提高勃起中枢兴奋性而恢复其功能。秩边透水道可直接刺激阴部神经而兴奋勃起中枢。另外,针刺以上穴位,可调节促性腺激素水平,加之针感可直达睾丸部,如此或可使睾丸激素分泌亦加强。《内经》指出:"刺之要,气至而有效",针刺治疗本病,针感直接作用于病所,此乃取效之关键。观察发现,凡针感传导出现敏感者,治疗效果就好,反之治疗效果则差。丹田三穴所在部位均属丹田,是男子藏精、女子养胎之处。净府五针邻近男性的生殖器官,"腧穴所在,主治所在"。

足三里、丰隆、阴陵泉可祛痰湿,清内热,故治湿热者不可或缺。恣情纵欲,虚劳过度,损伤元气,丹田为元气之根,故灸丹田三穴固本培元。太冲泻肝火、开郁散结,配合三阴交、肝俞可滋肝阴,行肝血,故肝郁者加之甚效。心肾不交者心神失守,肾阳不足,故加内关、神门,配合主穴,可滋肾阴、温心阳,水火既济。

张志聪有云:"行刺者,贵在得神取气。"督脉主一身之阳气,上承于脑,下络全身,因此后背走罐能够通调督脉,上可降低大脑皮层的兴奋性,下可改善性神经冲动的传导,从而疏通气机,调和气血,以推动气血循环,振奋其性功能。灸丹田三穴意在阴中求阳,灸肾区意在壮火生气。

十六、早泄

早泄是指阴茎勃起正常,尚未性交,或刚刚性交便发生射精,或进行性交不足 2 分钟即射精者,称之为早泄。早泄的发生与多种因素有关,其中与虚损(肾、心、脾虚）和肝胆湿热的关系最为密切。早泄是男子性功能障碍的常见病症,属于射精功能障碍范围,常与阳痿、遗精并作。

西医学根据本病的病理生理特点分为器质性和非器质性。导致早泄的原因主要可以分为心理和生理两大部分,其中大多为心理性,少数为器官引起。

【治疗】

1. 毫针刺法

[处方] 丹田三穴　净府五刺　秩边透水道　肾俞　白环俞　次髎　会阳

随症配穴:心肾不交加太溪、神门;湿热下注加阴陵泉、三阴交;劳心伤脾加心俞、脾俞;肾气不固加命门、太溪。

[操作] 丹田三穴、净府五刺用 1.5 寸毫针 70°~80° 角向下斜刺;秩边透水道,用 3 寸毫针,针尖向前正中线倾斜,使针感至会阴部;针白环俞与会阳宜深刺,针次髎穴时刺向第二骶后孔,均亦使针感传向会阴部;丹田三穴、肾区、次髎针刺得气后,用温针灸。

2. 罐法、灸法

[处方] 膀胱经在大杼至次髎之间　丹田三穴　肾区　次髎

[操作] 沿膀胱经第 1 侧线闪火法走罐,视病情轻重与患者耐受力,调整手法轻重,以局部发红为度。走罐后局部留罐。

或用艾灸法,艾炷灸或艾条灸均可,用雀啄法灸至局部潮红、腰腹部发热佳。

【明理与心得】

本病病位在肝肾,可累及心脾。《素问·上古天真论》:"五八肾气衰。"此时肝肾两脏都易发生病变。肝肾两脏同位下焦:肾主阴,主藏精,宜静;肝主阳,主疏泄,易动。"肾者主蛰,封藏之本,精之处也。"肾气虚则精易外泄。肝疏泄失常,或郁而化热,都可动摇肾精之封藏,肝经过阴器,抵少腹,郁、热等留滞肝经,也影响其经气的疏泄而造成早泄。

现代研究发现,早泄不仅是精神心理疾病,也是一种射精潜伏期过短的病理状态。功能性早泄是患者可能存在中枢 5- 羟色胺传导通路紊乱、阴茎过度敏感、前列腺部后尿道 - 球海绵体反射高兴奋性等原因,器官或组织的敏感性增高、兴奋性增强是其重要特征。生理性早泄是由于精囊、前列腺、后尿道、球海绵体肌、坐骨海绵体肌等器官或组织在射精的不同环节以及受神经系统的调节过程发生异常,从而对射精造成影响。早泄日久不愈,可进一步发展为阳痿。丹田三穴所在部位均属丹田,是男子藏精、女子养胎之处;净府五针邻近男性的生殖器官,"腧穴所在,主治所在";肾者,精之处也,主骨生髓,针刺肾俞可以填精益髓,补益元气。

现代临床较公认针灸疗法对功能性早泄有效。针灸疗法的有效性在于能够调整大脑皮质的兴奋与抑制。此外,在人体解剖方面,白环俞与会阳两穴深部布有丰富的盆丛神经,盆丛神经主要发出的节后纤维与支配膀胱、尿道及生殖器的神经进入脊髓的相同节段,支配尿道及生殖器;秩边穴下布有臀下神经及股后皮神经,外侧为坐骨神经,内侧为阴部神经及其分支,针刺秩边透水道可刺激阴部神经及其分支,从而调节器官或组织的敏感性和兴奋性;次髎穴下布有第二骶神经后支,针刺时可刺激其外侧支臀中皮神经,发挥局部调节作用。针刺中根据不同中医证型对穴位施以一定手法,给予适当的刺激强度,可使其通过外周刺激反射调节射精中枢,重建大脑皮质神经中枢与生殖器内环境的协调性。

此外,男性功能性早泄多伴有不同程度心因性精神因素,在施治过程中,针对性地运用中医"治神"方法,心肾不交加太溪、神门可宁心安神定志,提高疗效。劳心伤脾加心俞、脾俞以健脾益气,养心安神。肾气不固加命门、太溪以滋肾阴、温肾阳。三阴交为足三阴经交会穴,配阴陵泉可泻肝经湿热。

另外,大部分早泄患者还兼有其他生殖器功能异常或性功能障碍疾病,如前列腺炎、尿道炎、阳痿、遗精等,针对此类继发患者应考虑治病求本,从原发病治疗。

第六节 其他病症

一、烟瘾症

吸烟者在戒烟时会产生一系列瘾癖症状,停吸后可出现乏力、烦躁、咽喉不适、呵欠连作、感觉迟钝等一系列临床表现。中医学认为,吸烟是由于吸入烟毒,刺激脏腑使气血功能失调,是吸烟成瘾的基础。

现代医学发现,烟草中含有尼古丁、焦油、氨、一氧化碳等化学物质,对人体有各种毒害作用,吸烟后通过垂体释放促肾上腺皮质激素,血浆皮质醇含量增高,其成瘾也与脑内阿片样物质有关。

【治疗】

1. 毫针刺法

[处方] 百会 戒烟穴

随症配穴:咽喉不适者加颊车、三阴交;烦躁不安者加涌泉、神门;头昏者加印堂、百会。

[操作] 得气后提插捻转泻法,烟瘾发作时当多捻转,留针 20~30 分钟。

2. 耳针

[处方] 神门 交感 肺 皮质下配以肝、胃、戒烟Ⅰ区(肺和气管之间的敏感点)、戒烟Ⅱ(肾上腺周围的敏感点)

[操作] 每次选 2~3 个主穴,根据需要选用配穴,双侧耳穴交替使用,10 天

为 1 个疗程,平时嘱患者经常自行用手搓压耳针部位以增强针感,控制烟瘾发作。

【明理与心得】

临床针灸戒烟者有一定疗效,目前以耳针戒烟最为常用。"耳为宗脉所聚",针刺耳穴可以通过经络神经的调节作用去除烟瘾,治疗后吸烟量可明显减少,烟味可有显著改变(变苦、变辣、变淡无味)而使患者不愿再吸烟,并有镇静安眠止痛和呼吸道病症减少等自觉良好反应,远期疗效也较显著。耳穴神门有安神、镇静的作用,常用于治疗神经官能症和精神类疾病等;百会穴是手足三阳经和督脉之余穴,具有清热开窍、醒脑宁神的作用;戒烟穴是戒烟的经验穴,位于列缺与阳溪之间;耳穴神门配百会有醒脑开窍、安神的作用,从而达到戒烟的目的。

在接受针刺戒烟期间应紧密配合卫生教育,以提高其戒烟毅力,使吸烟者充分认识到吸烟对身体健康的危害和戒烟的好处,以增强信心和取得协作。同时,嘱患者增加饮食营养,参加各项娱乐活动以分散患者的注意力,也可适当内服宁神益志中药或维生素类药物,以增强体质。治疗期间病人不宜喝茶、咖啡及其他含有尼古丁及咖啡因的饮料。

二、肥胖

肥胖,是指热量摄入超过消耗或由人体生理生化功能改变而引起体内脂肪贮存过多,体型肥胖,体重超过标准体重的 20%。中医学将肥胖患者称为肥人。肥胖常表现为颈、小腹和臀部脂肪明显积聚。由于肥胖症易于并发动脉硬化、高血压、糖尿病、胆囊炎、月经不调等多种疾病,故必须引起临床重视。

现代医学认为,肥胖可分为单纯性与继发性肥胖两大类。所谓单纯性肥胖指不伴有显著的神经、内分泌形态及功能变化,但可伴有代谢调节过程障碍,这一类肥胖者脂肪分布均匀,在临床上较为常见;继发性肥胖以库欣综合征多见。针灸减肥主要是针对单纯性肥胖而言的。

【治疗】

1. 毫针刺法

[处方]丰隆　曲池　支沟　足三里　三阴交

随症配穴:肝胆火旺者加太冲、丘墟;脾气虚弱者加脾俞、胃俞;肾阴不足者加太溪、肾俞;腹胀者加胃俞、中脘;腹部明显肥胖者加关元、气海、天枢、大横。

[操作]关元、气海、天枢、大横深刺 2.0~3.0 寸,其余穴位常规针刺,得气后留针 15~20 分钟。

2. 耳针

[处方]胃　神门　内分泌

随症配穴:食欲旺盛者加饥点、渴点;嗜睡者加丘脑、皮质下;汗多者加三焦、交感；心悸者加心、肺。

[操作] 耳穴酒精消毒后，掀针埋藏或王不留行籽置于胶布中央并贴于耳穴，每次一耳 2~4 穴，揉按 20~50 次，每 5 天交换一次，1 个月为 1 个疗程。

【明理与心得】

《医门法律》有"肥人湿多"的描述，指出了其病理，而"脾为生痰之源"，故临床上治疗多从脾胃、痰湿着手。

针刺足三里、丰隆、三阴交、曲池、支沟，能健脾胃、祛痰湿、利气机；脾俞、胃俞为背俞穴，能健脾益胃；肾俞，可补肾滋阴，泻太冲、补太溪，能平肝滋阴；关元、气海、天枢、大横可直接作用于腹部，且深刺可刺激胃肠蠕动，促进排便。

针灸治疗肥胖症，能调理脾胃气机，祛除体内痰湿。临床对于单纯性肥胖有一定的疗效。目前耳穴减肥使用较为广泛，因为耳郭的神经、血管分布最为丰富，尤其是耳甲腔三角窝，刺激该处的神经有调整机体代谢平衡失调的作用。据临证经验，综合运用针灸疗法可以增强疗效，但对于发育中的少年和老年性肥胖，以及针刺后有饥饿感者疗效欠佳。在针刺时，应配合其他辅助疗法，主要是控制饮食和坚持体育锻炼，建议患者控制食盐、脂肪和糖类的摄入。

三、亚健康

亚健康即指非病非健康状态，这是一类次等健康状态，是界于健康与疾病之间的状态。亚健康是一种临界状态，处于亚健康状态的人，虽然没有明确的疾病，但却出现精神活力和适应能力的下降，如果这种状态不能得到及时纠正，非常容易引起心身疾病。

中医学中虽未提及"亚健康"字眼，但其"未病"之概念确为其实，《内经》中的"未病"不是无病，也不是可见的大病，而是身体出现了阴阳、气血、脏腑不平衡状态导致的整体功能失调的表现。亚健康状态累积到一定程度时便会转化为疾病。亚健康状态主要病机是：饮食不节、起居不常、情志不遂、劳逸无度而至脏腑气血阴阳失调，或内生五邪，或耗伤正气。

【治疗】

1. 毫针刺法

[处方] 三阴交　神门　内关　丹田三穴　阳明四穴

[操作] 各穴操作均用补法，留针 30 分钟。

2. 灸法

[处方] 足三里　关元

[操作] 回旋灸法灸足三里及关元至穴位局部皮肤潮红、发热。

【明理与心得】

亚健康是处于健康与疾病之间的中间状态，这种状态是健康与疾病之间独立存在的阶段,但却是处于动态过程中,既可以转变为健康,也可以转变为疾病,调节尚未发病的某些脏腑组织,以控制疾病的传变、转化和发展,使其向健康状态转变。向疾病状态转化往往是自发的过程,而向健康转化则如逆水行舟,因而需要养精、补气、调神同时兼顾,补养结合,综合调理各脏腑功能,远离亚健康状态。中医认为,精、气、神是人之三宝,"人始生,先成精",精是气和神的基础,精能化气生神;气为化气之动力;神是精气的外在表现,寓于精气之中,又为精气之主,三者缺一不可。李东垣在《省言箴》中指出"积气以成精,积精以全神",只有精充、气足、神旺才能健康。

三阴交为精血之穴,能滋阴养血;内关、神门养心安神,调节中上焦气机;丹田三穴补人之元气,畅通下焦;阳明四穴即指梁丘、足三里、上巨虚、下巨虚四穴,能强健脾胃,补气、行气、补血、行血,从而达到调理人体一身气血之作用。阳明四穴可通过调整后天之气,而达补益先天之气和宗气的作用。《医说》记载:"若要安,三里常不干。"故灸足三里可强壮身体,提高免疫力。临床上通过针刺或艾灸以上穴位,能起到畅通三焦气机,提高人体正气的作用,进而使人体远离亚健康的状态。

附1:美容

随着针灸应用领域的不断拓宽,针灸美容受到了越来越多的关注和兴趣。针灸美容就是从中医的整体观念出发,以针灸为手段,通过刺激穴位、疏通经络、调和阴阳,使颜面气血通畅,进而达到养护皮肤,美化容颜,治疗面部皮肤疾病的效果的一种方法。

【治疗】

1. 毫针刺法

[处方]足三里 曲池 三阴交 面部阿是穴

随症配穴:气滞血瘀者加行间、内关;肺气虚者加肺俞、太白;肾气虚者加肾俞、太溪;额部抬头纹多者加印堂、头维;鱼尾纹多者加太阳、丝竹空、瞳子髎;耳前及口角皱纹多者加下关、颊车、迎香。

[操作]足三里可直刺1~2寸,行补法,针感以局部酸胀为主;曲池直刺0.5~1寸,行补法,局部可有酸胀感;三阴交直刺0.5~1寸,以局部有酸麻、走窜的针感即可。局部取穴在面部皱纹较深的地方浅刺,斜刺30°,深度0.5寸即可。

2. 罐法、灸法

[处方]膀胱经大杼至次髎之间 丹田三穴 肾区 足三里 血海

[操作]沿膀胱经第1侧线闪火法走罐,视病情轻重与患者耐受力,调整手法轻重,以局部发红为度。走罐后局部留罐。

或者用艾灸法,使用温针灸、艾条灸、艾炷灸均可,丹田三穴、肾区可灸至局部潮红,热感传至会阴部为佳;足三里、血海两穴以艾炷悬于穴位上,每穴 10 分钟左右,以患者感觉局部温暖舒适为度。

【明理与心得】

当人体的经络功能失常,不能运行气血;气血不足,不能上荣于面,则会导致面部皮肤变黑或黄,出现皱纹甚至斑点。针灸美容通过对面部特定穴位的针灸,促进其血液循环,以期达到美白、收紧面部皮肤,减少、消除皱纹的目的。

《灵枢》中提到:"病在阳之阳者,刺阳之合。"所谓"阳之阳",笔者认为可以理解为第一个"阳"是指外在属阳,第二个"阳"则是指皮肤为阳。

足三里、曲池分别为足阳明经、手阳明经的合穴,故针刺能够起到改善体表皮肤气色的效果;三阴交为三条阴经的交会穴,又可称作"精血之穴",故针刺此穴可以使精血得以充盈,经络得以濡养,从而上荣于面部,起到美容的效果;血海为足太阴脾经腧穴,功善扶脾统血、养血、活血、理血,艾灸此穴则能起到补益后天之本,养血活血之功效,进而使肌肤得以濡养,起到养颜美容之功。

拔罐可以起到"内调五脏六腑,外通十二经脉"的作用,面容的神采来自气血的充盈,拔罐可以促进气血流动,适当使用的可以焕发容颜。

附 2:延缓衰老

衰老是一种自然规律,它的出现与人体的脏腑、经络气血的盛衰密切相关。当人体气血不足,经络之气运行不畅,脏腑功能减退,阴阳失去平衡,就会导致、加快衰老。主要表现为精神不振,形寒肢冷,纳差少眠,腰膝无力,发脱齿摇,气短乏力,甚则面浮肢肿等。

【治疗】

1. 毫针刺法

[处方] 阳明四穴 关元 三阴交

随症配穴:肾虚者,加肾俞、太溪;脾虚者,加脾俞、血海;心肺气虚者,加心俞、肺俞;气虚血瘀者,加内关、中脘。

[操作] 足三里、上巨虚、下巨虚穴均可直刺 1~2 寸,行补法,针感以局部酸胀为主;三阴交直刺 0.5~1 寸,以局部有酸麻、走窜的针感即可;关元向下斜刺 1~1.2 寸,患者感到局部酸胀即可。

2. 罐法、灸法

[处方] 膀胱经大杼至次髎之间 丹田三穴 肾区 足三里

[操作] 沿膀胱经第 1 侧线闪火法走罐,视病情轻重与患者耐受力,调整手法轻重,以局部发红为度。走罐后局部留罐。或者用艾灸法,使用温针灸、艾条灸、艾炷灸均可,丹田三穴、肾区可分别选一穴或两穴交替使用,灸至局部潮红;灸足三里时,以艾炷悬于穴位上,灸 10 分钟左右,以患者感觉局部温暖舒适为度。

【明理与心得】

引起衰老的主要原因是气血亏虚，经络失于濡养。并且与脾肾密切相关。《素问·上古天真论》"女子……五七，阳明脉衰，面始焦，发始堕……丈夫……五八，肾气衰，发堕齿槁……"不难看出，气血的亏虚主要是因为阳明经的脉气减少和肾气的虚衰引起的。

脾胃居人体之中焦，合称为后天之本，是食物受纳腐熟之所，水谷之气所生之处。阳明经为多气多血之经脉，脾胃是人体气血生化之源，针刺胃经腧穴能补气、行气、补血、行血，从而达到调理人体一身气血之作用。临床上阳明四穴的运用，可通过调整后天之气，进而达到补益先天之气和宗气的作用。

就穴性而言，三阴交为三条经脉，即足太阴、足少阴、足厥阴的交汇之处，因脾主生血、统血，肾藏精，肝藏血，故此穴为精血之穴，故针刺此穴对于气血亏虚的证候有显著的疗效；而关元穴别名"丹田"，是补元气的重要腧穴，为四大补穴之一，丹田于人体，即为修炼元气之所，中医学也称丹田为"生气之源""阴阳之会""五脏六腑之本"，故关元穴对于元气不足引起的各类疾病均有治疗作用。阳明四穴、三阴交、关元是延缓衰老的基础方，临床上可根据患者体质不同在此基础上予以延伸。

衰老是人体成长不可避免的阶段，针灸抗衰老是通过对患者气血的养护以期能够达到延缓这一进程的目的。

28检